PATTLOCH✹

Urs Willmann

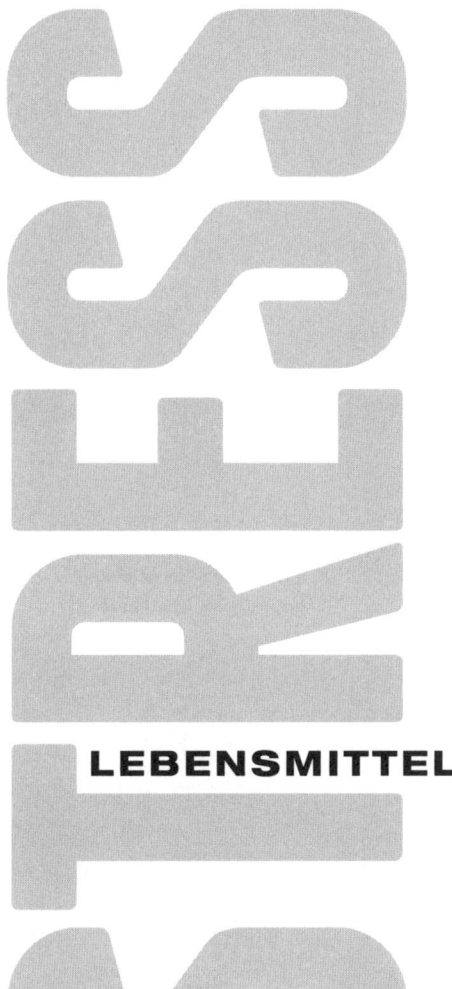

STRESS

EIN LEBENSMITTEL

PATTLOCH✳

Besuchen Sie uns im Internet:
www.pattloch.de/sachbuch

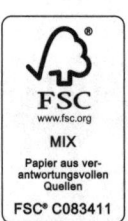

© 2016 Pattloch Verlag
Ein Imprint der Verlagsgruppe
Droemer Knaur GmbH & Co. KG, München
Alle Rechte vorbehalten. Das Werk darf – auch teilweise – nur mit
Genehmigung des Verlags wiedergegeben werden.
Covergestaltung: ZERO Werbeagentur, München
Satz: Adobe InDesign im Verlag
Druck und Bindung: CPI books GmbH, Leck
ISBN 978-3-629-13071-6

2 4 5 3 1

Inhalt

Für Ana

Über dieses Buch

Ich frage mich, wie Sie dazu kommen, ausgerechnet dieses Buch zu lesen. Wovon es handelt, das mögen die meisten Menschen nämlich überhaupt nicht. Oder mögen Sie etwa Stress? Als das Meinungsforschungsinstitut Forsa zum Jahresbeginn in einer Umfrage ermittelte, was sich die Deutschen für das Jahr 2016 wünschen, gab es einen klaren »Sieger«. 62 Prozent erhofften sich ein »stressfreieres Leben«. Kein einziges Anliegen stand häufiger auf den Wunschzetteln. Statistisch betrachtet wünschen sich die Deutschen also nichts mehr als weniger Stress.[1]

Stress ist nicht nur unbeliebt, er wird regelrecht verabscheut. Eine ganze T-Shirt-Kollektion gibt es mit dem Motto »I hate stress«. Und natürlich ein gleich lautendes Facebook-Portal. Sogar zu Drohzwecken eignet er sich. Im November 2015 wehrten sich die Mieter im Hamburger »Schanzenhof« gegen die Vertreibung durch den Eigentümer des Areals. Auf einem Transparent war in großen Buchstaben zu lesen: »Wer uns vertreiben will, muss Stress mögen!«

Offenbar bedeutet Stress Ungemach. Sein Image ist nachhaltig beschädigt. Wer in Buchhandlungen nach Lektüre zum Thema Stress sucht, der findet Dutzende Ratgeber. Alle wollen sie helfen, ihn auszutreiben. Wie einen Teufel.

Der Grund dafür ist, dass wir nicht mehr wissen, wozu diese Reaktionsmöglichkeit des Körpers, die wir als »Stress« bezeichnen, überhaupt gut ist. Wenn wir über Stress sprechen, meinen wir meist eine drohende oder bereits existierende Phase psychischer Überforderung. Wir bezeichnen damit oft sowohl den Auslöser als auch die Reaktion auf Überlastung. Wir sagen zum Beispiel »Arbeit ist Stress« oder »Arbeit macht Stress«.

Eine korrekte Definition für alle im Alltag erlebten Formen von Stress lautet: »Stress ist das, was Stresssysteme aktiviert.« In der Natur, wo sich die einen Wesen von anderen Wesen ernähren, handelt es sich bei dieser Aktivierung meist um eine kurzzeitige Reaktion des Gesamtorganismus. Die Antilope erhöht auf diese Weise ihre Leistungsfähigkeit, um die Chancen zu verbessern, den Zähnen und Krallen eines heranrauschenden Geparden zu entkommen. Der US-amerikanische Stressforscher Robert Sapolsky kommt daher zum Schluss: »Für 99 Prozent aller Spezies auf diesem Planeten bedeutet Stress drei Minuten Schrecken in der Savanne: Danach ist es vorbei, oder es ist mit dir vorbei.«

Als Kulturwesen haben wir Menschen unsere Umwelt verändert. Da Konflikte mit Fressfeinden selten geworden sind, unterscheiden sich unsere Stresserfahrungen von denen freilaufender Tiere. Stressphasen sind für uns Zeiträume in der Kategorie von Wochen, Monaten oder Jahren. Die Stressoren sind diffuser als Raubkatzen auf Samtpfoten, sie sind meist körperlos, heißen Termine, Steuererklärung, Chef oder Kochen für Gäste. Kein Wunder, dass wir das Gespür für die kurzzeitige Stressreaktion verloren und die bizarre Vorstellung entwickelt haben, dass Stress schlecht für uns sei und nachhaltig unsere Gesundheit ruiniere.

Mit dieser Ansicht liegen wir falsch. Ein Blick in die Wildnis, der wir kaum mehr angehören, erzählt anderes. Denn Stress ist Teil einer Erfolgsgeschichte. Die Stressreaktion dient in Fauna und Flora auf unterschiedliche Weise dazu, das Individuum zu schützen. Die Antilope sprintet mit plötzlich aktiviertem Organismus in Höchstgeschwindigkeit in die Sicherheit. Die Weinbergschnecke gerät durch hohe Metallbelastungen in Umweltstress, passt sich an und wird widerstandsfähiger.[2] Attackieren Raupen eine Pflanze, gerät sie in Stress und wehrt sich, indem ihre Zellen mit Hilfe von Calziumionen miteinander kommunizieren und den Widerstand gegen den Fressfeind organisieren.[3] Sogar der Schimmelpilz *Eurotium rubrum* ist imstande, hohe Salzkonzentrationen im Toten Meer zu überleben, indem er sich aktiv an seine lebensfeindliche Umwelt anpasst – mit Hilfe einer gepflegten Stressreaktion.[4]

Aber ausgerechnet wir Menschen als angebliche Krone der Schöpfung behaupten einerseits mit Stolz, eine Leistungsgesellschaft aufgebaut zu haben – und verteufeln andererseits jenes biologische Instrument, das unsere physische Leistung und unser Denkvermögen erhöht. Wir halten den Stress für einen Feind statt für eine Möglichkeit, uns gegen Gefahren zu wehren.

Mit dieser Einstellung haben wir ein Missverständnis so sehr kultiviert, dass viele Zeitgenossen gar nicht mehr erkennen, wie der Stress ihre Widerstandskraft erhöht. Nicht anders als im Falle von Pflanze, Schimmelpilz und Antilope rettet Stress unser Leben, lässt es gesunden. Außerdem machen wir uns etwas vor, wenn wir behaupten, Stress nicht zu lieben. Gehen Sie ins Kino oder auf den Rummelplatz! Sie werden unzählige Gleichgesinnte finden, die aus demselben Grund wie Sie diesen Ort aufgesucht haben: weil nichts ihre Leidenschaft mehr entfacht als Stress. Das Missverständnis, mit dem wir dem Stress begegnen, will ich ergründen. Um dieses Buch zu schreiben, begab ich mich auf eine Spurensuche durch die Gesellschaft. In Fußballstadien fahndete ich nach den Ingredienzien einer Stresskultur, die längst zur Massenbewegung geworden ist. In den Laboren der Stressforscher brachten mich Stresstests an die Grenzen meiner Belastungsfähigkeit. Anschließend erklärten mir die Wissenschaftler, warum Stress den Körper trainiert, das Immunsystem stärkt, die Denkleistung erhöht – und er sich sogar als beste Waffe gegen die chronischen, ungesunden Formen von Stress eignet.

Ganz zu Beginn meiner Arbeit an diesem Buch las ich, was zwei meiner ZEIT-Kollegen über die Schwierigkeiten geschrieben hatten, Kind und Karriere unter einen Hut zu bringen: »Das Schlimme daran ist nicht nur die Hetzerei, der Druck, die ewige Überlastung. Mindestens ebenso hässlich ist, was der Stress mit uns macht. Er macht uns ruppig und dick. Blass und müde. Kurzatmig und gereizt. Und, das vor allem: Er macht uns stumm.«[5]

Heute weiß ich, dass man sich ein völlig anderes Bild vom Stress machen muss, um ihn für ein besseres Leben nutzen zu können. Der Stress, den ich kennengelernt habe, macht nicht ruppig, sondern fröhlich. Er macht nicht dick, sondern schlank. Er macht uns nicht blass und müde, sondern frisch und wach. Nicht kurzatmig und gereizt, sondern fit und tiefenentspannt. Und vor allem macht er uns nicht stumm. Sondern richtig schön laut.

Bei der Recherche faszinierte mich, wie groß sein Einfluss auf die menschliche Entwicklung war. Ohne Stress wäre unsere Spezies nie entstanden, und es gibt kaum einen Bereich des Lebens, in dem der Stress nicht in Erscheinung tritt. Seinen Platz hat er im Berufsalltag und in der Freizeit, an der Börse und in der Kita, im Sport, bei der Balz, in der Liebe. Und er sorgt für Leistung wie für Wohlbefinden.

Krank machen kann er natürlich auch – aber nur, wenn er missbraucht wird. Ein Krankmacher per se ist er deswegen noch lange nicht. Es gibt gute Gründe, ihn als eine Art Würze zu sehen. Ich versichere Ihnen: Stress ist das Beste, was uns im Leben passieren kann.

1
Annäherungen

1.1 Süchtig nach Stress

So schnell, wie die Angst mich packte, konnte ich nicht reagieren. Diese Angst war die spontane Reaktion auf eine quälend heiße Dampfwolke. Sie war so heiß, dass ich die Hitze nicht nur auf der Haut spürte. Einen Moment lang bekam ich keine Luft. Es brannte in der Nase und tief drinnen in den Bronchien. Panisch begann mein Gehirn die möglichen Folgen der Temperaturattacke in Betracht zu ziehen: Versengt sie mir die Haut? Kollabiert die Lunge? Verliere ich die Kontrolle? Ich war nicht in die Hitzehölle eines Waldbrands geraten. Auch nicht in die Nähe eines isländischen Geysirs. Und nach Sekunden war die plötzliche Angst wie weggeblasen. Ich spürte, wie ich in den Normalzustand zurückkehrte – und fuhr entspannt fort mit dem morgendlichen Wellnessprogramm in meinem Hamburger Spa.

Schuld an der Sekundenpanik war René gewesen. Er machte in der Sauna den Elf-Uhr-Aufguss. René ist der entschlossenste Aufgießer meines Fitnessstudios. Wenn er aromatisiertes Wasser auf die glühend heißen Steine schüttet, dann mit dem Fächer die Saunabesucher anschwitzen lässt, bis die ganze Haut mit Schweißperlen bedeckt ist, und schließlich, nach dem zweiten Schwall, mit dem Handtuch den Saunagästen die kochende Luft ins Gesicht peitscht und die Schweißperlen zu Sturzbächen werden: dann kann man Angst bekommen. Obwohl alle – und das ist der irritierende Punkt an der ganzen Geschichte, und deshalb erzähle ich sie – freiwillig da sind. Immer wieder. Es gibt Menschen, die lieben das Saunen, und ich gehöre dazu. Ich setze mich grundsätzlich in die heißesten Kabinen in der Wellnessabteilung meiner Muckibude, dort immer auf die oberste Etage, wo die quälendste Hitze den Körper martert, und ich bleibe immer länger drin als alle andern, eine Viertelstunde pro Durchgang. Ich sitze in diesen mit Holz ausgekleideten Zellen, obwohl dort mit meinem Körper Dinge passieren, die der im Grunde genommen überhaupt nicht lustig findet – und angesichts dessen, was dort geschieht, in Stress gerät.

An jenem Morgen, von dem ich erzählt habe, geriet der Stress so heftig, dass ich tatsächlich Angst bekam. Ich war drauf und dran, vor den höllischen Dämpfen zu flüchten. Was, wenn plötzlich mein Herz stillstünde? Meine Augen könnten platzen, meine Nieren versagen.

Heute wundere ich mich nicht mehr darüber, dass ich mich freiwillig in enge Räume setze, in denen lebensfeindliche Bedingungen herrschen und ich mit Angstattacken rechnen muss. Während der Recherche zu diesem Buch bin ich vielen Menschen begegnet, die sich willentlich und immer wieder in Stresssituationen begeben. Ein solches Verhalten ist keineswegs ungewöhnlich. Der Mensch setzt es variantenreich um. Skifahrer und Snowboarder wählen statt sicherer Pisten Routen, auf denen sie sich den Hals brechen könnten. Millionen stürzen in Vergnügungsparks auf raffinierten Fahrgeschäften mit angstvoll verzerrten Mienen wie im freien Fall der Erde entgegen. Partygänger setzen sich Technorhythmen aus, deren Beats so hochfrequent auf das Gehör einwirken, dass sie Körper und Geist ausrasten lassen. Bereits Kinder wählen von möglichen Alternativen oft jenes Freizeitvergnügen, das den meisten Nervenkitzel verspricht – und überspielen die Angst mit fröhlichem Kreischen.

Die Sauna, so stelle ich fest, ist eine der moderatesten Möglichkeiten, um jener Leidenschaft nachzugeben, die offenbar fast jeden Menschen ab und zu packt: Wir setzen uns mit Kalkül Situationen aus, die uns stressen. Wir lieben Angst. Wir suchen Extrembelastungen, wir schielen nach Risiken.

Eine Stressreaktion beginnt nie grundlos, im Gegenteil. Das Gehirn muss von den Sinnesorganen Signale geliefert bekommen, deren Auswertung Gefahr vermeldet. Dann versucht es, den Organismus zu schützen. Allgemein gesagt: Ohne die Wahrnehmung einer Bedrohung gibt es keinen Stress. Die

Stress-Reaktion ist die Antwort unserer ausgeklügelten körpereigenen Alarmanlage auf bedrohliche Herausforderungen.

Zugegeben, Wellness steht nicht primär für eine gefährliche Umgebung, in der man an Belastungsgrenzen stößt, sondern für Sanftheit, Ruhe und Entspannung. Trotzdem loten wir, oder zumindest einige von uns, auch dort das Maß des Erträglichen aus. Die Reaktion meines Körpers auf Renés Hitzeschwaden war ein Indiz, dass Körper und Geist die Sauna meines Fitnessstudios nicht als Ort der Ruhe wahrgenommen hatten. Sie hatten ein lebensbedrohliches Milieu erkannt – zumindest in diesem einen kurzen Augenblick.

War die Gefahr real? Ein krasser Fall zeigt, was passieren kann, wenn Saunagänger über ihre physiologischen Grenzen hinausgehen. Er ereignete sich im Sommer 2010 in der südfinnischen Stadt Heinola. Wettkämpfer aus aller Welt trafen sich zur Saunomisen Maailmanmestaruuskilpailut, auf Deutsch: zur Sauna-Weltmeisterschaft. Bei diesem Wettbewerb handelte es sich um eine jährlich wiederkehrende, traditionellerweise spaßige Veranstaltung, die wie ein Volksfest begangen wird.

Am Finaltag, dem 7. August, ist es mit dem Spaß jedoch vorbei. Im letzten Saunagang soll der Weltmeister ermittelt werden. Zu Beginn liegt die Temperatur bei 110 Grad Celsius. Alle 30 Sekunden wird ein halber Liter Wasser auf die rotglühenden Steine des Ofens geschüttet. Die Temperatur in der Kabine steigt, ebenso die relative Luftfeuchtigkeit – und sorgt dafür, dass der Körper die Hitze umso mehr spürt. Ein physikalisches Phänomen, das mit der Leitfähigkeit des Wassers zu tun hat. Denn Wasserdampf leitet besser als trockene Luft und überträgt daher die Hitze aus dem Ofen quasi direkt auf die Haut. Hinzu kommt das Phänomen, dass bei Trockenheit fast jeder die Sommerhitze erträgt. Wird es dagegen schwül, geht das Gejammer los. Der Grund: Feuchte Luft nimmt kaum Wasser auf. Dies behindert die Thermoregulation der Haut durch Schwitzen.

Nach fünf Minuten haben die meisten Finalisten die Kammer

verlassen. Nur zwei sind nun noch übrig, der Russe Wladimir Ladyschenski und der Finne Timo Kaukonen. Ein Amateurringer aus Nowosibirsk gegen einen Metallarbeiter aus Lahti – Letzterer ist fünffacher Weltmeister und ein hitzeerfahrener Mann.

Die beiden bleiben einfach sitzen, während außerhalb der Kabine, hinter der Glasscheibe, die Sorge wächst. Auf Nachfrage der Juroren nach ihrem Befinden strecken die beiden verbliebenen Finalisten siegesgewiss den Daumen nach oben. Noch bei 116 Grad und 23,2 Prozent Luftfeuchtigkeit weigern sie sich, auf den Hitzestress ihres Körpers mit Abbruch zu reagieren – und beginnen, bei lebendigem Leib und vor laufenden Fernsehkameras zu verbrennen.[1]

Beide verlieren das Bewusstsein, Ladyschenski stirbt. Die Obduktion wird ergeben, dass er sich mit einem Schmerzmittel gedopt hatte, das normalerweise Tätowierer ihren Kunden auf die Haut reiben, um sie unempfindlich zu machen. Große Hautfetzen haben sich von Ladyschenskis Muskulatur abgelöst.

Auch Kaukonen kommt nicht heil aus der Sauna heraus. Die Nieren blockieren, die Lunge nimmt Schaden, 70 Prozent seiner Haut sind verbrannt. Mehrere Wochen lang wird er im künstlichen Koma gehalten. Nach Monaten erst entlassen ihn die Ärzte mit schweren bleibenden Schäden aus dem Krankenhaus. Noch heute spricht er mit heiserem Klang – seine Stimmbänder hat er beim Versuch, zum sechsten Mal Weltmeister zu werden, versengt.

Nach dem verunglückten Wettstreit um die Saunakrone beschließt die Stadt, die Veranstaltung nicht mehr durchzuführen. Der Wettbewerb, so schreibt der Gemeinderat von Heinola in einer Pressemitteilung, könne infolge der traurigen Ereignisse nicht mehr »im gleichen unbeschwerten Geiste« stattfinden.

Als ich damals in Hamburg Renés vergleichsweise moderaten Aufguss bei etwas mehr als 90 Grad überlebte, registrierte ich danach weder Nierenschäden noch Verbrennungen in und an meinem Körper. Nicht einmal eine viertelstündige Rekonvaleszenz oder zumindest Lethargie wollte sich einstellen. Vielmehr lösten Renés thermische Konvektionen eine heftige Euphorie aus. Ja, ich applaudierte, wie alle anderen an diesem Morgen, die Renés Tortur bis zum Ende ausgehalten und nicht die Flucht ergriffen hatten.

Eine Stunde später entschied ich, noch einen Saunagang über mich ergehen zu lassen. Wer kam wohl um die Ecke, um den Aufguss zu machen? René. Ich zuckte zusammen, als ich ihn sah. Wieder dieser Quälgeist. Sollte ich mich erneut diesem Stress aussetzen? Der Angst um Lunge und Herz, der Angst, das Haupthaar zu versengen, der Angst, dass meine Augen platzen?

Es gibt viele Möglichkeiten für eine Stressreaktion. Die Sauna liefert einen eindeutigen, gut nachvollziehbaren Anlass. Wie jeder lebendige Organismus besitzen wir ein Temperaturoptimum. Wird dieses Optimum massiv überschritten, gerät der Organismus in Hitzestress. Nur wer sich oder anderen etwas beweisen will (oder verbissen um den Sauna-Weltmeistertitel fightet), überhört diese Signale absichtlich.

Krämpfe können die Folge sein. Hält die Hyperthermie, die Überwärmung des Körpers, an, kommt es zu einer Hitzestarre, zum Hitzekoma, schließlich zum Hitzetod. Schon während der Hitzestarre laufen irreversible Prozesse ab. Proteine und Enzyme gerinnen – genau dies war den beiden Finalisten der Sauna-WM in Heinola passiert: sie garten buchstäblich.

Aus der Gastronomie wissen wir, dass diese Prozesse, vor denen uns das Gehirn warnen will, schon bei rund 50 Grad Celsius langsam in Gang kommen. Aus diesem Grund können wir mit niedrigen Temperaturen Fleisch zubereiten. Zuerst gerinnt das Muskeleiweiß, ab 67 Grad Celsius lösen sich auch die Kollagene auf, die Strukturproteine des Bindegewebes.

Auf unserem Körper verhindert der Schweiß, indem er verdunstet, solche »Garprozesse«. Erst wenn diese »Wasserkühlung« an ihre Grenze stößt, realisiert das Gehirn eine unverträgliche Hitze, eine ungesund hohe Körpertemperatur – und warnt uns vor dem Schicksal der Sauna-WM-Finalisten im finnischen Heinola, indem es uns die Gefahr spüren lässt: Wir fühlen uns unwohl (oder zumindest wähnen wir uns an der Grenze zum Unwohlsein), wir spüren Schmerz und geraten in Stress.

Wie nun kommen Menschen dazu, immer wieder und mit Absicht das Sicherheitssystem des Körpers in Alarmzustand zu versetzen? In der Sauna löst die Hitze Stress aus. Bei einem Technokonzert veranlasst der Lärm die Sinnesorgane, Nachrichten ans Gehirn zu schicken, die Stress auslösen. Raucher nehmen freiwillig Nikotin zu sich, obwohl der Stoff ein chemischer Stressauslöser ist. Ebenso wie Alkohol – ein hochwirksames Nervengift. Hitze, Lärm, Gifte: All das sind Stressoren, denen wir uns oft genug unbewusst oder bewusst aussetzen. Und wir fühlen uns auch noch wohl dabei.

Fragt man uns allerdings, was wir aus unserem Leben verbannen möchten, ist die häufigste Antwort: Stress. Er gilt als »Kollateralschaden« des modernen Alltags, als unvermeidlicher Begleiter eines zeitgemäßen Lebens – und als Ursache zahlreicher Krankheiten. Stress wird dafür verantwortlich gemacht, wenn wir nicht mehr schlafen können, obwohl wir todmüde sind. Stress ist schuld, wenn Muskeln verspannt, das Gemüt gereizt und die Libido erschlafft ist. Stress macht depressiv, er führt in das Burnout. So lautet die häufige Diagnose. Die Weltgesundheitsorganisation WHO hat den Stress zu »einer der größten Gesundheitsgefahren des 21. Jahrhunderts« erklärt. Vier von fünf Bundesbürgern geben an, zumindest gelegentlich unter Stress zu leiden. Und jeder Dritte glaubt gar, häufig oder sogar ständig einer Überlastung durch Stress ausgesetzt zu sein – verbunden mit dem Gefühl, gegen diesen unangenehmen und bedrohlichen Zustand nichts oder nicht genug ausrichten zu können.[2]

Wer die zahllosen Ratgeber zum Umgang mit dem Phänomen Stress liest, begibt sich auf eine deprimierende Reise. Denn es geht immer nur um eines: Stressvermeidung! Kein Autor, kein Arzt empfiehlt: mehr Stress! Kein Reisebüro verkauft Urlaub mit täglichen Stresserlebnissen. Kein Test empfiehlt die 10 besten Stressoren.

Und doch, in scheinbarem Kontrast dazu, gieren Menschen nach dem angeblichen Krankmacher. Sie suchen nach psychischer und physischer Tortur, setzen sich Höhenangst und Hitzestress aus. Manche sind gar süchtig nach dem ursprünglichsten aller Stressoren, dem körperlichen Schmerz. Ein Widerspruch?

Stress ist zunächst eine kurzfristige Erregungsreaktion. Hormone werden ausgeschüttet, Energie wird bereitgestellt, das Herz schlägt schneller. Das befähigt uns zu Höchstleistungen – um der Stressquelle zu entfliehen oder den Kampf mit ihr aufzunehmen.

1.2 Brauchen wir Stress?

Warum bekommen wir keine Luft, sobald wir uns vor Menschen hinstellen, um eine feierliche Ansprache zu halten? Warum haben wir Platzangst in einem Kernspintomographen? Warum entfällt uns vor lauter Aufregung in der mündlichen Physikprüfung der Wert für die Beschleunigung senkrecht fallender Körper?

Hätten die europäischen Behörden Zugriff auf den Stress, er wäre längst aus dem Leben verbannt wie das Blei aus dem Benzin, die Asbestfaser aus der Eternitplatte und die Fluorchlorkohlenwasserstoffe aus der Sprühdose.

Argumente, die die Bedeutung von Stress als körpereigene Alarmanlage betonen, ließe die zuständige Behörde garantiert nicht gelten. Ihre Begründung: Der ursprüngliche Grund für die Einführung der Stressreaktion sei weggefallen. Anders als die Menschen in der steinzeitlichen Wildnis, wo Stressreaktionen vor alltäglichen Gefahren wie Raubtieren und Bedrohungen durch die Natur schützten, lebten wir schließlich bedrohungsfrei. In der modernen Welt sei der Stress nur Fluch und niemals Segen.

Schuld an der fehlenden Wertschätzung für den Lebensretter Stress ist das Phänomen des Burnouts. Stress gilt schlechthin als Hauptursache für diese Zeitgeistkrankheit. Das Erschöpfungssyndrom ist in den vergangenen Jahrzehnten zu einem Massenphänomen innerhalb eines globalen Trends geworden: Der Mensch definiert sich zunehmend als krank. Den Hang zur Hypochondrie belegte 2015 die Untersuchung *The Global Burden of Diseases, Injuries, and Risk Factors Study (GBD)*, veröffentlicht im medizinischen Fachblatt *Lancet*. Danach bezeichnet sich nur noch einer von 20 Menschen als gesund. 95 Prozent der Weltbevölkerung klagen über mindestens ein Gebrechen. Jeder Dritte zählt gar mehr als fünf Beschwerden auf.[3]

Einerseits hat die Lebenserwartung mittlerweile erstaunliche Werte erreicht – ein heute in Deutschland geborener Junge kann mit 78, ein Mädchen mit 83 Lebensjahren rechnen –, andererseits halten sich so viele Menschen wie noch nie für krank. Das klingt paradox, ist es aber nicht. Denn womöglich ist genau das die Ursache: Wir müssen heute nicht mehr um unser physisches Überleben kämpfen; an die Stelle des Todes (den wir fast vollständig aus unserem Alltag verbannt haben) ist die Krankheit getreten, und die medizinisch-pharmazeutische Industrie tut das ihre, um jede Abweichung von einer wie auch immer definierten Norm als »krank« zu denunzieren.

In der Burnout-Gesellschaft hat der Stress deshalb schlechte Karten und kann seine lebensrettenden Qualitäten nur mehr selten beweisen. Die Wildnis ist gezähmt, die biologischen Feinde sind ausgerottet oder in Reservate und Zoos verbannt, die heutigen Gefahren haben andere Ursachen – und sie treffen uns in anderer Form.

Lassen Sie uns an dieser Stelle dennoch kurz darüber nachdenken, was es mit Blick auf die Evolution bedeuten würde, wäre die Stressreaktion für den Körper tatsächlich nur belastend. Würde der Stress, als böser Mr. Hyde ohne den guten Dr. Jekyll, dann die Organismen nicht »unfit« für den Überlebenskampf machen? Im Prinzip ja. Nach Darwinscher Lehre würde die Veranlagung zu krankmachendem Stress wohl im Laufe von Generationen eliminiert – oder zumindest in ihrer Bedeutung zurückgedrängt. Schließlich pflanzen sich kranke Wesen meist seltener fort als ihre fitten Zeitgenossen.

Aber die jüngste Gegenwart ist schlichtweg zu kurz, um die genetische Disposition entscheidend modifiziert zu haben. Gute wie schlechte Errungenschaften bleiben, haben sie sich einmal etabliert, lange erhalten. Evolution braucht Zeit, Schnelligkeit ist nicht ihre Sache. So ist unser Erbgut nahezu identisch mit dem von Familie Feuerstein. Selbst weltumspannende Modeerscheinungen wie Burnout haben nicht die schöpferische Wucht, um zeitnah für massive genetische Veränderungen zu sorgen. Obwohl die Wissenschaftsdisziplin der Epigenetik mittlerweile annähernd erklären kann, wie Umwelteinflüsse und Lebensstile sich im Erbgut niederschlagen, können wir trotzdem davon ausgehen, dass uns die Fähigkeit zur Stressreaktion noch lange erhalten bleibt.

Und das ist gut so. Denn der Blick auf die Evolution des Menschen erklärt, warum sich der Mechanismus zuverlässig in unserer Art etabliert, in unseren Genen manifestiert hat. Seit er die Welt betrat, hat der Homo sapiens über 6000 Generationen hinweg von seinen Stressreaktionen profitiert. 200 000 Jahre lang war diese Fähigkeit kein Fortpflanzungsnachteil, sie schützte jene Individuen, die sie besaßen – und daher auch vererben konnten. Die Fähigkeit, Stress zu erleben, war offenbar ein Vorteil beim Kampf ums Überleben.

Einen wesentlichen Unterschied von früher zu heute gibt es allerdings: Während wir Stress heute im Zusammenhang mit permanenter Überarbeitung definieren, als einen durch langfristige Belastung herbeigeführten Dauerzustand, handelte es sich ursprünglich um ein meist kurzfristiges Ereignis. Stress war selten ein Dauerphänomen, er hielt womöglich etwas länger an, wenn Ressourcen knapp wurden, wenn Gewässer austrockneten, die Bäume keine Früchte trugen oder sich in der Savanne wochenlang keine Beute zeigte. Doch meist war das Leben der Steinzeitjäger nur Momente lang aufregend (ich stelle es mir sogar sehr öde vor – wobei mir für diese These allerdings die Belege fehlen).

Kurzzeitige Stressreaktionen erlebten die Hominiden, die vor der letzten Eiszeit lebten, im Streit, bei der Jagd, beim Durchqueren eines reißenden Stroms. Bedrohte sie ein Raubtier, wehrten sie sich mit blitzschneller Reaktion und ungeahnten Kräften. Der Stress ermöglichte dabei eine kurze Reaktionszeit in Sekundenbruchteilen und mobilisierte die Kraftreserven für einen erfolgreichen Gegenangriff oder die Flucht.

Heute hingegen begegnet uns Stress als nervtötende Langzeitbelastung, der wir uns weder durch Flucht noch durch Kampf entziehen können.

Nicht plötzliche Attacken oder unwägbare Naturgewalten aktivieren unsere Alarmanlagen, vielmehr handelt es sich um diffuse Ereignisse, die Stress auslösen: der Druck der vielen Termine, der uns das typische Dauerstress-Symptom eines hohen Blutdrucks beschert, das subtile Mobbing der Kollegen, der eigene Ehrgeiz, schlechte Planung …

Selten bekommen wir noch Gelegenheit, bereits bei der allerersten Konfrontation mit dem Stressor das archaische Reaktionsmuster deutlich an uns zu beobachten: Wenn ein Silvesterböller neben uns explodiert oder – dieses Ereignis liegt gefühlt etwas näher an der einstigen Hominidenwirklichkeit – wenn uns auf einer österreichischen Almwiese eine Mutterkuh attackiert, dann kapiert unser Verstand sofort, warum der Körper Alarm schlägt.

Dasselbe erleben wir, wenn wir in einen Verkehrsstau geraten. Die Reaktion auf dieses Ereignis ist seltsamerweise die gleiche wie auf eine Schwarze Mamba, die vor uns auftaucht. Dabei befinden wir uns nicht in der Wildnis, sondern auf einer sicheren, schlaglochfreien Asphaltpiste. Wir sitzen in einem Auto mit Airbag, Seitenaufprallschutz und Navigationsgerät, haben einen Vorrat Kekse im Handschuhfach und befinden uns womöglich sogar im Urlaub.

Trotzdem geraten wir aufgrund der Tatsache, dass wir bremsen, also für einen Moment gezwungen sind, unser Leben zu verlangsamen, in höllischen Stress: Das Gehirn ist in Aufruhr, der Blutdruck unter der Schädeldecke, das Herz im Hochgeschwindigkeitsmodus, der Körper geflutet von Stresshormonen – alles nur wegen einer kurzfristigen Temporeduktion.

Sind wir verrückt geworden?

Nicht auszuschließen. Doch sogar das absurde Verhalten im Stau entspricht unserer menschlichen Natur. Diese Natur entwickelte sich zwar in der Steinzeit, und sie passt natürlich nicht immer zum modernen Alltag. Aber letztlich fahren wir mit ihr nicht schlecht.

Auch wenn wir im Alltag kaum mehr erkennen, wie der Stress unsere Überlebenschancen erhöht – seine vielfältigen Wirkungen können wir trotzdem erleben –, weil die Maxime »ohne Bedrohung kein Stress« nicht zutrifft. Es genügt, wenn ein Mensch sich fühlt, als sei seine Unversehrtheit in Gefahr. Bereits dann reagiert er: emotional, physisch, mit Gedanken und Verhalten. Es spielt keine Rolle, ob eine Bedrohung objektiv gegeben ist oder subjektiv so interpretiert wird.[4]

Aus diesem Grund beobachten wir die uralte Reaktion sogar im gefahrlosen Alltag immer und immer wieder. Doch während die Steinzeit eine vergleichsweise ereignisarme Zeit war, in der die Jäger ausreichend Zeit zur Muße hatten und nach Stressreaktionen vollständig regenerieren konnten, stehen wir heute vor der Frage, wie es um unsere Fähigkeit steht, die Folgen von Stress zu verarbeiten.

1.3 Der Tiger von Bramstedt

Ich sitze in einem kleinen fensterlosen Raum der »Schön Klinik« Bad Bramstedt, nördlich von Hamburg, in Schleswig-Holstein. Es handelt sich um die größte psychosomatische Klinik in Deutschland. 3300 Fälle werden hier pro Jahr behandelt: Menschen vor allem, die der Stress krank gemacht hat.

Neuankömmlinge landen bei Nele Puschzian. Sie untersucht, ob die aus der Balance geratene Psyche überhaupt noch fähig ist zu einer »normalen« Reaktion. Ich selbst zähle mich durchaus zu den Menschen, die häufig Stress erleben. Es gab Zeiten, da beobachtete ich an mir typische Symptome, die Stresspatienten charakterisieren: verspannter Nacken, Schlafstörungen, innere Unruhe, Rückenschmerzen, erhöhte Reizbarkeit. Jetzt bin ich neugierig, was die Analyse der Verhaltenstherapeutin ergibt. Zeige ich eine korrekte Stressreaktion? Und danach: Beruhige ich mich, wenn der Reiz weg ist?

Nele Puschzian bindet Messsonden um meine Fingerkuppen. Sie messen die Leitfähigkeit meiner Hautoberfläche, zunächst im unaufgeregten Zustand. Die Daten erscheinen auf dem Bildschirm als Zackenkurve. Elektroden am Nacken messen zusätzlich die Muskelspannung. Auf dem Monitor sind regelmäßige Ausschläge zu sehen: Es ist der Herzschlag, der als kurzzeitiges, wiederkehrendes Ereignis einmal pro Sekunde seine deutliche Spur hinterlässt.

Plötzlich klatscht Nele Puschzian neben meinem rechten Ohr in die Hände. Ich erschrecke. Sofort schlägt sich meine Reaktion in den Aufzeichnungen nieder, die Kurven schlagen aus. Offenbar ist Schweiß aus meinen Poren ausgetreten; er hat die Leitfähigkeit der Haut verdoppelt, der Strom fließt schneller als zuvor. »Da haben Sie schon ihre natürliche Reaktion«, sagt die Therapeutin. Ihre Biofeedback-Apparatur hat körperliche Anspannung sichtbar gemacht. Sie zeigt: meine Stressreaktion.

Schon unerwartetes Klatschen setzt mich in Alarmbereitschaft, wie einst den Urmenschen, wenn er plötzlich einem Tiger gegenüberstand. Zumindest ansatzweise, denn es bedürfte wohl noch stärkerer Stressoren, um die komplette Kaskade auszulösen, mit der seit ewigen Zeiten Wirbeltiere reagieren, wenn sie blitzschnell gefordert sind – von Beutejägern oder rivalisierenden Artgenossen.

Unabhängig, ob wir uns dann für Attacke oder Flucht entscheiden, auf beides bereitet uns die Stressreaktion vor. Sie aktiviert die Atmung und das Herz-Kreislauf-System und stellt Energie in Form von Fett und Zucker bereit. »In Stress geraten, das ist für Sie kein Problem«, sagt Puschzian.

Doch oft sitzen in ihrem kleinen Raum Patienten, bei denen sich der erhöhte Herzschlag als Ereignis nicht im Diagramm abzeichnet – weil bereits die Durchschnittserregung so hoch ist, dass die Signale im heftigen Impulsgewitter der verspannten Muskulatur verschwinden.

Solche Menschen sind im Dauerstress. Ihr Körper zeigt eine permanente Reaktion auf Umzingelung durch die modernen Varianten des Tigers: An die Stelle des pelzigen Stressors sind neuzeitliche Arbeitsbelastungen, Termindruck, ein mobbender Chef oder nervende Nachbarn getreten. Statt Nahrungsknappheit wie bei unseren steinzeitlichen Vorfahren stressen uns heutige Menschen womöglich das permanente Loch in der Haushaltskasse. Nicht das Gift in unbekannten Lebensmitteln (Pilzen, Beeren oder Wurzeln) setzt uns zu, sondern Toxine in den Alltagsdrogen, die wir ab und an im Übermaß konsumieren.

Zu häufige, lang anhaltende Stressereignisse bringen viele Menschen gesundheitlich aus dem Lot, machen sie zu Burnout-Patienten. Denn die gute Reaktion Stress, Lebensretterin der Urzeitmenschen, verliert ihre schützende Funktion und wird selbst zur Bedrohung, wenn sie ununterbrochen gegenwärtig ist. Der jüngste Stressreport der Bundesanstalt für Arbeitsschutz und Arbeitsmedizin legt dar, welchen Stresssituationen die Bevölkerung im (Arbeits-)Alltag am häufigsten ausgesetzt ist:

58 Prozent müssen oft mehrere Aufgaben gleichzeitig erledigen (Multitasking), 52 Prozent stehen unter Termin- und Leistungsdruck, 50 Prozent empfinden die Monotonie ihrer Arbeit als psychische Herausforderung, und 44 Prozent erledigen Jobs, in denen sie ständig gestört und unterbrochen werden. Die Folgen: eine Zunahme an Kreislauferkrankungen, Autoimmunleiden, Depressionen, Demenz.[5]

Die »Schön Klinik« in Bad Bramstedt ist spezialisiert auf die Behandlung von Krankheiten, bei denen Körper und Seele in Abhängigkeit voneinander leiden. Ausgebrannte, Borderliner, Computersüchtige oder Essgestörte kommen zur Genesung ins Holsteiner Auenland. Hier können sie sich bei Therapien, Wellness und Golf erholen, umgeben von Mooren, Wäldern, Wiesen.

Die Befunde der Ärzte dokumentieren Bluthochdruck, eine verhärtete Muskulatur oder Kopfschmerzen. Doch den meisten Patienten fehlt die Fähigkeit, die Symptome zu registrieren und richtig einzuschätzen – geschweige denn, auf sie zu reagieren. Mit verspannter Nacken- und Kiefermuskulatur und kaltschweißigen Händen sitzen sie vor Nele Puschzian. Mit einem Stechen in der Brust, mit Schwierigkeiten, entspannt zu atmen. Dann bringt ihnen die Therapeutin bei, die Schultern hochzuziehen, anzuspannen und entspannt hängenzulassen. Sie setzt sie mit Bildern, Zahlenreihen oder Stadt-Land-Fluss-Fragen (»Wie heißt nochmal die Hauptstadt von Kenia?«) unter Stress, um danach mit ihnen einzuüben, wie sie sich davon wieder erholen.

»Nairobi«, antworte ich.

Beim Biofeedback lernen Patienten, Körperfunktionen zu beeinflussen, oft am Computer. Ihren »Grübelschleifen-Patienten« setzt Puschzian mit Fragen zu, die jene Gedankenexplosionen auslösen, die Gestresste oft stundenlang nicht einschlafen lassen – um ihnen dann mit »klarer Ausrichtung der Gedanken« oder Achtsamkeitsübungen im freien Gelände dabei behilflich zu sein, das Hirngewitter zu beruhigen. Stressmigränepatienten lernen dank Puschzians Denkanleitungen, die Gefäßstruktur zu verändern: »Die Arterie dehnt sich und zieht sich zusammen.« Angstpatienten zeigt sie, wovor sie sich fürchten (Hunde, düstere Tunnels, Menschenmassen, riesige Wasserflächen).

Um danach entspannen zu können, blickt mancher gern auf ein Motiv, das Ruhe ausstrahlt, wie etwa die Ansicht einer Burg, die als sicherer Ort wahrgenommen wird. Andere beruhigt der Anblick eines hell erleuchteten Platzes oder einer Naturidylle. »Bilder von Anglern kommen auch gut an«, sagt Puschzian.

Ich habe mich von ihrer Klatschattacke noch nicht ganz erholt. Wir können also nun gemeinsam prüfen, ob ich ebenso zurück in die Entspannung finde wie der Homo erectus im Pleistozän, nachdem er vom Säbelzahntiger nicht gefressen wurde. Dazu mache ich den Lotosblütentest. Die zwittrige Samenpflanze erscheint verschlossen auf dem Bildschirm. Puschzians Auftrag lautet, die Blüte kraft meiner Entspannung zu öffnen. Ich soll also dafür sorgen, dass die Sensoren an meinem Körper Signale übertragen, die der Computer als das Gegenteil von Stress interpretiert – worauf die virtuelle Knospe sich entfaltet.

Nach Wochen erst, sagt Nele Puschzian, gelingt es vielen, die Lotosblüte zu öffnen. So lange brauchen sie, um wieder jene natürliche Reaktion hinzubekommen, die bei unseren Vorfahren einsetzte, wenn der Gefahrenherd beseitigt war. Ich starre auf die lilafarbene Blume und warte. Hoffentlich nicht wochenlang.

Zwei Monate bleiben die meisten Stresspatienten hier. Von Nele Puschzian haben sie gelernt, dass sie Stresssymptomen gegenüber nicht machtlos sind, sondern »fähig, sie aktiv zu beeinflussen«. Viele setzen die Therapie danach fort – im Idealfall so lange, bis sie nicht nur die Symptome, sondern auch die Ursachen ihres Dauerstresses unter Kontrolle haben.

Ich frage mich, ob ich es schaffe, mich gänzlich ohne Drogen, sphärische Musik oder den Anblick von Anglern und Burgen in diesem funktional eingerichteten Untersuchungszimmer der

Burnout-Klinik so zu entspannen, dass eine wohlige innere Ruhe sich in Körper und Geist ausbreitet.

Nach einiger Zeit zeigt die Lotosblüte erkennbar Anzeichen, sich öffnen zu wollen. Ich scheine mit einem »psychosomatischen Störungsverständnis« ausgestattet zu sein, wie Puschzian ermunternd anmerkt. Die Blätter beginnen, sich nach außen zu neigen. Ich betrachte so entspannt wie möglich die Regale voller psychosomatischer Fachliteratur – wie ein Engel, ein ermatteter Seehund, ein schnurrender Kater.

Dann rücke ich auch noch den Kopf bewusst in die Balance. Vielleicht hilft es, die Schultern hängen zu lassen. Ich stelle die Füße flach auf den Boden, lockere die Zehen, lockere die Finger und meditiere Herzfrequenz und Blutdruck herunter. Mit Erfolg. Die Blume öffnet sich, Millimeter um Millimeter, bis sie schließlich den Blick freigibt auf ihr Innerstes, die leuchtend gelben Staubblätter. »Ihr Reaktionsvermögen ist intakt«, sagt Puschzian, »wir müssen Sie nicht hierbehalten.«

1.4 Vom Stress zum Burnout

Ein verkohltes Streichholz ist zum Symbol der Moderne geworden. Es steht gekrümmt zwischen aufrechten, noch nicht entflammten Schwefelhölzern. So prangt es auf den Titelseiten von Zeitschriften und auf den Buchdeckeln der Ratgeberliteratur. Die Werke heißen »Burnout-Watcher«, »Schutz vor Burnout«, »Burnout«, »Der erschöpfte Mensch«, »Erfolgreich ohne auszubrennen« oder »Burnout überwinden für Dummies«. Nur vereinzelt haben sich die kreativen Cover-Gestalter ein anderes Motiv einfallen lassen: ein gerade reißendes Seil, eine ausgepresste Zitrone, einen luftleeren Ballon.

Mit der Streichholz-Metapher lässt sich das Burnout offenbar am überzeugendsten illustrieren: Energie verbraucht – abgebrannt – alles Asche. Das dürre schwarze Mahnmal entdeckt man beim Gang durch die Psychologieecken der Freihandbibliotheken so häufig, dass sich aus der Fülle unschwer die Bedeutung des Burnouts für die gegenwärtige Menschheit ablesen lässt: Offenbar fühlen sich Teile der Gesellschaft ausgebrannt.

Wer aber lässt von einer geplagten Menschenseele nur Verbranntes übrig? Die Suche nach dem Schuldigen endet immer beim Faktor Stress: Er ist am Anfang des 21. Jahrhunderts angeklagt als gemeingefährlicher Übeltäter, der die Menschen dazu bringt, all ihre Energien zu verheizen. Burnout als Massenphänomen gilt als das Produkt der angeblich zerstörerischen Kräfte von Stress.

Zu seinem Namen kam das Leiden im Jahr 1974. In zwei US-amerikanischen Fachzeitschriften erschienen Artikel des Psychoanalytikers Herbert J. Freudenberger und des Verwaltungswissenschaftlers Sigmund G. Ginsburg. Beide wählten denselben Begriff, worauf »Burnout« rasch populär wurde.[6]

Jahre zuvor hatte allerdings schon die Bezeichnung *Flameout* kursiert.[7] Sie beschrieb psychische und physische Leistungsdefizite unter den Beratern amerikanischer Hilfsorganisationen. Freudenberger wiederum thematisierte in seinem Artikel die chronische Erschöpfung von Menschen in helfenden Berufen, darunter Krankenschwestern und Altenpfleger.

Dass sich Burnout als Bezeichnung durchsetzte, dürfte auch an dem Schriftsteller Graham Greene gelegen haben. Seine Aussteigergeschichte über einen erfolgsmüden Architekten, der sein Glück im afrikanischen Dschungel sucht, war 1960 unter dem Titel *A Burnt-Out Case* (dt: *Ein ausgebrannter Fall*) erschienen.

Laut Definition handelt es sich bei Burnout um eine »fortschreitende Erschöpfungsreaktion nach chronischem psychosozialem Stress ohne angemessene Entlastungsmöglichkeiten«.[8] Als Folge davon nimmt die körperliche und geistige Leistungsfähigkeit ab. Der Betroffene wird gleichgültig, und als reizbares Nervenbündel belastet er die Beziehungen zum Umfeld. Im fortgeschrittenen Stadium ist das Leiden nicht von einer Depression zu unterscheiden.

Das Krankheitsbild ist extrem diffus. Aus diesem Grund hat der Hamburger Psychologe Matthias Burisch einst den aus der Mengenlehre entliehenen Begriff »randunscharfe Menge« vorgeschlagen, um die Schwierigkeiten zu erläutern, auf die man stößt, wenn man das Phänomen Burnout definieren will. In seinem Buch *Das Burnout-Syndrom* empfiehlt er, sich an einem Vorschlag niederländischer Arbeitsmediziner und Psychologen zu orientieren. Diese sprechen von Burnout, wenn es sich erstens um eine Fehlbelastung handelt, zweitens die Beschwerden seit mehr als sechs Monaten anhalten und drittens Gefühle von Müdigkeit und Erschöpfung deutlich im Vordergrund stehen.[9]

Burisch selbst hat sich die Mühe gemacht, nur jene Symptome aufzulisten, die in der Fachliteratur *häufig* genannt werden. Allein da kam er schon auf mehr als 130. Wenige Beispiele aus der seitenlangen Symptome-Liste genügen, um die Vielfalt des Phänomens anschaulich zu machen: Gefühl der Unentbehrlichkeit, Unausgeschlafenheit, größere innere Distanz zu Klienten, Betonung von Fachjargon, Zynismus, Fluchtphantasien, Konzentration auf die eigenen Ansprüche, Selbstmitleid, Neigung zum Weinen, Suizidgedanken, Nörgeleien, Verlegen von Dingen, Eigenbröteleien, sexuelle Probleme, Langeweile, Rückenschmerzen, Gewichtsveränderungen, Hoffnungslosigkeit.[10]

Zwar hat es das Burnout bislang nicht geschafft, von maßgeblichen Instanzen als Krankheit akzeptiert zu werden, aber das Internationale Diagnoseklassifikationssystem (International Classification of Diseases), herausgegeben von der Weltgesundheitsorganisation WHO, hat das Syndrom immerhin in den erweiterten Kreis berufen. Es ist unter dem Diagnoseschlüssel »Z73.0« aufgeführt. Das »Z« steht quasi für »Sonstiges« und bedeutet, dass das Leiden Faktoren enthält, »die den Gesundheitszustand beeinflussen und zur Inanspruchnahme des Gesundheitswesens führen«.[11]

Die WHO hält damit das Burnout-Syndrom für einen Einflussfaktor, nicht aber für eine eigenständige Krankheit. In Fachpublikationen ist die Vokabel, sofern sie überhaupt auftaucht, oft in Anführungszeichen gesetzt. Manche verstehen darunter nichts anderes als eine Depression. Wiederum andere diagnostizieren Teilbereiche – ohne sie einem vagen Krankheitskonzept wie dem Burnout zuzuordnen. Ihre Patienten haben Bluthochdruck, Herz-Kreislauf-Erkrankungen, Rücken- und Nackenschmerzen, sie haben Magengeschwüre, Schlafstörungen, Asthma, chronische Kopfschmerzen: alles mögliche Symptome, die auf chronischen Stress zurückgeführt werden.

Die größte Aufmerksamkeit erhielt das Burnout nach der Jahrtausendwende. Seither haben sich viele prominente Erschöpfungsopfer dazu bekannt: der Fernsehhoch Tim Mälzer, der Skispringer Sven Hannawald, die Hochschulprofessorin Miriam Meckel und der Fußballtrainer Ralf Rangnick machten ihre Depression oder ihr Burnout publik. Rangnick allerdings revidierte 2013 seine Einschätzung. Er hält die eigene Schwächephase im Nachhinein weniger für die Folge von zu viel Stress, sondern für ein Symptom, das er auf falsche Ernährung zurückführt: »Ich behaupte, dass ich in den letzten zehn Jahren zu 80 Prozent ungesund gegessen habe. (…) Hätte ich nicht die Reißleine gezogen, hätte entweder mein Hirn oder mein Herz reagiert – mit Herzinfarkt oder Schlaganfall. Rückblickend wäre es bei meiner Ernährung kein Wunder gewesen.«[12]

Um ein neues Phänomen handelt es sich bei Burnout nicht. Die modernen Arbeits- und Lebensumstände mögen die Fallzahlen vervielfacht, die medialen Kanäle das Krankheitsbild popularisiert haben. Aber als Leiden kennt der Mensch ähnliche oder identische Erschöpfungsformen seit Jahrtausenden – unter anderen Namen. Das Alte Testament berichtet im 1. Buch der Könige von der großen Müdigkeit des Elias: Der Prophet hat sich beim Umsetzen von Wundern im Auftrag Gottes wohl überarbeitet. Lange agierte er erfolgreich, doch als sich eine Niederlage abzeichnete, stürzte er in Verzweiflung. Elias flüchtete »in die Wüste eine Tagereise weit … und setzte sich unter einen Wacholder und wünschte sich zu sterben«.[13] Die Symptome der »Elias-Müdigkeit« unterscheiden sich nicht vom klassischen Burnout-Syndrom.

Auf ein »noch viel schlagenderes Beispiel« ist Psychologie-professor Burisch bei seiner Bibellektüre gestoßen. Ihn erinnert Moses stark an ausgebrannte Exponenten aus Politik, Verwaltung oder Betriebsräten. Als der Anführer – er befindet sich gerade mit seinem Volk Israel auf dem Weg ins Gelobte Land – eines Abends arg angeschlagen wirkt, mahnt ihn sein Schwiegervater Jetro, besser auf seine Gesundheit zu achten: »Es ist nicht gut, wie du das tust. Du machst dich zu müde, dazu auch das Volk, das mit dir ist. Das Geschäft ist dir zu schwer, du kannst es allein nicht ausrichten.«[14]

Ein wenig lernt Moses die Kunst des Delegierens – heutzutage empfohlen als unerlässliches Element eines gelingenden Zeit-Managements. Aber als er wieder unter Druck gerät, alle Probleme seines Volkes (es will Fleisch statt immer nur Manna) lösen zu müssen, wendet sich Moses zutiefst deprimiert an den, der über ihm ist, an Gott: »Warum bekümmerst du deinen Knecht? Und warum finde ich keine Gnade vor deinen Augen, dass du die ganze Last dieses ganzen Volkes auf mich legst? Habe ich denn all das Volk empfangen oder geboren, dass du zu mir sagen könntest: Trag es in deinen Armen, wie eine Amme ein Kind trägt, in das Land, das du ihren Vätern zugeschworen hast? Woher soll ich Fleisch nehmen, um es all diesem Volk zu geben? Sie weinen vor mir und sprechen: Gib uns Fleisch zu essen. Ich vermag all das Volk nicht allein zu tragen, denn es ist mir zu schwer. Willst du aber doch so mit mir tun, so töte mich lieber, wenn anders ich Gnade vor dir gefunden habe, damit ich nicht mein Unglück sehen muss.«[15]

Vor rund 700 Jahren beschrieb der Mystiker Meister Eckhart die Figur eines Leidenden, der sich offenbar zu stark mit seinen

Aufgaben identifiziert und sich innerlich von ihnen auffressen lässt: Wer nämlich »gleichsam innerlich von den Dingen besetzt ist, (dem) treten sie dauernd als Sorge vor Augen und behindern ihn: er ist sorgenvoll«.[16] Ähnliche Zustände beklagten auffallend viele Menschen nach Beginn der industriellen Revolution. Daraufhin begründete im 19. Jahrhundert der New Yorker Elektrotherapeut George Miller Beard als Diagnose die Neurasthenie, die »das Zentralnervensystem entphosphort«.[17] Diese »Nervenschwäche« wies deutliche Züge einer depressiven Störung auf. Natürlich fehlt es auch in der Literatur nicht an Beispielen.

Thomas Mann beschrieb in seinem Roman *Buddenbrooks – Verfall einer Familie* den lupenreinen Fall eines Burnouts: Senator Thomas Buddenbrook spürt in sich den gänzlichen »Mangel eines aufrichtig feurigen Interesses, das ihn in Anspruch genommen hätte, die Verarmung und Verödung seines Inneren – eine Verödung, so stark, dass sie sich fast unablässig als ein unbestimmt lastender Gram fühlbar machte«. Wochenlang, monatelang »unaussprechlich müde und verdrossen« fühlt sich der arme Buddenbrook: »Die phantasievolle Schwungkraft, der muntere Idealismus seiner Jugend waren dahin.«[18]

Auch das Phänomen der Managerkrankheit umschreibt ähnliche bis identische Störungen. Sie machte nach dem Zweiten Weltkrieg vor allem Spitzenkräfte zu Maladen. Doch wie die Neurasthenie nach dem Ersten Weltkrieg, so verschwand auch die Managerkrankheit in den 1960er Jahren aus dem Repertoire der Diagnostiker. Und gibt es eigentlich die *Midlife-Crisis* noch?

Die Vielfalt der Leiden, die mit stressartigen Erregungsreaktionen in Zusammenhang gebracht werden, führt man sich am besten vor Augen, wenn man die Angebotspalette im größten psychosomatischen Behandlungszentrum Deutschlands anschaut. Die 3300 Menschen, die die »Schön Klinik« in Bad Bramstedt pro Jahr wieder ins Gleichgewicht bringt, haben sich durch unterschiedlichste Faktoren dauerstressen lassen. Eingeliefert werden sie mit den Diagnosen Depression, Burnout-Syndrom, Trauma und Posttraumatische Belastungsstörung. Nach Bramstedt kommen Agoraphobiker mit ihrer Angst vor öffentlichen Plätzen, hier treffen sich Klaustrophobiker mit Angst vor engen Räumen, Hypochonder mit Angst vor Krankheit, Sozialphobiker mit Angst vor Menschen. Stressen lassen sich Bramstedter Patienten auch durch ihren Symmetriezwang, ihren Ordnungszwang oder ihren Waschzwang. Sie sind Borderliner oder Computer- und Internetsüchtige. Die Adipösen lernen, weniger, und die Magersüchtige lernen, mehr zu essen. Sie kommen hierher, um ihre Ess-Brech-Sucht (Bulimie), ihre allgemeinen (Binge Eating Disorder) oder ihre nächtlichen Fressattacken (Night Eating Disorder) in den Griff zu bekommen.

»Wer zu mir nach Bad Bramstedt zur Kur kommt, steckt meist in einer Situation, für die er oder sie keine Lösung findet«, sagt Gernot Langs, Chefarzt für Psychosomatik. »Ein 100-Millionen-Euro-Problem können wir nicht beheben, aber wenn die Stressursache berufliche oder familiäre Schwierigkeiten sind, helfen wir dem Patienten, etwas zu ändern.«

Erzieher und Lehrer, die permanent Verantwortung tragen, landen in seiner Klinik. Ebenso Manager, die lernen müssen, Besprechungen so zu gestalten, dass der Druck erträglich bleibt; Mütter, die unter der Last des Alltags zusammengebrochen sind; aber auch ehemalige Spitzensportler, die »erzieherisch auf Leistung getrimmt« sind und von dieser Schiene nicht herunterfinden. Oft seien es verschärfte Bedingungen, die Menschen überfordern: »Wenn von zehn Ingenieuren nur noch drei da sind, ist das für den Einzelnen zu viel«, sagt Langs. Außerdem brauche jeder für den inneren Ausgleich »einen Puffer« – zum Beispiel zu Hause einen »Partner zum Anpflaumen«.

Die Leiden, die in Bad Bramstedt behandelt werden, wurden nicht durch kurze Stressereignisse ausgelöst. Krank macht Stress allenfalls als chronischer Stress. Er tritt dann auf, wenn die Reaktion auf einen Stressor bestehen bleibt, wenn also Geist und

Körper sich dessen, was sie unter Druck setzt, langfristig nicht erwehren können. Dann bleiben sie im Ungleichgewicht.

Insofern lässt sich über den Stress dasselbe sagen, wie über jedes Genuss-, Heil- oder Lebensmittel: Die Dosis macht das Gift, im konkreten wie übertragenen Sinn. Wasser ist gesund – man kann sich damit aber auch problemlos umbringen (wenn man 10 Liter trinkt). Ein guter Wein ist ein hoher Genuss – aber Gift für diejenigen, die ihn ohne jedes Maß trinken. So verhält es sich auch mit Stress: Er ist die Würze des Lebens – aber diese Würze kann Köstliches verderben.

Wenn wir unseren Körper tage-, wochen-, monate- oder gar jahrelang Stress aussetzen und den Stress als Treibstoff für permanenten Antrieb verwenden, missbrauchen wir dieses Potenzial des Körpers. Weder im Einzeller noch im Fadenwurm, weder im Urzeitfisch noch im frühen Säugetier war diese Fähigkeit für den Dauerbetrieb angelegt oder vorgesehen.

Ist er deshalb böse, der Stress? Hat er damit verwirkt, dass wir uns seine Qualitäten vergegenwärtigen? Und sie positiv nutzen?

Wer sich umhört, stellt fest, dass alle gegen Stress sind. Die Ablehnung von Stress hat bizarre Formen angenommen – das ist deutlich zu sehen an den Dingen, die Menschen sich ausdenken, um gegen den angeblichen Unhold gewappnet zu sein. Antistress-Tee trocknet in jeder WG-Küche vor sich hin. Einen Markt für Antistress-Badesalz, Antistress-Duftöl und sogar Gesundheitskapseln mit »Mikronährstoffen für Belastungssituationen« kann man sich irgendwie vorstellen. Aber offenbar ist auch der abwegigste Gegenstand nicht davor geschützt, in einer speziellen Antistress-Variante noch einmal erfunden zu werden: als spezielles Antistress-Kuschelkissen im Katzen-Design, als Häkeleule oder Plastikschneemann. Globus, Edelsteinwasser, Augenmaske – all das ist als analoge Anti-App zu erwerben, der Paketdienst bringt es nach Hause. Antistress-Nagellack gibt es übrigens auch. Sogar eine Art Psycho-Handjob kann man sich gönnen: mit dem Anti-Stress-Knet-Penis »Squeeze« (für

4,19 Euro). Die Alternative dazu: »Anti-Stress-Möpse« (für 7,10 Euro). Und mit »Rieker Antistress« kann man sich zu guter Letzt selbst Schuhe gegen Burnout um die Füße schnüren. Das Traditionsunternehmen hat sich mit einer ganzen Produktpalette dem Kampf gegen den Stress verschrieben.

Den schlechten Ruf verdankt der Stress einzig einem praktischen Fehler. Nur jener Gestresste verbraucht nämlich seine ganze gespeicherte Energie, der unter Druck seine Stressreaktion als dauerhafte Verteidigungslinie in Stellung bringt. Für diesen permanenten Einsatz jedoch ist die Fähigkeit zu Stress die falsche Waffe. Insofern kann man von einem kollektiven Missverständnis sprechen. Es hat uns die Managerkrankheit und das Burnout als Massendiagnosen beschert. Und bald wird der unsachgemäße Umgang mit dem Stress für neue diagnostische Trends sorgen. Wetten?

Der Fußballtrainer Ralf Rangnick folgte dem nächsten Trend, als er sich im Jahr 2013 neu erklärte und sich wieder aus der Schublade »Burnout-Opfer« herauszog. Er fühlte sich mit der Diagnose nicht mehr wohl. Vermutlich, weil die Modekrankheit Burnout da schon wieder ziemlich out war. Die Süddeutsche Zeitung hatte über »Die Burnout-Hysterie«[19] geschrieben, die ZEIT mit spöttischem Unterton gefragt: »Noch jemand ohne Burnout?«, und kritisch angemerkt, wie inflationär die Diagnose gestellt wird: »Nach der Burnout-Erkenntniswelle folgt nun eine Art Burnout-Übertreibung. Die Vokabel steht mittlerweile für fast alle Arten psychischer Beschwerden, die in Verbindung mit hoher Arbeitsbelastung auftreten.«[20]

Wer sich da als Experte vom Mainstream absetzen wollte, unter ihnen frühere Befürworter der Vokabel Burnout, sprachen plötzlich nur noch von »Erschöpfungsdepression«. Andere betonten, dass die Depression eben gerade nichts mit dem zu tun habe, was mit Burnout gemeint sei. »Eine Vermengung von Stress, Burnout und Depression führt zu einer Verharmlosung der Depression«, stellt der Leipziger Psychiater Ulrich Hegerl fest. Vereinfacht gesagt: Gegen Burnout hilft Urlaub, wenn man aber eine Depression hat, sagt Hegerl, dann sei davon dringend abzuraten.[21]

Man kann sich – quasi dem aktuellen Trend zu mehr Gelassenheit folgend – diesen diagnostischen Zirkus stressfrei und entspannt ansehen. Krankheitsbezeichnungen waren schließlich immer Moden unterworfen. Warum sich also, da die Welt vom Dauerlauf in den Sprint übergegangen ist, darüber wundern, dass der Durchschnittspatient heute auch Hipster sein will? Für den Hipster gilt nämlich: Was Trend ist, ist schon wieder out – deshalb schnell her mit dem neuesten Trend, den keiner kennt (weil ja erst ein paar Milliarden Mal dazu getwittert wurde).

Stress, so ist anzunehmen, wird für die Nachfolgekonzepte des Burnouts genauso verantwortlich gemacht werden wie für dessen Vorläufer. Aber immerhin nicht von allen. In den öffentlichen Diskussionen wird seit einiger Zeit differenzierter über Stress nachgedacht – seit das Stichwort Resilienz im medialen Umlauf ist. Es hat vielen Menschen zumindest vermittelt, dass Stress nicht alle krank macht. Der Resiliente hält Stress in hohen Dosen problemlos aus, er ist quasi immun gegen die möglichen Schäden, die der Daueralarm im Körper verursachen könnte. Zudem machen sich Gestresste endlich Gedanken über die Qualität ihres Stresses. Die stupende Sichtweise, wonach jeglicher Stress immer schadet, ist passé. Zumindest einem Teil der Gestressten ist die Unterscheidung von (ungesundem) Distress und (positivem) Eustress einigermaßen geläufig.

Doch Forscher aus den unterschiedlichsten Wissenschaftsdisziplinen gehen noch einen Schritt weiter. Sie liefern neue Erkenntnisse, die belegen, wozu Stress in der Lage ist: Er macht uns gesund, glücklich und stark, er verlängert das Leben. Höchste Zeit, den Angeklagten endlich freizusprechen.

1.5 Stress, positiv betrachtet

Wenn nichts mehr geht. Totaler Stillstand einsetzt. Nach einigen Sekunden eine knarzende Deutsche-Bahn-Stimme aus dem Lautsprecher (sich entschuldigend) verkündet, dass der Zug, der außerplanmäßig angehalten habe, leider noch »ein paar Minuten« stehen bleiben wird. Und Ihr Gehirn realisiert, dass Sie den nächsten Anschluss verpassen, die verlorene Zeit unmöglich aufholen und Sie den Termin versäumen werden. Sie dann merken, wie Ihr Blutdruck steigt. Und der Puls von innen an ihre Schläfen klopft. Sie ihre Nervosität bemerken und zu schwitzen anfangen ...

Dann dürfen Sie sich glücklich schätzen. Sie tun im Moment Gutes für Ihre Gesundheit. Sie aktivieren und trainieren Ihr Immunsystem. Sollten Sie zufälligerweise einen chirurgischen Eingriff hinter sich haben, dann beschleunigen Sie in diesem Augenblick die Heilung. Außerdem verlängern sie gerade Ihr Leben, denn sie verzögern die Alterungsprozesse in Ihren Zellen. Sie beugen in diesem Moment gegen Alzheimer vor. Sie schützen sich gegen Hautkrebs. Im Prinzip absolvieren Sie spontan eine Art Wellnessprogramm.

Ich befürchte allerdings, Sie gehören zu der großen Mehrheit der Menschen, die glauben, dass der Stress, den sie bei dieser Gelegenheit erleben, ihnen schaden wird. Schließlich haben auch Sie jahrelang den Experten zugehört, die Stress als tödliche Gefahr bezeichneten. Sie haben Magazinartikel gelesen, die beklagten, dass der Gestresste sich Herz-Kreislauf-Erkrankungen einhandelt. Sie haben den Stress zu Ihrem Feind erklärt und sich vorgenommen, ihn aus Ihrem Leben zu verbannen.

Unter diesen Umständen sind Sie gerade dabei, die guten Wirkungen Ihrer Stressattacke im stillstehenden Zug zunichtezumachen. Sich von seinem eigenen Stress stressen zu lassen – das wiederum tut nämlich gar nicht gut.

Vielmehr gibt es gute Gründe, den Stress zu lieben. So wie

Firdaus Dhabhar. Der Professor für Psychiatrie an der kalifornischen Stanford University ist zugleich Neuroimmunologe und Krebsforscher – und einer der Wissenschaftler, die daran arbeiten, Stress im öffentlichen Bewusstsein zu rehabilitieren. Stress ist für ihn kein Anschlag auf die Gesundheit, sondern eine effiziente Verteidigungslinie gegen Krankheit: »Mutter Natur gab uns die Stressreaktion, um uns zu helfen, nicht um uns zu töten!«

Längst hatte Dhabhar vermutet, dass das uralte Notfallprogramm des Körpers nicht nur eine evolutionäre Altlast sei, als er im Jahr 2009 danach zu fragen begann, ob Stress gegen Krebs helfen könne. Er führte Experimente mit Labormäusen durch. Neunmal in vier bis sechs Wochen bestrahlten seine Mitarbeiter sechzig Nager zehn Minuten lang mit starkem ultraviolettem Licht. Die Hälfte der Tiere hatten sie vor dieser Tortur jeweils zweieinhalb Stunden lang in enge Plexiglasröhren gesperrt – um sie zu stressen.

Die Resultate standen in völligem Gegensatz zu all den angeblichen Erkenntnissen, die Stressmediziner bislang als Wahrheit verkündet hatten: Stress schwäche das Immunsystem, produziere Magengeschwüre, verursache Krebs, bringe uns um. Bei all diesen Breitseiten gegen den angeblichen Killer war ein wichtiges Detail fast immer unerwähnt geblieben: Wer den Stress verteufelte, der argumentierte mit den Folgen von Langzeitstress. Dauert Stress jedoch nur Minuten oder höchstens einige Stunden an, dann lassen sich über seine Wirkungen im Körper plötzlich andere Wahrheiten verkünden. Eine davon geht auf den Mäuseversuch von Firdaus Dhabhar zurück.

Der Forschungsleiter musste feststellen, dass fast alle seine Labortiere aufgrund der Bestrahlung nach einiger Zeit bösartige Tumoren in der Haut entwickelten, sogenannte Plattenepithelkarzinome, hierzulande auch bekannt unter der Bezeichnung »Stachelzellkrebs«. Die gestressten Tiere aus der Plexiglasgruppe allerdings erkrankten erstens später und bildeten zweitens weniger Tumore aus, wie die Forscher im Fachmagazin *Brain, Behavior, and Immunity* berichteten.[22] »Akuter Stress rüttelt die Schutzmechanismen des Organismus wach«, vermutete Dhabhar.

Nur die Karzinome zu zählen hätte allerdings zu einer etwas dünnen Beweisdecke geführt. Die Wissenschaftler gingen einen entscheidenden Schritt weiter, um nachvollziehen zu können, warum das UV-Licht den einen Tieren weniger als den anderen schadete. Durch regelmäßige Untersuchungen verfolgten sie mit, wie die Mäusekörper ihre Immunabwehr verstärkten. So fanden sich im Blut der gestressten Gruppe eindeutig mehr Alarmsubstanzen. In diesen Tieren zirkulierten große Mengen entzündungshemmender Interleukine, ebenso Interferone, die gegen Viren und Tumorzellen wirken, sowie Chemokine, die im Körper den Kampf gegen mögliche Feinde organisieren.

Bei den Chemokinen handelt es sich um Signalproteine – zuständig dafür, dass Immunzellen sich auf Wanderschaft begeben und die richtigen Orte im Gewebe ansteuern. Die Früchte ihrer Arbeit entdeckten Dhabhar und seine Kollegen in der Haut. Dort stießen sie auf deutlich mehr T-Lymphozyten (kurz: T-Zellen). Diese weißen Blutzellen kämpfen an vorderster Front des Immunsystems. Ihre Aufgabe ist es, Krebszellen und andere Krankheitserreger zu vernichten – genau dies hatten sie in der Haut der gestressten Mäuse viel effizienter erledigt als bei den Tieren der Kontrollgruppe.

»Es ist möglich, dass krebsartig veränderte Zellen in der Stress-Gruppe effizienter beseitigt wurden«, vermutet Dhabhar. Die Befunde sind für ihn Beleg genug, um ab und zu über seine Kollegen den Kopf zu schütteln. Denn die verweigern seiner Meinung nach einer lebensrettenden Funktion den nötigen Respekt: »Die positive Wirkung Stress wird immer noch unterschätzt, er hat einfach eine schlechte PR.«

Dhabhar dagegen konnte, zusammen mit anderen Wissenschaftlern, mehrfach zeigen, wie kurzzeitiger Stress heilen kann – selbst Wunden. Nach Verletzungen oder chirurgischen Eingriffen rekrutiert der Körper schnell Leukozyten und beordert sie an die Orte des Geschehens. Kurzzeitiger Stress führte zu einem unmittelbaren Anstieg der weißen Blutzellen. »Das erhöht den Immunschutz während der Operation (…) oder nach einer Infektion«, schrieb Dhabhar im Fachblatt *Proceedings of the National Academy of Sciences*.[23] Er ist davon überzeugt, dass diese Wirkung auch bei anderen Leiden zu beobachten ist: bei Entzündungskrankheiten oder Autoimmunleiden wie Schuppenflechte, Arthritis oder Multipler Sklerose. Wer vor einer Impfung seinen Körper auf dem Ergometer oder mit einem Mathematik-Test (eine recht zuverlässige Bedrohung) in einen stressähnlichen Zustand versetzt, verstärkt die Immunantwort. Die Impfung, fanden Dhabar und seine Kollegen heraus, wirkt hier besser als bei Zeitgenossen, die sich im Lehnstuhl darauf vorbereiten.

Auch in Deutschland erkunden Wissenschaftler zunehmend die positive Wirkung von Stress – und kommen zu ähnlichen Befunden. Das Leibniz-Institut für Altersforschung in Jena untersuchte die Folgen von kleinen Störungen auf verschiedene Organismen. Dieser »milde Stress« aktiviert die Selbstheilungskräfte in Zellen, Geweben und Organen und hilft Schäden zu beseitigen. Die Untersuchungen an Fadenwürmern, Türkisen Prachtgrundkärpflingen, Zebrafischen, Mäusen sowie menschlichen Gewebeproben ergaben, dass sich tatsächlich »zelluläre Schutzantworten« auslösen lassen[24] – als Reaktion unseres Stoffwechsels auf die Belastung. Christoph Englert, Professor für Molekulare Genetik, kommt zum Schluss, dass Stress dadurch tatsächlich lebensverlängernd wirken kann: »Wenn Sie etwa Fliegen oder Mäuse unter Stress setzen, leben sie länger. Das gilt sogar für die Verabreichung an sich giftiger Substanzen in geringen Mengen. Die Tiere aktivieren Abwehrsysteme und werden mit Herausforderungen besser fertig. In Maßen kann Stress positiv wirken.«[25]

Welche Art von Stress die Funktion eines Jungbrunnens aufweist, darüber sind sich die Forscher noch nicht ganz einig. Für Firdaus Dhabhar ist die Sache relativ klar. Alle Formen von kurzzeitigem Stress, die eine archaische »Kampf-oder-Flucht-Reaktion« zur Folge haben, bewertet er positiv – unabhängig davon, was für ein Stressor den hormonellen Schub ausgelöst hat. Wer einmal schnell um den Block sprintet, produziert körperlichen Stress und stimuliert seine Reparatursysteme. Derselbe Effekt lässt sich seiner Meinung nach erzielen, indem man Stresshormone injiziert. Auch die Aufregung beim ersten Kuss ist ein hochwirksames Therapeutikum. Man kann sich mit Computerspielen hochpushen oder sich akutem Psychostress aussetzen, indem man vor eine Menschenmenge tritt und lampenfiebrig den Jahresbericht vorliest oder den schmachtenden Romeo unter Julias Balkon performt. Das alles hilft – solange man die Stressreaktion nicht monatelang dauerhaft aufrechterhält. Dhabhar ist davon überzeugt, dass im Kurzzeitstress (damit meint er Ereignisse, die Minuten bis Stunden dauern) ein großes therapeutisches Potenzial schlummert.

»Lange dachte man, Stress sei nur immunsupressiv, heute weiß man es besser«, sagt Lars Schwabe. Für den Kognitionspsychologen der Universität Hamburg ist die Stressreaktion »per se positiv«. Schließlich handle es sich um nichts anderes als eine Anpassungsreaktion. »Und Anpassung ist nichts Schlechtes. Geraten wir aus irgendeinem Grund aus dem Lot, dann hilft uns der Stress ins Gleichgewicht zurückzufinden.« Statt sie als krank machend zu verteufeln, sollten wir dankbar sein, dass wir diese Reaktion zur Verfügung haben: »Ohne sie wäre das Überleben schwierig.«

Eine Wissenschaftlerin sah sich vor kurzem gezwungen, mit ihrer Einschätzung zum Thema Stress eine 180-Grad-Wendung zu vollziehen. Jahrelang hatte die Gesundheitspsychologin Kelly McGonigal, Professorin an der Stanford University, den Menschen stets denselben Rat gegeben: Vorsicht vor Stress, er macht krank. Sie riet dazu, Stress in allen Lebenslagen zu vermeiden. Schließlich erhöhe er das Risiko für Erkältungen, für Herz-Kreislauf-Erkrankungen und anderes mehr.

Doch dann beugte sie sich über eine Studie, die ihr klarmachte, dass sie mit ihrer Überzeugung völlig falschgelegen hatte. Ausgangspunkt der Untersuchung war eine Erhebung des National Center for Health Statistics aus dem Jahr 1998 gewesen. In deren Rahmen waren 29 000 Erwachsene in Amerika gefragt worden, wie viel Stress sie ausgesetzt seien und wie sie versuchten, dem Stress Herr zu werden. Schließlich wollten die Interviewer noch wissen: »Glauben Sie, dass Stress gesundheitsschädlich ist?« Acht Jahre danach durchforsteten Wissenschaftler der University of Wisconsin-Madison die öffentlichen Sterberegister, um zu ermitteln, wer von den damals Befragten gestorben war.

Die Auswertung offenbarte erstaunliche Resultate: Jene Befragten, die im Jahr zuvor viel Stress hatten, wiesen ein um 43 Prozent höheres Sterberisiko auf.[26] Allerdings galt dies nur für einen Teil der Befragten – nämlich für jene, die gleichzeitig angegeben hatten, der Stress gefährde ihre Gesundheit. Die Menschen dagegen, die ebenfalls angegeben hatten, großem Stress ausgesetzt zu sein, ihn aber für unbedenklich hielten, wiesen das niedrigste Sterberisiko auf – niedriger noch als bei denjenigen, die in ihrem Leben wenig oder gar keinen Stress hatten.

Brachte unbegründete Angst die Menschen ins Grab? Die Forscher selber betonen, dass die Studie in dieser Form nicht belegen könne, dass Stress und der Glaube an sein schädliches Potenzial zum Tod geführt hätten. Der Versuch, aus statistischen Daten die Ursache für eine solche Korrelation herauszulesen und sie konkret zu benennen, ist mitunter ein heikles Unterfangen. Aus diesem Grund muss man nicht zwingend so weit gehen wie Kelly McGonigal. Sie stellte in einem TED-Vortrag einen unabweisbaren Kausalzusammenhang her.[27] Sie rechnete die Zahlen kurzerhand auf die US-amerikanische Bevölkerung hoch und ermittelte, dass jedes Jahr mehr als 20 000 Amerikaner allein wegen ihrer Überzeugung sterben, Stress sei schädlich: »Falls diese Schätzung korrekt ist, heißt das, dass der Glaube an Stress als Gesundheitsrisiko in der Liste der Todesursachen Platz 15 einnimmt. (…) Dadurch werden mehr Menschen getötet als durch Hautkrebs, HIV/Aids und Mord. Sie sehen, weshalb diese Studie mich in Panik versetzte.«

Kelly Mc Gonigal änderte daraufhin ihre Ansichten, sammelte weitere Befunde und erklärte in ihrem Buch *The Upside of Stress*[28] ausführlich, warum sie zu der Ansicht gelangt ist, dass Stress uns guttut. Nach ihrer Überzeugung kommt es auf die Einstellung an. Mit dieser Ansicht steht sie nicht allein da. Der Vermutung, wonach die Bewertung des Stresses sich darauf auswirkt, wie gut man ihn verträgt, gingen Forscher der Harvard University nach.[29] Sie setzten Studienteilnehmer absichtlich sozialem Stress aus. Erst mussten sie vor einem Publikum, das demonstrativ Desinteresse zeigte, eine Rede über die eigenen Schwächen halten, danach mussten sie in einer Rechenaufgabe rückwärts subtrahieren.

Ein Teil der Probanden wurde vor dem Experiment gecoacht. Die Forscher vermittelten ihnen, wie sie den Stress, dem sie gleich ausgesetzt würden, positiv nutzen könnten. Zwar würde sich ihr Puls beschleunigen, möglicherweise würden sie beim Atmen ins Stocken geraten, und schwitzen würden sie vermutlich auch: Dies alles sollten sie nicht etwa als Zeichen der Angst sehen, sondern sich bewusst sein, dass ihr Körper randvoll sei mit Energie. Der Stress sei dazu da, ihnen zu helfen.

In der Tat waren die gecoachten Probanden selbstsicherer und fühlten sich weniger gestresst – obwohl sie gestresst waren. Dies sah man an ihrem erhöhten Puls. Aber in den Daten zeigte sich ein bemerkenswerter Unterschied. Normalerweise schlägt bei der Stressreaktion nicht nur das Herz schneller, außerdem verengen sich die Blutgefäße – genau dies ist der Grund, warum chronischer Stress für Herz-Kreislauf-Erkrankungen

verantwortlich gemacht wird. Bei engen Blutgefäßen drohen In-
farkte.

Die Studienteilnehmer, die wussten, dass ihnen der Stress
hilft, zeigten zwar die erhöhte Herzfrequenz – aber ihre Adern
zogen sich nicht zusammen. Damit nutzten sie alle Vorteile, die
der Stress bietet, zu ihren Gunsten, verhinderten aber die ge-
sundheitsgefährdenden Nachteile. Es kommt also darauf an, wie
man über den Stress denkt. Die Folgen im Körper lassen sich
objektiv messen.

Kelly McGonigal vermutet, dass in einem von Stress geprägten Leben die Einstellung und die damit bewirkte »biologische
Änderung« einen großen Unterschied ausmacht, nämlich den
»zwischen einem stressinduzierten Herzinfarkt mit 50 und
einem guten Leben bis zum Alter von 90 Jahren«.[30]

In den letzten Jahren haben mehrere Studien die Beweis-
dichte erhöht. So legte Dhabhar im Jahr 2012 zusammen mit
anderen Wissenschaftlern nach. In ihrer Arbeit zeigten sie, dass
Kurzzeitstress das Immunsystem nicht etwa nur akut auf Vor-
dermann bringt, sondern sich durch wiederkehrenden Stress
trainiert und mittelfristig fitter bleibt.[31] Mit Hilfe einer kräftigen
Alliteration (»from barracks to boulevards to battlefields«) be-
schreiben die Forscher, wie die Immunzellen aus der »Kaserne«
marschieren und über die Blutbahnen den Weg zu den »Ein-
dringlingen« finden, noch bevor es dort Gegner zu bekämpfen
gibt, also bevor der Körper überhaupt Schaden genommen hat.
Im Rahmen der Stressreaktion schickt sie der Körper präventiv
schon mal dorthin, wo sie am wahrscheinlichsten gebraucht
werden: unter die Haut, vor allem ins Gesicht. Die Gefahr, gefährlich verwundet zu werden, ist dort am größten. »Mehr Ver-
teidiger, mehr Feuerkraft auf allen potenziellen Schlachtfel-
dern«, erklärt Dhabhar – martialischer Ausdrucksweise selten
abgeneigt – das Prinzip.

Unsere Alarmanlage tut allerdings mehr, als nur unser Immunsystem zu aktivieren. Die Hormonflut verändert auch unser

Denken. Spontan würden wir erst einmal negative Effekte vermuten. Wer hat nicht in seinem Schülerleben mindestens einmal einen Blackout bei einer Prüfung erlebt? Plötzlich sind Dinge, die wir todsicher wussten, wie weggeblasen, und daran ist tatsächlich die Stressreaktion schuld. Dies geschieht allerdings zu unserem Nutzen. Das Gehirn vergeudet in der Not seine Ressourcen eben nicht, um einen Algorithmus oder das Datum der Ermordung Cäsars (in den »Iden des März«) hervorzukramen. Stattdessen konzentriert es sich auf das Wesentliche – das Denkorgan erhöht seine Leistung, um Informationen zu verarbeiten, die aktuell und in Zukunft überlebenswichtig sein könnten.

An der Ruhr-Universität Bochum erforscht der Kognitionspsychologe Oliver T. Wolf cerebrales Verhalten. Mit seinem Team konnte er nachweisen, dass wir dauerhafter abspeichern, wenn wir das Gehirn »unter Strom« setzen.[32] Verantwortlich dafür ist vor allem das Stresshormon Cortisol: Es stimuliert die Amygdala und den Hippocampus, der unter anderem für das Langzeitgedächtnis zuständig ist. Es kommt allerdings auch auf die Art der Information an. Besonders gut können sich Gestresste Dinge merken, die direkt mit dem Stressor zu tun haben und ihn deswegen emotional eher berühren. »Darin liegt möglicherweise ein evolutionärer Vorteil: Emotional wichtige Dinge sind in Stresssituationen bedeutender als neutrale und werden daher besser abgespeichert«, erklärt Wolf.

In zahlreichen Tierexperimenten zeigte sich, dass Stress die Denkorgane aktivieren kann. An der École Polytechnique Fédérale in Lausanne ließ die Neurobiologin Carmen Sandi Ratten in einem Wasserlabyrinth schwimmen, aus dem sie nur über eine Plattform entkommen konnten.[33] War das Wasser lebensbedrohlich kühl, konzentrierten sich die dadurch alarmierten Tiere besser und erinnerten sich an den Weg zum rettenden Steg.

Ebenfalls Ratten jagten die Wissenschaftler in Buffalo (USA) durch ein Labyrinth.[34] Nicht nur wegen des Hormons Cortisol schnitten die gestressten Tiere deutlich besser ab. Eunice Y. Yuen und seine Kollegen stellten fest, dass der Neurotransmitter Glutamat die Leistung des Arbeitsgedächtnisses massiv verbessert hatte: Es hilft uns, die gegenwärtige Umwelt exakter wahrzunehmen und Probleme zu lösen.

Sogar langfristig wirkt sich Stress in unserem Kopf positiv aus. In den Ratten, die Forscher der kalifornischen Universität Berkeley akutem Stress ausgesetzt hatten, kurbelte die stressbedingte Hormonflut gar die Produktion neuer Gehirnzellen an: Im Hippocampus reiften neuronale Stammzellen. Schon zwei Wochen nach der Stresstortur schnitten die Nager im Lerntest deutlich besser ab.[35]

Und am Ende macht uns der Stress sogar noch zu sozialeren Wesen. Eines der hartnäckigsten Vorurteile nämlich konnten Psychologen der Universität Freiburg beseitigen. Sie setzten 34 Männer akutem Stress aus. Danach prüften sie deren Verhalten in ausgeklügelten Spielsituationen. Vertrauten die Probanden einander, waren sie bereit zu teilen, schafften sie es, andere zu bestrafen? Das Resultat verblüffte sogar die Wissenschaftler. Die Männer agierten unter Stress nicht automatisch aggressiver, wie man bisher angenommen hatte. Vielmehr erwiesen sie sich als sozialer im Vergleich zu den Männern der Kontrollgruppe, die völlig entspannt in die Spielrunden gegangen waren. Damit widerlegten die Forscher um Bernadette von Dawans eine »einhundert Jahre alte Lehrmeinung«, wie sie in der Fachzeitschrift *Psychological Science* schreiben.[36] »Offenbar zeigen auch Männer soziales Annäherungsverhalten als unmittelbare Konsequenz von Stress«, stellt von Dawans fest. Sogar randvoll mit Cortisol und mit hoher Herzfrequenz vor sich hin pumpend pfiffen sie auf das stereotype Prinzip »Kampf oder Flucht« und verhielten sich so, wie man es eher von Frauen kennt, mit beschützendem (»tend«) und Freundschaft anbietendem Verhalten (»befriend«).

Verantwortlich dafür ist allerdings weniger das Cortisol, sondern sein Gegenspieler Oxytocin. Auch dieser Stoff ist zwar ein

Stresshormon – jedoch mit völlig anderen Folgen, was ihm interessante Bezeichnungen beschert hat: Kuschel-, Treue- oder Orgasmushormon. Allgemein gesagt, schärft es die sozialen Instinkte im Gehirn und bewirkt offenbar, dass wir in Stresssituationen Unterstützung suchen.

Außerdem hat es eine wohltuende Wirkung auf den Körper. Das Cortisol verschwindet wieder, der Blutdruck senkt sich, und wir entspannen uns. Oxytocin hemmt Entzündungen, lässt Wunden heilen und hilft den vom hektischen Leben beanspruchten Herzzellen, sich zu regenerieren.

Man kann sagen: Unser Freund, der Stress, hat tatsächlich an alles gedacht. Er schützt sogar vor sich selbst.

1.6 Auf dem Rasen

Die Bilder erinnerten an Bürgerkrieg. Rauchwolken hingen in der Luft, aus Stahltonnen schossen Flammen zehn Meter in die Höhe, eine Männerhorde versetzte sich mit lautem Brüllen und wildem Herumspringen in aggressive Stimmung, und ringsherum johlte und tobte eine Art Mob, Zehntausende Individuen außer Rand und Band.[37]

Was am 31. Oktober 2015 in London zu beobachten war, war nur ein Spiel. Allerdings ein Endspiel. Die Sportart, deren Weltmeisterschaftsfinale an diesem Tag gefeiert wurde, zählt zu den brachialen Freizeitvergnügungen, die sich der Mensch ausgedacht hat, damit er seine Kräfte in relativ harmlosen Auseinandersetzungen messen kann, statt dies in lebensgefährlichen kriegerischen Konflikten tun zu müssen: Es geht um Rugby.

Bei der wilden Horde handelte es sich um die »All Blacks«, Neuseelands Nationalmannschaft. Der laute Tanz, den sie vor dem entscheidenden Spiel aufführten, war der Haka, das berühmte Ritual der Maori. Mit ihm schüchterten die neuseeländischen Indigenen einst den Gegner ein, bevor sie ihm auf dem Schlachtfeld entgegenstürmten. Wenn die Rugby-Elite der Kiwis zu diesem Einschüchterungsritual ansetzt, erfüllt dies im Prinzip denselben Zweck wie früher, als es auf der Insel im südlichen Pazifik galt, mit physischer Präsenz die eigene Gruppe zu schützen. Damals ging es ums Überleben, heute um den Weltmeistertitel.

Der Haka löst Stress aus. Die beabsichtigten Folgen sind unterschiedlich: Den Gegner soll der wüste Tanz erschrecken, um in ihm eine Stressreaktion auszulösen, die ihn zur Flucht drängt. Anders die erwünschte Wirkung in den eigenen Reihen. Dort soll der Stress einen Energieschub bewirken, damit die Chancen steigen, den Gegner niederwalzen zu können.

Wären die neuseeländischen Spieler zu Beginn des Spiels gegen den Erzrivalen Australien medizinisch analysiert worden, hätte man in Blut und Speichel massiv erhöhte Werte verschiedenster Stresshormone gefunden. Ihre Körper waren randvoll mit Adrenalin, Noradrenalin und Cortisol, jenen Stoffen, die uns kurz- und mittelfristig für Duelle dieser Art rüsten.

Eine erste Ursache für die Hormonflut ist natürlich die Bedeutung des Anlasses selbst; vor einem WM-Finale darf ein Spieler schon mal eine Stressreaktion zeigen und nervös sein. Hinzu kam am Endspielsamstag die aufregende Kulisse, 82 000 Zuschauer saßen im Londoner Rugby-Tempel Twickenham. Das pyrotechnische Spektakel mit den Flammenwerfern forcierte die Hormonkaskade zusätzlich. Den letzten Kick aber verpassten sich die Kiwis selbst mit dem Haka ihrer Urbevölkerung. Sie schlugen sich auf Brust, Arme und Oberschenkel, brüllten dazu wie ein Dinosaurier aus *Jurassic Park* und drohten dem Gegner mit Enthauptung.

Dass sie danach Weltmeister wurden, lag zu weiten Teilen am Variantenreichtum ihrer Angriffe und am überragenden Zusammenspiel. Doch wer weiß? Einige entscheidende Punkte ergatterten die All Blacks bestimmt, weil sie mit ihrer Stressperformance die eigene Leistungsfähigkeit erhöht und den Kampfwillen optimiert hatten. Vier Jahre zuvor hatte der Haka offensichtlich den Ausschlag gegeben. Die All Blacks gewannen das WM-Finale von 2011 denkbar knapp mit 8:7 gegen Frankreich. In der Anfangsphase, unmittelbar nach dem Kriegstanz, hatten die Neuseeländer wie Furien losgelegt und waren gegen die verunsicherten Franzosen in Führung gegangen. Danach dominierte Frankreich das ganze Spiel über, schaffte es aber nicht mehr, den Rückstand wettzumachen.

Zugespitzt formuliert: WM-Siege im Rugby sind auf eine Stimulanz zurückzuführen, die von der WHO zu einem der größten Gesundheitsprobleme der Menschheit erklärt worden ist: Stress.

Rituale vor dem Anpfiff findet man in fast allen Sportarten, in denen es von Vorteil ist, seine Aggressivität zu erhöhen. Allerdings wirken sie selten so brachial wie beim Rugby – einer Sportart, die der Laie kaum von einer Prügelei unterscheiden kann. Im Handball, im Fußball, im Eishockey geht es, wenn die Akteure sich zu Kreisen zusammenschließen, sich anschreien, sich gegenseitig die geballten Fäuste zeigen, genauso darum, Stresshormone freizusetzen, um Topleistungen abzurufen. Volleyballer und Basketballer klatschen sich oft ab, Einzelsportler wie Diskuswerfer und Kugelstößer plustern sich auf. Und betreten Boxer die Arena, pumpt extrem laute Mainstream-Rockmusik die Stimmung hoch. Die freigesetzten Botenstoffe helfen, Energiereserven wie Fettsäuren und Zucker bereitzustellen, damit sie verfügbar sind, sobald die Auseinandersetzung beginnt: die Schlacht unter den Augen eines Schiedsrichters anstelle des Überlebenskampfs in der Wildnis.

Stresshormone erhöhen nicht nur die Kraft, sondern auch die Aufmerksamkeit. Sie schärfen die Sinne und verbessern die Reaktionsschnelligkeit. Das wissen insbesondere Fußballtorhüter. In keinem Job auf dem Rasen ist der Druck so groß, wie beim Keeper. Zwischen ihm und dem Tor steht normalerweise kein eigener Mann mehr – begeht er einen groben Fehler, ist die Folge fast immer ein Gegentor. Oliver Kahn ist dafür bekannt geworden, dass er wie kein Zweiter seine Fähigkeiten optimierte, indem er die Aggressivität aktiv erhöhte. Der langjährige Torhüter des FC Bayern München (Spitzname: Titan) pushte sich nicht nur vor, sondern auch während des Spiels: Seine maximale Aufregung, seine extreme Präsenz war nichts anderes als die Folge einer Stressreaktion, die er willentlich herbeiführte.

Wer es versteht, sich von Angst und Aufregung nicht lähmen zu lassen, sondern Aggressivität für den Angriff zu generieren, zieht daraus Vorteile. Kahns Körpersprache war Ausdruck davon, dass ihm dies gelang: Bälle abzuwehren war für ihn nicht passive Arbeit, sondern Angriff. Er wirkte, als nähme er nie etwas anderes zu sich als rohes Fleisch. Er zeigte seine Zähne, er rempelte, trat, stritt sich mit dem Gegner. Seinen unglaublichen Einsatz brauchte er, um sich gegen talentiertere Spieler durchzusetzen, wie er einst in einem Interview verriet: »Das schult früh den Willen und schärft die Überzeugung, dass Motivation und Hartnäckigkeit, gepaart mit einer positiven Besessenheit, reinem Talent überlegen sein können.« Viele hielten seine Aggressivität auf dem Platz für übertrieben. Kahn jedoch sagt: »Da Fußball ein Wettkampf ist, gehört eine gesunde Aggressivität dazu.«[38]

Im Prinzip geht es in vielen sportlichen Wettkämpfen schlicht darum, die Stressreaktion nicht in eine Flucht-, sondern in eine Angriffsreaktion umzumünzen. Das schaffte Kahn, indem er sich kurzerhand zum Freund seiner Angst machte, um sie als Antrieb zu nutzen: »Oft lähmt uns die Angst vor dem Risiko oder dem Unbekannten, aber jede Angst verliert ihren Schrecken, wenn man sie sich genauer ansieht.«[39]

Im Finale der UEFA Champions League gegen Valencia im Jahr 2001 war ihm die Stressreaktion besonders gut anzusehen. Als es zum Elfmeterschießen kam, war der Druck, der auf Kahn lastete, gewaltig. Zwei Jahre zuvor hatten die Bayern das Finale gegen Manchester United unglücklich in der Nachspielzeit verloren. Entschlossen, eine erneute Niederlage abzuwenden, lauerte Oliver Kahn mit Tunnelblick und aggressiv wie ein Tier zwischen den Pfosten. Dann explodierte er förmlich und wehrte reaktionsschnell drei Elfmeter ab. Jahre nach dem großen Sieg erinnert er sich noch gut daran, damals eine spezielle Art von Konzentration aufgebaut zu haben:»Ich kann mich nicht erinnern, noch mal in so einer Sphäre gewesen zu sein, wo man nichts mehr wahrnimmt außer sich selbst, und den Schützen und sonst alles ausgeblendet hat«[40] – eindeutige Symptome eines Organismus, der einer Gefahr gegenübersteht und in hohem Maße fokussiert zu überleben versucht.

Der Kognitionspsychologe Oliver T. Wolf von der Ruhr-Universität Bochum vermutet, dass viele Fußball-Profis das Publikum und den Stress brauchen:»Der FC-Bayern-Spieler zeigt das Maximum seines Könnens, wenn alle zuschauen.« Denn Nervosität erhöht die Wachsamkeit umgehend; keine Droge macht den Geist schneller scharf als das Noradrenalin des eigenen Körpers.

Oliver Kahn verstand es sogar, jene Stressoren als Vorteil zu nutzen, die viele Spieler aus dem Tritt bringen. Zielt ein Pfeifkonzert auf sie persönlich, versuchen die meisten, den nervtötenden Lärm auszublenden, ihn möglichst *nicht* wahrzunehmen. Anders Oliver Kahn: Er ließ solche Ereignisse als gewinnbringenden Faktor auf sich einwirken, zugunsten der eigenen Motivation. Das macht ihn bis heute zum Vorbild. Werder-Bremen-Profi Fin Bartels erinnert in der Zeitschrift *Kicker* voll Bewunderung an einen Spruch von ihm:»Je schriller das Pfeifkonzert, desto geiler (…) ein Auswärtsspiel.«[41]

Einige Male geriet das System Kahn außer Kontrolle. Dem Borussia-Dortmund-Stürmer Heiko Herrlich biss er, nachdem der ihn mit einem Rempler provoziert hatte, in den Hals (zumindest ansatzweise) – eine typische Drohgebärde aus dem Tierreich. Im selben Spiel sprang er in Kung-Fu-Manier mit gestrecktem Bein dem gegnerischen Stürmer Stéphane Chapuisat entgegen. Manchmal trafen seine Ausraster sogar die eigenen Leute. Als Andreas Herzog in einem Spiel im Mittelfeld den Ball verloren hatte, stürmte Kahn kurz danach wie von der Tarantel gestochen auf den Österreicher zu, packte ihn von hinten und schüttelte ihn durch.

Ein Wahnsinniger? Mag sein. Aber Oliver Kahn wurde immerhin dreimal zum weltbesten Torhüter gewählt. Und hat im Lauf der Zeit gelernt, seine Aggressivität (meist) zu kanalisieren: »Durch Reflexion und Analyse von Situationen, in denen ich über das Ziel hinausgeschossen bin, konnte ich solche Überreaktionen schließlich minimieren.«[42]

Ein Meister der Konzentration ist auch Yann Sommer. In der Saison 2014/2015 war er aufgrund der statistischen Daten der beste Torhüter Europas. Ich treffe ihn am Tag nach einem Pokalspiel. Nutzt auch er den Stress als Doping für bessere Konzentration? Am Vorabend hatte er wieder mal seinen Kasten sauber gehalten – in manchen Situationen in extremis – und viel dazu beigetragen, dass seine Mannschaft Borussia Mönchengladbach die Fußballer von Schalke 04 aus dem DFB-Pokal geworfen hatte. Trotz lange drückender Überlegenheit hatten die Gelsenkirchener kein Tor zustande gebracht – und Yann Sommer seinerseits 90 Minuten lang jeden Ball abgewehrt; einmal half ihm der Pfosten.

Yann Sommer ist ein anderer Spielertyp als Oliver Kahn. Er strahlt eine große Ruhe aus, neben und auf dem Platz. Zwar lässt er sich auch »von den 54 000 Zuschauern pushen«, die bei Heimspielen ins Stadion kommen. Aber nervös mache ihn das nicht. Stattdessen spüre er »Freude und Motivation«. Was er vor und während des Spiels empfindet, mag er nicht explizit Stress nennen: »Anspannung ja, aber Stress habe ich keinen. Ich bin von Natur aus entspannt, völlig relaxed, das hilft mir, im Spiel konzentriert und fokussiert zu sein. Ich lasse dann keinen anderen Gedanken zu.«

Er hat häufig miterlebt, wie junge Fußballer an ihren Nerven scheiterten. Er selbst lernte, von den in Körper und Kopf ablaufenden Prozessen nur das Nützliche mitzunehmen, ähnlich wie Manuel Neuer, dem man Anspannung ebenfalls kaum ansieht. Dieses Verhalten ist keineswegs untypisch. Viele Menschen reagieren unter Druck extrem fokussiert – äußerlich ruhig, innerlich in höchster Alarmbereitschaft. Sie sind zwar physiologisch betrachtet gestresst, aber nicht nervös.

Einen Kahnschen Ausraster kann man sich bei Yann Sommer nicht vorstellen – der Modus allerdings ist derselbe wie beim früheren Bayern-München-Keeper. Bei Bedrohung reagiert auch der Gladbacher, gesteuert über die Botenstoffe Adrenalin und Noradrenalin, nicht defensiv, sondern mit Angriff: »Ich tue alles dafür, das Tor sauber zu halten. Ich entwickle Aggressivität, allerdings nicht gegen den Gegner: Ich greife den Ball an.«

Obwohl Sommer subjektiv Ruhe empfindet, sorgt sein Nervensystem im Körper für die nötige Stressreaktion. Denn ohne sie wäre er nur ein mittelmäßiger Keeper: Der natürliche Alarmmechanismus erhöht die Muskelspannung, vor allem in Schulter, Nacken und Rücken – Reflexe laufen schneller ab. Der Gladbacher beobachtet an sich, dass sich sein Puls oft schlagartig erhöht. »Normalerweise bin ich bei 80 in der Minute. Wenn hintereinander zwei schwierige Bälle aufs Tor kommen, geht er sofort hoch auf 150, 160, 170.«

Dieser Anstieg ist mit körperlicher Bewegung nicht zu erklären. Es ist Sommers Gehirn, das in solchen Momenten »Gefahr in Verzug« realisiert und umgehend Herzschlag und Blutdruck erhöht, Pupillen und Bronchien erweitert und zum Angriff bläst, gegen den Ball. Indem sein Körper die Umsätze des Stoffwechsels hochschraubt, gelingen ihm immer wieder jene Reflexe, die ihn berühmt und zum Nationaltorhüter der Schweiz gemacht haben.

Manchmal glaubt er die Explosionen in seinem Körper förmlich spüren zu können: »Du reagierst wie aus einem Notfall heraus, ohne dass du es erklären kannst. Du glaubst nicht, dass du noch an den Ball rankommst – und plötzlich spürst du ihn doch an deinen Fingerspitzen und drehst ihn um den Pfosten herum.«

Der Trainer von Yann Sommer bei Borussia Mönchengladbach, André Schubert, versucht seinen Spielern zu vermitteln, dass sie die Anspannung, den Stress, die Adrenalinausschüttung als positiven Input mit aufs Spielfeld nehmen sollen: »Wenn dir das gelingt, gehst du nicht im eigentlichen Sinn gestresst, sondern hoch konzentriert in das Spiel. Du fühlst nicht Stress, sondern es ist Freude.« Alle zwei Wochen hilft seiner Mannschaft das Gladbacher Heimpublikum als besonderer Stressor. »Die Kulisse ist gigantisch, das pusht enorm«, sagt der Trainer. »Und beide haben was davon: Wir nutzen die Stimmung für unsere Zwecke, und das Publikum genießt es für sich.«

Zlatan Ibrahimovic, der schwedische Fußballstar in Diensten von Paris-St. Germain, nutzt seit Beginn seiner Karriere jedwede Aufregung als Auftrieb – sie trägt ihn hinauf in höchste, mindestens galaktische Sphären. Dort oben legt er, immer angestachelt, ein Verhalten an den Tag, das viele für arrogant halten. Angesprochen auf sein auffälliges Temperament und sein turmhohes Selbstvertrauen, sagte der schwedische Fußballstar: »Ohne Adrenalin und Wut bin ich wertlos.«[43]

1.7 Gang zum Schafott

Er hat den Menschenretter John Rabe im gleichnamigen Film gespielt. Im »Leben der Anderen« gab er den gefährlichen Stasi-Offizier Professor Anton Grubitz. Mit jeder Folge, in der er den LKA-Ermittler Felix Murot gibt, erfindet er den »Tatort« neu. Und als Sänger am Klavier, zusammen mit seinen »Rythmus Boys«, liebt er den lasziven Klang. Einem wie Ulrich Tukur traut man nicht zu, dass ihn dasselbe plagt, wie jeden von uns: Lampenfieber – die Bühnenfassung der Stressreaktion. Im Englischen lautet die Vokabel »stage fright«. Sie handelt von der schrecklichen Angst, im Scheinwerferlicht zu stehen.

Ulrich Tukur sitzt im Café eines Hamburger Hotels. Es ist November, und er sagt: »Ich hasse Angst, und ich brauche sie. Sie bringt mich mitunter fast um, aber ich erlebe sie auch als euphorisierenden Druck. Sie ist der Treibstoff, ohne den kein Bühnenauftritt möglich wäre. Dabei verliert sie schnell ihren originären Aggregatszustand und verwandelt sich in pure Energie, die Geist und Körper beflügelt.«

Der Schauspieler hat es schwerer als der Fußballer. Der Sportler, wenn er den Rasen betritt im Flutlicht, kann sich erst mal locker machen, minutenlang einspielen. Vor allem muss er nichts sagen. Der Live-Auftritt des Bühnenschauspielers jedoch zählt von Anfang an. Wo soll er hin mit seiner Angst, wenn er auf die Bühne tritt und womöglich noch nicht die Energie spürt und die Euphorie und die Flügel? Von der ersten Sekunde an müssen seine Stimmlippen einen Schall erzeugen, und seine Mund-, Rachen- und Nasenhöhlen sollen den Ton so modulieren, dass er rein zu den Ohren der Zuschauer gelangt. Ohne Stocken, Zittern und das unkontrollierte Vibrato, das die Panik im Gehirn des Bühnenkünstlers manchmal offenbart.

Das Problem beschreibt treffend ein Zitat, das im angelsächsischem Raum mal dem Richter George Jessel, mal dem Schauspieler George Jessel und im deutschen Sprachraum meist dem Schriftsteller Mark Twain zugeschrieben wird: »Das menschliche Gehirn ist eine großartige Sache. Es funktioniert vom Moment der Geburt an – bis zu dem Zeitpunkt, wo du aufstehst, um eine Rede zu halten.«[44]

Stressbedingte Blockaden sind der Alptraum der Schauspieler. Viele versuchen daher, mit Entspannungsübungen das Lampenfieber erst gar nicht aufkommen zu lassen oder die Stressreaktion so weit in Schach zu halten, dass höchstens die Knie weich werden, die Stimme leicht bröckelt und nur wenig Schweiß aus den Achselhöhlen fließt. Andere bekämpfen ihr Lampenfieber medikamentös, indem sie Betablocker schlucken. Diese Arzneien blockieren bestimmte Rezeptoren, so dass die Stresshormone Adrenalin und Noradrenalin ihre Wirkung nicht entfalten: Herzfrequenz und Blutdruck sinken. Doppelte Hilfe nahm der Schauspieler Heinz Erhardt in Anspruch. Ohne seine zwei Schnäpse trat er nicht auf. Zusätzlich sorgte eine Brille aus Fensterglas dafür, dass er nur gerade bis zum Bühnenrand scharf blicken konnte, den Zuschauerraum aber als verschwommene Höhle wahrnahm.

Lampenfieber kann sich wie in einer Spirale im Lauf der Zeit hochschaukeln. Wem einmal die Stimme versagt, bekommt Angst – und hat beim nächsten Auftritt Angst vor dieser Angst. Barbra Streisand[45] vernebelte das Lampenfieber einmal das Gedächtnis so sehr, dass ihr der Text eines Liedes nicht mehr einfiel – sie brauchte danach 20 Jahre, bis sie wieder auf eine Bühne trat. Auch der Schauspieler Laurence Olivier litt jahrelang unter der Panik, den Text zu vergessen.

Für Sabina Deutsch sind Premieren mit Abstand das Schlimmste: »Du hast Schweißausbrüche, fühlst dich hundeelend. Wenn du auf die Bühne trittst, zittern deine Hände, und du versuchst, mit furztrockenem Mund etwas zu sagen.« Die Winterthurerin hat in ihrem Schauspielerinnenleben rund zwei Dutzend Uraufführungen erlebt. Nicht immer war das Leiden gleich stark, zu schaffen machte ihr die Nervosität aber jedes Mal. »Du hast keinen Erfahrungswert: Vor der Premiere kannst du nie sicher sein, dass alles funktioniert.«

Sie sucht in ihrem Kopf nach einem passenden Vergleich, mit dem sie das Gefühl umschreiben kann, das sie befällt, wenn der Vorhang aufgeht, sie im hellen Kegel des Scheinwerferlichts steht und ihre Rolle erstmals vor einem Publikum präsentiert: »Wie der Gang zum Schafott. Du stellst dich vor die Menge, und sie können dich köpfen.«

Bislang hatte Sabina Deutsch immer einen Verbündeten, auf dessen Hilfe sie sich verlassen konnte. Es ist ausgerechnet derselbe Akteur, der ihr die ganze Aufregung beschert: »Der Stress ist mein Komplize, er hilft mir, an die Front zu gehen. Ohne ihn würde ich den Schritt nicht machen, sondern vor dem Publikum davonrennen.«

Den Stress nicht verdrängen, sondern mit ihm zu arbeiten, ist auch ein therapeutisches Rezept. Irmtraud Tarr kennt das Phänomen Lampenfieber von drei Seiten. Als Konzertorganistin hat sie selbst ausgiebig Erfahrung gesammelt, als Psychotherapeutin behandelt sie Patienten gegen Bühnenangst, und als Professorin für Performance Science lehrt sie an der Universität Mozarteum in Salzburg. Sie verspricht: Wer die richtigen Schalter findet, könne »selbst der Regisseur seiner Gefühle« werden.

Wie das in der Praxis funktionieren kann, erklärt sie mit einer paradox anmutenden Übung: »Ich rate meinen Patienten, die Angst noch größer zu machen. Denn so können sie mit den Symptomen experimentieren und lernen, sie zu beherrschen.«[46] Wem zum Beispiel die Hände zittern, der soll versuchen, das Zittern zu verstärken. »Irgendwann kippt das, und man wird ruhiger.« Die Wirkung dieser Technik führt die Wissenschaftlerin auf die Analyse der eigenen Angst zurück: »Das liegt daran, dass man sich die körperliche Reaktion von außen anschaut, statt von ihr beherrscht zu werden, und dadurch lernt, die Gefühle zu steuern.«

Eine Absicht sollte man im Kampf gegen das Lampenfieber auf keinen Fall haben: den Stress ganz zu eliminieren. Ohne ihn läuft man genauso Gefahr, seine Performance zu vermasseln. »Für einen guten Auftritt braucht man Adrenalin«, sagt Tarr. »Wer völlig ruhig ist, spielt beim Konzert wie eine Schlaftablette.«

Auf hohem künstlerischem wie sportlichem Niveau geht es also nicht ohne Angst. Wissenschaftlich haben dies die amerikanischen Psychologen Robert M. Yerkes und John D. Dodson bereits vor mehr als hundert Jahren belegt.[47] Basierend auf Versuchen mit Mäusen, erstellten sie eine Angst-Leistungs-Kurve: Sie erscheint im Diagramm als umgekehrtes U. Das bedeutet, dass wir unsere Fähigkeiten auf einem mittleren Angst-Level am besten zeigen können. Zu wenig Angst kann die Leistungen genauso dämpfen wie zu viel. Gestärkt mit der richtigen Portion Stress, sind wir am besten gegen das Versagen gewappnet.

Der deutsche Schauspieler und Travestiekünstler Ernst-Johann »Ernie« Reinhardt – besser bekannt als Lilo Wanders – musste auch erst lernen, mit Lampenfieber umzugehen. Jahrelang hatte er es mit der Heinz-Erhardt-Methode probiert. Allerdings in extremis – zwei Schnäpse reichten nicht, wie er dem *Spiegel* in einem Interview verriet: »Ich war die ersten fünf Jahre immer hicke hacke voll. Das schien gut zu funktionieren.«[48] Dann änderte Wanders die Taktik, er wechselte die Droge. Heute weiß er, dass er sich auf den Stoff, Marke Eigenbau, verlassen kann: »Alkohol ist heute kein Thema mehr, dafür ist das Lampenfieber leider schlimmer geworden. Doch ich weiß, dass es aufhört, wenn ich auf die Bühne gehe. Im Rampenlicht surfe ich auf Adrenalin. Und hinterher bleibt dieses Hochgefühl. Allein das kann ein Grund sein, diesen Stress auszuhalten.«

1.8 Motor der Entwicklung

Die Geschichte Kappadokiens beginnt vor knapp 30 Millionen Jahren. Damals fing der Vulkan Erciyes zu toben an, mit seinen Wutausbrüchen spuckte er Lava und Tuffasche in die Atmosphäre, Abermilliarden Tonnen. Der Dreck fiel vom Himmel und lagerte sich viele Meter hoch ab, in Schichten unterschiedlicher Dicke, Härte und Farbe. Später kamen die Landschaftsgestalter: Wind und Wetter brachen die Schichten auf, Flüsse wuschen das Gestein aus und knabberten sich durch den porösen

Fels. Die Erosion fräste Canyons aus dem Gestein, ließ in den Ebenen rund geschliffene Feenkamine stehen – wunderliche Pyramiden aus Tuffstein, die ihrer seltsamen Formen wegen an eine Märchenlandschaft erinnern.

Im 2. Jahrhundert unserer Zeitrechnung kamen die Mönche und machten weiter. Ihre Steinmetze höhlten die Felsen aus, sie schufen Wohnstätten und Gotteshäuser im Untergrund. In die dunkeln Verliese zog es die Christen nicht primär aus klimatischen Gründen, Schutz suchend vor der erbarmungslosen anatolischen Sonne. Vielmehr fanden sie im Tuff ein Versteck. Als der Islam sich ausbreitete, flüchteten Christen aus Syrien, Palästina und Ägypten nach Kappadokien. Im 13. und 14. Jahrhundert kamen Armenier dazu, vertrieben von den Mongolen im Osten. Urbane Unterwelten entstanden, komplette Städte wie Kaymaklı, damit Tausende Menschen samt Vieh in Deckung gehen konnten, wenn Perser, Römer, Araber oder Mongolen nahten – zuletzt, im Jahr 1838, waren es ägyptische Truppen.

Der Eingang im Zentrum der oberirdischen Stadt lässt nicht viel erahnen: Ein schlichtes Loch führt ins subterrane Kaymaklı. Dort öffnen sich nach wenigen Treppenstufen Schlunde in alle Himmelsrichtungen, 35 Meter tief, bis auf den Pegel des Grundwassers. Noch sind nicht alle acht Etagen freigelegt, trotzdem erschließt sich mir bei gebücktem Gang die unglaubliche Dimension dieser Fluchtstätte. Schlaf- und Wohnräume, Grabkammern, mehrere Küchen, Kirchen und Unterrichtsräume, ein Belüftungssystem, das nach wie vor für erstaunlichen Durchzug sorgt.

Die ausgeklügelte Infrastruktur der Höhlenbewohner war weit mehr als eine notdürftige Übergangslösung: In den Ställen stand das Vieh, in der Kelterei verarbeiteten die Winzer ihre Trauben, in Werkstätten wurde Kupfererz zerkleinert, fertigten Gießer und Schmiede Werkzeuge und Waffen. Alles ohne Tageslicht, im Schein der Ölfunzeln. Tiefe Brunnen lieferten frisches Wasser, mit der Außenwelt kommunizierten die Verschanzten über armdicke Schallkanäle. Und die Schlösser, mit denen die Flüchtlinge ihr Refugium sicherten, sind so stabil, dass sie, bei Bedarf, noch jahrtausendelang unbeschadet ihren Dienst tun würden: Es sind gewaltige, tonnenschwere Rollsteine, die dem Feind den Zugang versperren.

Dieses unglaublich schöne Kappadokien mit seiner überirdischen Landschaft und seinen unterirdischen Schätzen ist seit 1985 Teil des UNESCO-Weltkulturerbes. Und wenn man es sich vor Ort anschaut, kann man fast nicht glauben, warum die Menschen diese Zeugnisse geschaffen haben. Der Grund, diese kulturelle Leistung zu erbringen, war ein ungemütlicher – ihn lieferte im wahrsten Sinn des Wortes: der Stress. Die Bevölkerung Kappadokiens lebte über Jahrhunderte hinweg in Angst. Auf die Gefahr für Leib und Leben reagierte sie, indem sie sich gegen die Angreifer zur Wehr setzte und sich im Boden verschanzte.

Nimmt man die UNESCO-Liste unter diesem Aspekt in Augenschein, fällt erst auf, wie viele großartige Zeugnisse unter dem Zwang entstanden sind, sich tödlicher Bedrohungen zu erwehren. Die Altstadt von Nessebar in Bulgarien oder das mittelalterliche Carcassonne in Frankreich: trutzige Festungen aus Stein. Genauso Dubrovnik und Luxemburg, gesichert mit kilometerlangem Gemäuer. Das Holstentor als Überrest der Lübecker Stadtbefestigung, die Wartburg im Thüringer Wald: architektonische Stressantworten. Die beiden längsten Bodendenkmäler der Welt, der Obergermanisch-Rätische Limes und die Chinesische Mauer: Wie der Hadrianswall in Britannien sind sie Sicherheitsvorkehrungen an den Grenzen, um den Stress zu reduzieren, den Konflikte mit den Nachbarn auslösten.

Im Kleineren können es Familienfehden gewesen sein, die die Baumeister in Bewegung setzten: Mord und Totschlag regierten in der toskanischen Stadt San Gimignano. Als Folge der Rivalitäten schufen die verfeindeten Patrizierfamilien im Mittelalter die berühmt gewordenen »Geschlechtertürme« – Meisterwerke, mit deren Höhe sie sich gegenseitig zu übertrumpfen suchten.

Oder der Amsterdamer Grachtengürtel: eine in vierzig Jahren entstandene Vorkehrung, um dem Stress zu begegnen, der in einer aus allen Nähten platzenden Metropole das Zusammenleben erschwerte.

Die Annahme, es sei Krisen und Kriegen zu verdanken, dass Menschen die architektonischen Meisterwerke schufen, wäre trotzdem ein Fehlschluss. Gewalt mag Entscheidungen provoziert haben, doch vielmehr war es der Versuch, Gewalt zu verhindern, der am Ende für diese Pracht sorgte. Nicht der Stressor schuf Schönes, sondern die Stressreaktion beförderte die Kreativität, die wir heute bewundern.

Nicht erst mit der Erfindung der Baukunst ist der Stress zum Antrieb des irdischen Lebens geworden. Ohne ihn herrschte auf der Welt auch biologische Ödnis. Man kann die komplette Entwicklung des Lebens – auch des präkulturellen – als Folge von Stress lesen. In jedem Kapitel der Naturgeschichte wehren sich organische Einheiten gegen unterschiedlichste Stressoren. Man muss nur mal der Hefe[49] zuschauen. Gerät *Schizosaccharomyces pombe* wegen giftiger Chemikalien oder Hitze in Stress, reagiert sie mit einer klugen Strategie. Ihre Zellen teilen sich, in eine jüngere und eine ältere. Die älteren Zellen sterben, die jüngeren Zellen sind robust genug, um sich auch bei widrigen Umständen fortzupflanzen.

Wenn wir unseren Körper wie ein Geschichtsbuch lesen, dann stoßen wir dort auf abenteuerliche Kapitel. Abgelegt sind sie in Form einer Sammlung tierischer Überreste. Jedes dieser Relikte erzählt eine bestimmte Episode der Menschwerdung. Denn wir bestehen aus Elementen, die den Körperteilen einer Qualle ähneln oder eines Fischs. Die Gliedmaßen-Aufteilung von einem Knochen (Oberarm, Oberschenkel), dann zwei Knochen (Elle und Speiche, Schienbein und Wadenbein), dann kleinen Knöchelchen und schließlich Fingern oder Zehen findet sich auch bei Vogel und Fledermaus, Dinosaurier und Pterosaurier, Robbe und Eidechse, Pinguin und Buckelwal.

Wir leiden an den gleichen Krankheiten: Jaguare bekommen Brustkrebs, Nashörner Leukämie, und Koalas leiden an Chlamydien, die sie sich beim Sex holen. An der Tumorart, die Apple-Mitbegründer Steve Jobs tötete, können auch Frettchen, Schäferhunde und Cockerspaniels sterben.[50] Was wir mit jedem Tier der Erde gemein haben, ist ein Körper, der aus vielen Zellen besteht.

An der einzelnen Zelle lässt sich heute noch beobachten, wie Entwicklung ihren Lauf nimmt – ausgelöst durch Formen von Stress. Denn irgendwie muss es ja dazu gekommen sein, dass aus gleichen Zellen Millionen von Arten wurden. Als der österreichisch-kanadische Forscher Hans Selye den Begriff Stress in die Wissenschaft einführte, beschrieb er damit allgemein Reaktionen von biologischen Systemen auf Belastung. Wir zum Beispiel bekommen wegen des Stressors Steuererklärung einen hohen Blutdruck und Bauchschmerzen. Die einzelne Zelle bekommt wegen Schwermetallen Sauerstoffradikale. Die signalisieren ihr, dass etwas nicht in Ordnung ist.[51] Sind solche Sauerstoffradikale nicht da, ist die Zelle im Normalzustand und hat keinen Stress – vergleichbar mit unserem Befinden, wenn wir müßiggängerisch durch die Altstadt flanieren.

Wären nun die frühen Zellen, die Pioniere des irdischen Lebens, vor 3,5 Milliarden Jahren permanent ihren Aufgaben nachgegangen, ohne dass sich etwas getan hätte, dann würden vielleicht noch heute alle Zellen als Einzelgänger in Ursuppen herumschwimmen. Sie würden brav Tag für Tag aus den zwanzig zur Verfügung stehenden Aminosäuren jeweils dieselben Proteine zusammenbauen – exakt nach der Anleitung, wie sie in ihrem simplen Erbgut, der DNA, aufgeschrieben ist.

Aus der Tatsache, dass Mehrzeller wie wir – Pakete aus zwei Billionen Zellen – entstanden sind, lässt sich jedoch schließen, dass es Veränderungen gegeben haben muss. Sie betrafen die Proteine. Ihre Aufgabe ist es, das Leben der Zelle zu managen: Sie kommunizieren mit der Außenwelt, kümmern sich um die

Zellatmung, erledigen den Import von Nahrung und den Export von Abfällen. All diese Aufgaben können die Proteine nur erfüllen, wenn sie einwandfrei aufgebaut und gefaltet sind.

Doch gerade dieses Falten ist ein höchst komplexer Vorgang, anfällig für Fehler. Probleme treten zum Beispiel auf, wenn UV-Strahlung Stress macht. Dieses destruktive kurzwellige Licht hat die Angewohnheit, Schreibfehler im Erbgut zu provozieren. Damit ändert sich der Wortlaut in der Bauanleitung, und die Zelle produziert statt korrekter Bauteile eine Art Ausschussware – nicht vorgesehene Proteine.

Wie in jeder Fabrik gibt es in einer Zelle Aufpasser. Respektive Aufpasserinnen. Sie heißen Chaperone. Das Wort bezeichnet im Englischen »Anstandsdamen«. Hier, im Zellbereich, handelt es sich um größere Moleküle, die eine wichtige Kernkompetenz besitzen. Sie helfen den Aminosäureketten, wenn diese sich im wässrigen Zellmilieu zur dreidimensionalen Form eines bestimmten Proteinmoleküls falten. Einige Proteine sind sehr geschickt und schaffen es von allein, sich korrekt zu Ende zu basteln. Andere scheitern notorisch, sie brauchen Hilfe. Oder wie der Biologe Tobias Maier vom Nationalen Institut für Wissenschaftskommunikation die Aufgabe der Chaperone anschaulich erklärt: »Sittenlose Luder werden von Anstandsdamen richtig erzogen.«[52]

Erst einmal muss man daher respektvoll einräumen, dass Chaperone wichtig sind. Denn manchmal sorgen Mutationen für falsch gefaltete Proteine, die Krebs oder eine zystische Fibrose auslösen. Auch die Creutzfeldt-Jakob-Krankheit wird durch atypische Proteine (Prionen) verursacht. Normalerweise ist hier die Kontroll- und Aufräumarbeit der Chaperone gefragt. Sie nehmen sich der Ausschussware an. Schaffen sie es nicht, die Fehlkonstruktionen zurechtzubiegen, versuchen sie, diese zu entsorgen.

Chaperone zeichnen sich (was ja ihre Qualität ist) durch eine gewisse Unflexibilität aus. Sie fungieren als Puffer gegen negative Effekte von Mutationen und verhindern mit ihrem Ordnungssinn, dass genetisch Neues entsteht. Aber zu unserem Glück gibt es ja den Stress. Ohne ihn wären wir schlichtweg nicht entstanden, ohne ihn gäbe es keine Vielfalt der Natur. Denn er sorgt dafür, dass die Chaperone manchmal überfordert sind und ihre Aufsichtspflicht vernachlässigen. Setzen nämlich Säuren oder Schwermetalle der Zelle zu, startet diese ihre Stressantwort – die Anstandsdamen bekommen die Aufgabe, in einer Art Notfalleinsatz Schäden zu beheben. Dadurch fehlt ihnen die Kapazität, um sich weiterhin um die Ausschussware zu kümmern.

Normalerweise führt der Ausfall der Anstandsdamen zu monströsen Ergebnissen, wie die grundlegende, im Fachblatt *Nature* publizierte Arbeit von Susan Lindquist und Suzanne Rutherford zeigte.[53] Die Biologinnen von der Universität Chicago setzten im Jahr 1998 Eizellen von Fruchtfliegen massivem Hitzestress aus. Die danach entstandene Brut wies Flügel mit dicken Adern, seltsam angeordneten Borsten, deformierten Augen und verkrüppelten Beinen auf. »Das klingt wie eine schlechte Sache, und das ist es ohne Zweifel auch für die meisten Individuen«, räumte Susan Lindquist damals ein, ergänzte jedoch umgehend: »Für einige können die Veränderungen aber eine nützliche Anpassung an die neue Umgebung sein.«

Beim Anblick der missgestalteten Fruchtfliegen erscheint ein solcher Gedanke optimistisch – und doch hat Lindquist recht. Schließlich sind nicht alle neu entstandenen Proteine so unfähig, wie die Chaperone vielleicht erwarten würden (wenn sie denken könnten). Dank ihrer neuen Struktur sind solche unter Hitze-, UV- oder mechanischem Stress entstandenen Eiweiße, diese »sittenlosen Luder«, manchmal in der Lage, Aufgaben zu übernehmen, die bislang kein anderes Protein erledigen konnte – zum Vorteil der Zelle. Die besitzt dann aufgrund der größeren genetischen Bandbreite neue Möglichkeiten, sich weiterzuentwickeln.

Fliegenschöpferin Lindquist drückte es so aus: »Kryptische genetische Variationen, die auf diese Weise an das Tageslicht gelangen, werden zum Antrieb der Evolution.«

Und genau darin lag damals, als die sehr frühen Vorfahren der Hominiden als Einzeller in der Ursuppe schwammen, unsere Chance. Die Chance des Lebens überhaupt: dass sich dem Organismus Wege öffnen, um sich weiterzuentwickeln. Am Anfang der Menschwerdung stand die Antwort auf eine Herausforderung durch Stress.

Das erkannte früh ein Wissenschaftler, der den Begriff Stress noch gar nicht verwendete, aber das Phänomen als treibende Kraft der Evolution entdeckte. Sein Name: Charles Darwin. Die Umwelt, so stellte er fest, fordert Lebewesen permanent heraus, setzt sie quasi Tag für Tag unter Druck, was Selektionsdruck auslöst. Wer von einer Art am besten auf Bedrohungen reagiert, sich auf alle möglichen Belastungen einstellen kann, der überlebt und pflanzt sich eher fort. Der Stress des Selektionsdrucks lässt überhaupt erst die Notwendigkeit entstehen, dass Fauna und Flora sich verändern müssen und evolutionäre Prozesse durchlaufen.[54] Man kann daher behaupten: Wären die ersten Einzeller nie in Stress geraten, gäbe es keine mehrzelligen Wesen wie den Menschen, die Qualle, den Schneeleoparden und die Nacktschnecke.

Während die Wesen komplexer wurden, machte die Stressreaktion ihrerseits eine Evolution durch. Die Urzellen hätten noch nicht adäquat auf den Säbelzahntiger reagieren können, Termindruck hätte sie kaltgelassen. Die Entwicklung des Stressreaktionsprogramms im Laufe der Evolution, sagt der Psychotherapeut und Autor Gert Kaluza, stelle geradezu einen Geniestreich der Natur dar: »Es verlieh den Lebewesen, die mit diesem Programm ausgestattet waren, einen enormen Überlebensvorteil.«[55] Diejenigen Tiere, die nur instinktiv, mit starren Verhaltensprogrammen, reagieren konnten, versagten in unerwarteten Situationen. Das Aktivierungsprogramm, mit dem höhere Wesen ausgestattet sind, ermöglichte eine »flexible Bewältigung unterschiedlichster, eben auch neuer Gefahrensituationen«.

Walter B. Cannon, US-amerikanischer Physiologe, bezeichnete mit dem Wort Stress bereits 1914 Umwelteinflüsse wie Hitze oder Kälte, die das innere Gleichgewicht, die Homöostase eines Organismus, stören oder schädigen. Manchmal bringen Stressoren die Homöostasen biologischer Wesen so sehr aus dem Gleichgewicht, dass sie aussterben. Fünfmal kam es in der Erdgeschichte gar zu einem großen Massensterben, als unzählige Arten Katastrophen nicht überlebten, die von Klimaänderungen, Meteoriteneinschlägen oder Vulkanausbrüchen ausgelöst wurden.

Vor rund 445 Millionen Jahren verabschiedeten sich 80 Prozent aller Arten, darunter Armfüßer, Korallen und Stachelhäuter. Stressor war vermutlich die grimmige Kälte – die Lage des Superkontinents Gondwana über dem Südpol hatte für wärmeliebende Spezies ein ungünstiges Klima geschaffen.

70 Millionen Jahre später mangelte es in den Ozeanen an Sauerstoff, Vulkanausbrüche in Sibirien kamen dazu, so dass erneut drei Viertel aller Arten vernichtet wurden. Doch wo immer Arten verschwinden, gibt es Nutznießer. Wer die Stressphase überdauert hat, nutzt die frei gewordenen Räume und entwickelt sich evolutiv in sie hinein. Diese zweite Katastrophenwelle nutzten die Haie, und nach ihnen füllten Amphibien und Reptilien ihrerseits ökologische Lücken.

Die Dinosaurier, anfänglich noch kleinwüchsig, nutzten das dritte Massensterben vor 252 Millionen Jahren, um sich auszubreiten; im Wasser übernahmen Riesenreptilien wie der Ichthyosaurus die Herrschaft. Vor 200 Millionen Jahren schließlich schlug die Geburtsstunde des Jurassic Park. Die großen Dinos stapften nun über die Kontinente, der Diplodocus eine Zeitlang, der Tyrannosaurus Rex und der schnelle Velociraptor, bis ihnen vermutlich, neben anderen Stressfaktoren, ein gigantischer

Superstressor – ein Meteorit, der vor 65 Millionen Jahren im Golf von Mexiko niederging – den Garaus machte. Zumindest den großen unter ihnen. Denn die kleinen gibt's noch, sie heißen heute Vögel. Nur 20 bis 30 Prozent der Arten überlebten das fünfte Massensterben.

Wir können uns vor allem darüber freuen, dass ein herumhuschender Insektenfresser mit langem Schwanz, maximal ein halbes Pfund schwer, den damaligen Stress überlebt hat. Ohne die Dinos, ihrerseits einst Stressoren und Unterdrücker, schlug die Stunde dieses kleinen Säugers. Er könnte das Tier gewesen sein, aus dem sich alle Säugetiere – nach sehr vielen Stressantworten auch der Mensch – entwickelten. Dies vermutet eine Forschergruppe um die Paläontologin Maureen O'Leary von der New Yorker Stony Brook University.[56]

Der Homo sapiens hat in kurzer Zeit den Planeten umgekrempelt. Aus diesem Grund nennen viele Wissenschaftler das aktuelle Erdzeitalter mittlerweile Anthropozän, weil wir »seit dem Jahr 1800 in eine neue Epoche eingetreten sind, in der der Mensch zum dominierenden geologischen Faktor geworden ist«, wie der Geologe und Paläontologe Reinhold Leinfelder die Namensgebung begründet: »Mehr als 90 Prozent allen Pflanzenwachstums findet in Systemen statt, die der Mensch beeinflusst, 90 Prozent der Biomasse aller lebenden Säugetiere werden vom Menschen und seinen Haustieren gestellt, und mehr als drei Viertel der eisfreien Landoberfläche sind nicht mehr im ursprünglichen Zustand.«[57]

Damit ist der Mensch zum größten irdischen Stressor geworden und hat längst das sechste Massensterben eingeleitet. Allein unter den Landwirbeltieren sind in den vergangenen 500 Jahren 322 Arten für immer verschwunden.[58] Unsere Spezies hat den Tasmanischen Tiger, den Dodo, den mexikanischen Schwarzbären und den Madagaskar-Strauß ausgerottet.

Die Zerstörungsleistung des Menschen ist so gewaltig, dass die »Defaunation« kaum mehr aufzuhalten ist. Einziger Lichtblick in der ganzen Tristesse ist die Erkenntnis, dass die Natur in der Not erfolgreiche Stressreaktionen zustande bringt. So erhöht Überdüngung die Resistenz mancher Kleinkrebse. Innerhalb weniger Jahre haben sich im Bodensee jene Daphnien durchgesetzt, die gegen giftige Blaualgen unempfindlich sind.[59] Die Blaualgen vermehren sich als Folge der Überdüngung stark. Darauf reagierten jene Systeme am besten, die eine große Variabilität aufweisen: Je unterschiedlicher das Genom, desto eher hat eine Spezies eine Chance zur schnellen Evolution.

Der Forschungsbereich Störungsökologie der Universität Bayreuth konnte belegen, dass Pflanzen besser gegen extreme Dürre gewappnet sind, wenn sie in den Vorjahren Trockenperioden überstanden haben.[60] »Durch Trockenheit bedingte Stresserfahrungen« begründeten diese Leistung, vermutet die Biogeographin Sabrina Backhaus. Die Pflanzen sammelten bestimmte Proteine an. Dies ermöglichte ihnen »eine schnelle Reaktion auf den erneuten Stress«. Möglicherweise seien auch »epigenetische Veränderungen im Spiel«: Mehrfach konnte nachgewiesen werden, dass Stresserfahrungen sich im Erbgut niederschlagen. Sowohl Pflanzen als auch Tiere können zu Lebzeiten ihr Genom so modifizieren, dass sie stressresistenter werden.

Massensterben sind die Ausnahme. Die meisten Arten verschwanden, weil sie sich während schleichender Veränderungen nicht anpassen konnten. Sie verloren den Wettstreit um Ressourcen, meistens um Nahrung. Der Hungerstress ist eine Konstante in der Entwicklung der Arten. Er ist der Evolutionsmotor, der seit Beginn des Lebens läuft, weil jeder Organismus Energie und Baustoffe für seinen Körper braucht. Da es nicht nur Vegetarier gibt, gilt für Tiere das erweiterte Prinzip: fressen *und* gefressen werden. Aus dem unbedingten Willen, nicht zur Nahrung der andern zu werden, erwächst Stress. Auch er ist ein Motor, der eine bemerkenswerte Vielfalt an Verteidigungsmöglichkeiten hervorbrachte. Wie sonst kamen der Skunk zu seinem Wehrsekret und die Schildkröte zu ihrem hübschen Panzer?

Hungerstress hat der Karriere unserer Gattung Homo oft einen neuen Dreh verliehen. Noch als Vegetarier hatte sich der Australopithecus auf die Hinterbeine gestellt. Den Homo habilis aber trieb vor 2,7 Millionen Jahren der Heißhunger nach Proteinen dazu, sich an herumliegendem Aas zu versuchen. Da sein an Blätter gewöhnter Kauapparat Mühe bekundete, die Kadaver zu zerkleinern, erfand der Hominide die ersten Steinwerkzeuge. Der Hungerstress hatte ihn dazu getrieben, lösungsorientiert zu denken und zu handeln – der entscheidende Schritt zum Menschsein. »Die Sicherung der Ernährung ist seit je Triebfeder kultureller wie biologischer Entwicklung«, sagt Herrmann Parzinger, Archäologe und Präsident der Stiftung Preußischer Kulturbesitz.

Der Homo erectus erfand die Jagd. Dank nun großer, regelmäßiger Portionen Fett, Eiweiß und Phosphor wuchs das Gehirn, was ihm die Organisation von Treibjagden ermöglichte. Da sich die offene Savanne ausbreitete, war er gezwungen, bei der Nahrungssuche weite Wege zurückzulegen – an manchen Tagen, so vermutet man, Marathondistanzen. Dieser körperliche Stress wiederum kräftigte die Beinmuskulatur – eine Voraussetzung, um jenseits von Afrika neue Lebensräume zu besiedeln.

In Mitteleuropa erwartete unsere Ahnen der Kältestress. Kein Überleben ohne Feuer, damals vor 600000 Jahren. Doch der Homo heidelbergensis löste das Problem. Dank der Beherrschung des Feuers organisierte er nicht nur kurzweilige Barbeques, sondern stellte auch Frühformen der Fleischkonserve her.[61] Sein Nachfolger in derselben Gegend, der Neandertaler, meisterte die Temperaturprobleme lange erfolgreich, mit Behausungen und Fellkleidung. Doch der nächsten Frostattacke war er nicht mehr gewachsen. Ein Vulkanausbruch in Süditalien verursachte vor 38000 Jahren eine extreme Kältephase. Sie trug mit dazu bei, dass der Neandertaler ausstarb und dem zuvor aus Afrika eingewanderten, noch anpassungsfähigeren Homo sapiens das Feld überließ.

Den modernen Menschen beflügelte der Hungerstress genauso wie zuvor alle seine Ahnen. Vor 10000 Jahren erfand er Ackerbau und Viehzucht. Er perfektionierte die Vorratshaltung, um Notzeiten zu überbrücken, indem er Speicher baute und die Fermentation zur Herstellung fett- und eiweißreicher Kulinarien nutzte: Der Käse war erfunden, haltbar und köstlich.

Trotz der Fähigkeit, Innovationen anzuschieben sowie Kreativität und Vielfalt zu befördern, trauen die Menschen dem Stress bis heute nicht. Er gilt sogar als böse, wenn er in seiner natürlichsten Form auftritt, als Rückkehr der Wildnis. In jüngster Zeit drängen vermehrt Bären und Wölfe nach Mitteleuropa zurück. Sie stoßen auf Ablehnung und Angst. Dabei tut der Stress, den hungrige Jäger ausüben, jeder Biosphäre gut. Als 1953 der Steinadler unter Schutz gestellt worden sei, erinnert sich der Wildhüter Georg Sutter aus Castrisch im schweizerischen Kanton Graubünden, da hätten viele geglaubt, das bedeute das Ende des Murmeltiers und den Rückgang der Gämsen. Nichts dergleichen geschah. Das wird bei den aktuellen Rückkehrern nicht anders sein: »Die Wölfe«, sagt Sutter, »erkennen Beutetiere mit verringerter Fluchtfähigkeit sofort. Das spart Energie bei der Jagd.«[62] Denn der Wolf jagt ökonomisch. Damit trägt er viel zur Fitness des Wildbestandes bei.

Ob der Mensch mit dem Stress, den er der Natur macht, auch zu deren Fitness beiträgt, ist umstritten und eher eine politische als eine wissenschaftliche Frage. In manchen Fällen kann man neutral zumindest Entwicklung beobachten. Wir drängen die Natur zurück und verstädtern die Lebensräume – dadurch sind Fuchs, Feldhase, Marder und Waschbär zu Bewohnern von Betonwüsten und Großstadtdschungeln geworden. Viele Fledermausarten, der Turmfalke, der Waldkauz und der Juchtenkäfer sind heute Berliner.

In Istanbul wurden schwimmende Wildschweine beobachtet. Sie überqueren den Bosporus. Der Bau einer neuen, dritten

Brücke zwischen Asien und Europa einige Kilometer nördlich, hatte sie wohl vertrieben. Als Stressreaktion machten sie sich auf den Weg in die Stadt. Wie so viele Arten vor ihnen. Schlangen leben in Rio, Pinguine lieben Kapstadt, Turmfalken behausen die Ruinen Roms. Wenn Waldschrate und Landeier zu urbanen Zeitgenossen werden, ist der Weg zur Hochkultur nicht mehr weit.

1. 9 Kontrollverlust abgewendet

Ausgerechnet an jenem Montagmorgen, an dem ich die Psychosomatikerin Eva Peters anrufen wollte, ging alles schief. Die Forscherin hat wegweisende Arbeiten zur Wirkung von Stress auf Organismen verfasst. Ich war noch am Anfang meiner Recherchen für dieses Buch und wollte mir von Peters erklären lassen, was genau im Körper passiert, wenn man in einen Stresszustand gerät.

Am Morgen vor dem Interview hatte ich mich noch tiefer ins Thema einlesen wollen. Doch ich verschlief. Ich rannte zur U-Bahn – und verpasste sie. Ich rief die Forscherin an – sieben Minuten zu spät. Und bevor ich meine naiven Fragen stellen konnte, fragte die Wissenschaftlerin zurück: »Was wissen Sie denn schon über das Thema?«

Dies, sagte ich. Und das. Und davon habe ich gehört. Ich redete, sie fragte nach, und ich spürte, nicht mithalten zu können. Das muss ich normalerweise ja auch nicht. Als Journalist bin ich der Fragende und weniger Kompetente, das liegt in der Natur des Berufs. Journalisten sind Vermittler: Sie nehmen auf, was Spezialisten an Wissen hervorbringen und vermitteln es dem Laien in verständlicher Form. Kurz: Der Journalist muss nicht der Experte sein.

An diesem Morgen jedoch kam ich mir sehr unzulänglich vor. Ich geriet unter Druck. Mein Blutdruck war unter der Schädeldecke, Schweiß strömte aus allen Poren meines gehetzten Körpers. Und ich hatte noch nicht einmal einen Kaffee getrunken. Geschweige denn gefrühstückt.

So lernte ich bereits im Anfang meiner Recherche kennen, was der Ulmer Psychiater Manfred Spitzer als Ursache von Stress in allen seinen Ausprägungen bezeichnet: das Fehlen von Kontrolle. In seinem Buch »Rotkäppchen und der Stress« beschreibt er ein Experiment.[63] Eine Ratte sitzt im Käfig. Über die Drähte des Bodens geben ihr Forscher ab und zu einen schmerzhaften elektrischen Schock. Das Tier hat die Möglichkeit, dies zu vermeiden. Vor jedem Stromstoß leuchtet eine Lampe auf. Gelingt es daraufhin der Ratte, rechtzeitig eine Taste zu drücken, bleibt ihr der Schock erspart. Dies gelingt ihr meistens, aber nicht immer. Manchmal ist sie schlicht zu langsam – und erhält dafür den Elektroschock.

Ein zweiter Käfig ist an die Schock-Apparatur angeschlossen. Darin ebenfalls eine Ratte, zum Nichtstun verdammt. Sie »hängt ab«, sagt Spitzer. Doch jedes Mal, wenn die erste Ratte zu langsam reagiert und einen Elektroschock kassiert, trifft es auch die zweite Ratte. Die muss weder auf die Lampe achten, noch einen Hebel drücken. Sie hat daher keinerlei Einfluss auf ihr Schicksal. »Was glauben Sie?«, fragt Spitzer. »Welche Ratte hat mehr Stress?« Vermutlich Ratte 1, würde man spontan denken. Sie muss schließlich ständig aufpassen, ob die Lampe angeht. Sobald sie leuchtet, muss die Ratte reflexartig reagieren – sie ist in gewisser Weise, wie Spitzer schreibt, »ständig unter Strom«. Ratte 2 dagegen hat nichts zu tun.

Trotzdem ist Ratte 2 die Gestresste. Ratte 2 bekommt gleich viele Stromschläge verpasst und steht im Gegensatz zu Ratte 1 nicht unter dem Druck, schnell reagieren zu müssen – dennoch fluten mehr Stresshormone durch den Körper dieses Tiers, und die Wahrscheinlichkeit steigt, an Leiden zu erkranken, die langzeitlicher Stress befördert: Magengeschwüre, Bluthochdruck, Diabetes, Infektionen, Krebs. »Ratte 1 hat ihre Situation zwar nicht ganz, aber einigermaßen im Griff, Ratte 2 dagegen nicht«, sagt Spitzer. Das Experiment zeige, dass nicht unangenehme Erfahrungen an sich Stress bewirkten, sondern das Gefühl, ihnen machtlos ausgeliefert zu sein. Haben wir keine Einwirkungsmöglichkeiten, löst dies chronischen Stress aus. Da ergehe es uns, vermutet Spitzer, wie der Ratte: »Gestresst sind wir dann, wenn uns die Kontrolle abhandenkommt.«

Das erklärt zum Beispiel auch, warum nicht nur Spitzenmanager unter Stress leiden, sondern auch Hartz-IV-Empfänger. Wer »nichts tut«, da ihm eine Arbeitsstelle fehlt, der kann permanenten Stress verspüren, weil er jahrelang unter Geldnot oder Vereinsamung leidet. Genauso wenig trifft es primär »Leistungsträger« zuoberst in der Hierarchie, die an Erschöpfung erkranken. Dies hat der US-amerikanische Stressforscher Robert Sapolsky an Pavianen beobachtet.[64] Je mehr ein Alphatier seine Willkür an rangniederen Pavianen auslässt, desto mehr Stresshormone zirkulieren im Blut der Underdogs. Desto häufiger sind sie krank, desto früher sterben sie.

Kontrollverlust erklärt auch jenen akuten Stress in Situationen, die uns zu absolutem Nichtstun verdammen: Verkehrsstau. Nichts lässt so viele Pendler verzweifeln, wie die quälenden Minuten, in denen sie keinerlei Kontrolle über ihr weiteres Fortkommen haben, sei es im Auto oder in der Bahn.

Obwohl ich also am Morgen vor dem Telefontermin mit Eva Peters im Wesentlichen nichts getan hatte, außer zu lange im Bett gelegen zu haben, hatte ich maximalen Stress. Es dauerte eine Weile, bis ich den Gesprächsfaden fand, bis ich die Kontrolle zurückerlangt hatte. Ich erfuhr von ihr im Detail, welche Hirnteile beteiligt sind, wenn der Kontrollverlust uns schwitzen lässt oder die Stimme versagt. Aber auch: Warum ausgerechnet der Stress uns manchmal hilft, Situationen zu meistern, an denen wir sonst gescheitert wären. Und warum wir uns an Stressereignisse besser erinnern als an die ach so gemütlichen Momente der Muße.

Vor mehr als einem Vierteljahrhundert lief ich einmal höchste Gefahr, die Kontrolle zu verlieren. Es gibt nur wenige Momente, an die ich eine ähnlich dichte Erinnerung habe. Der Auslöser damals war ein völlig anderer als die peinliche Situation an jenem Morgen, als ich Eva Peters anrief und neben mir selbst stand. Es handelte sich um einen klassischen, alt bewährten Stressor. Einen, den schon die Steinzeitmenschen kannten. Er ist heute noch gefürchtet wie damals: schwindelerregende Höhe.

Das Stressereignis überfiel mich im Jahr 1990, nach der Wende, kurz vor der Wiedervereinigung. Ich war als Fotograf mit meinem schreibenden Freund Peer unterwegs. Gemeinsam arbeiteten wir an einer Reportage über den Braunkohleabbau und das Dorf Deutsch-Ossig, das damals den Baggern weichen musste. Sechs Menschen lebten noch dort. Das Nest war dem Tod geweiht, als wir es besuchten. Die Kirche war größtenteils abgebaut und an einem neuen Ort wieder errichtet worden. Die Schule längst geschlossen, das Gros der einstigen Bevölkerung in eine Plattenbau- und eine Reihenhaussiedlung umgetopft. Wir dokumentierten die letzten Spuren des Lebens im fast verlassenen Dorf.

Und dann hatten wir eine Idee. Warum nicht in die Grube vordringen. »Vordringen« ist allerdings untertrieben. Wir drangen illegal ins Areal ein, in diese mehrere Kilometer lange Wunde im Herzen der Lausitz. Weit und breit war niemand zu sehen, wir wähnten uns allein, es war Sonntag, hier schien keiner zu arbeiten.

Doch plötzlich ging die Tür einer Baracke auf, zwei Männer kamen auf uns zu. Wachleute? Wir erwarteten unsere Festnahme und eine Anzeige wegen Landfriedensbruch oder zumindest den sofortigen Verweis aus der Grube – und vielleicht sogar aus der DDR. Wenige Monate vor ihrem Ende.

Doch aus irgendeinem Grund entwickelte sich im Gespräch

Vertrauen. Wir erzählten von unserem Projekt, sie erzählten vom Fortgang der Arbeiten, von Abbaumengen, von der täglichen Maloche. Höhepunkt der Annäherung war, dass einer der beiden Arbeiter mir einen äußerst konstruktiven Vorschlag machte. Er zeigte auf einen riesigen Bagger am Horizont. »Wenn du deine Fotos von dort oben machst«, sagte er, »dann werden sie bestimmt besser.«

Statt mich zu freuen, geriet ich in Stress. Ich ahnte, was der Ratschlag für mich, abgesehen von der attraktiven Perspektive, für Konsequenzen haben würde. Wir waren tausend Kilometer hierher gereist, ich bekam diese Chance, eindrucksvolle Fotos zu machen.

Aber ich war nicht schwindelfrei.

Und bin es bis heute nicht.

Ich nickte trotzdem und schlug ein, wir gingen dorthin. Und seltsam: Mein Mund war plötzlich trocken.

Je näher wir kamen, desto größer wurde der Bagger. »Hier die Leiter hoch und dann auf dem langen Arm bis nach ganz oben«, sagte der Mann, als wir neben dem stählernen Monstrum standen. In seiner Stimme schwang nun fast ein Befehlston mit. In diesem Augenblick zweifelte ich, ob die Geste dieses DDR-Bürgers noch immer Ausdruck von Freundlichkeit war. Längst interpretierte ich sie als persönliche Strafe dafür, dass wir illegal verbotenes Gelände betreten hatten. Und ich ganz allein sollte die Strafe absitzen.

Peer hatte Glück, er war der Schreiber. Er musste nicht zwingend hoch; erzählen konnte er die Geschichte des sterbenden Dorfs Deutsch-Ossig genauso gut vom Boden aus. Ich jedoch musste Fotos nach Hause in die Redaktion bringen. Eine Aufgabe, die ich schlecht an irgendwen delegieren konnte – also hoch auf den Schaufelradbagger.

Um meine aufkeimende Verzweiflung zu verstehen, müssen Sie wissen, worum es sich beim Modell 1510 SRs 6300 handelt. Die Maschine zählt noch immer zu den größten Baggern der

Welt. Gebaut hatte ihn die VVB TAKRAF Lauchhammer; die Abkürzung steht für Vereinigung Volkseigener Betriebe Tagebau-Ausrüstungen, Krane und Förderanlagen. Als diese Kolosse ab 1978 in Betrieb gingen, schoben sie sich in der Rangliste der größten Landfahrzeuge der Erde an die erste Stelle. 240 000 Tonnen Kohle können sie pro Tag bewegen – und ich sollte nun also ganz nach oben auf den ausgestreckten Arm des 96 Meter hohen Riesen.

Ich kannte die Hintergründe des Stressgeschehens im Körper damals noch nicht. Ich wusste nichts von den wissenschaftlichen Arbeiten Hans Selyes und der unspezifischen Reaktion, die er beschrieben hatte. Für mich war es einfach reine Angst, die mich packte. Ich erinnere mich exakt an die damaligen Symptome: Herzklopfen, trockener Mund, zitternde Hände und Beine. Wie ein früher Homo sapiens im Pleistozän dachte ich beim Betreten der Stahlleiter über die zwei grundsätzlichen Alternativen nach, die sich einem in höchster Not bieten, Flucht oder Kampf.

Flucht hätte bedeutet: Ich schüttle den Kopf, ziehe Leine und muss mir von Peer ein Leben lang anhören, was für ein Feigling ich damals war, der größte Schisser zwischen Wende und Wiedervereinigung. Und im schlimmsten Fall brachte ich von dieser Reise kein einziges überzeugendes Bild nach Hause – nur, weil ich dem Stress nicht gewachsen war.

Ich entschied mich für Kampf. Und das bedeutete: Ich kletterte die mit Rostflecken gesprenkelte Leiter hoch und dann über die schiefen, genauso angerosteten Stufen bis zur Spitze des Arms. Diese Treppe war keinen Meter breit, ich setzte einen Fuß vor den andern und starb mehrere Tode.

Der Grund, warum ich nicht umgekehrt bin, dem Flehen meines Kopfes folgend, war ein zentraler Gedanke: Ich arbeitete; was ich dort tat, war mein Job. Es geht jetzt nicht um mich – dachte ich damals.

Diese Überlegung half; ich tat noch einen Schritt. Dann noch einen. Ich musste dort rauf. Und obwohl ich, wie gesagt, noch nie etwas von Hans Selye gehört hatte, versuchte ich gedanklich meine extreme Stresserfahrung als das einzuordnen, was sie war: einfach nur ein neurologisches Geschehen im Kopf, das Wirken des Geistes, ein Gegenstand der Psychologie.

Absturzgefahr drohte nicht wirklich. Solange ich mich an den Stangen festhielt und nicht in Panik über das seitliche Geländer sprang, bestand keine reale Gefahr. Eigentlich. Ich wurde mir bewusst, dass das Problem nicht die Leere unter meinen Füßen war, sondern die Gedankenschwemme, die drohte, mein Hirn durchdrehen zu lassen. Eine Vorstufe der Panik, des Wahnsinns gar?

Die Vorgänge, die sich in meinem Kopf damals abspielten, haben Hirnforscher mittlerweile entschlüsselt: Amygdala und Großhirn lieferten sich einen Kampf. Überlebensmechanismus gegen rationales Denken. Alter Hirnteil gegen neuen Hirnteil. Ein offener Schlagabtausch.

Konkret: Mein Großhirn analysierte die Situation als »eigentlich« nicht gefährlich. Aber die Amygdala, die eine zentrale Rolle bei der Entstehung von Stress spielt, reagierte archaisch auf das Risiko, das ich einging, indem ich mich vom Boden entfernte. Ich legte einen Luftraum zwischen mich und das sichere Gefilde (für Nicht-Vögel ein Wagnis). Hätte der alte Hirnteil Amygdala gewonnen, wäre ich als Fotograf damals gescheitert. Aber der frontale Teil meines Großhirns schwang obenauf und schickte mich zum Arbeiten gen Himmel.

Ich wehrte noch mehrere Umkehrwunsch-Attacken ab. Und wurde belohnt. Denn am Ende des Arms wehte eine Fahne. Eine deutsche. Keine gewöhnliche, sondern eine bearbeitete, politisch modifizierte. In der Mitte war das Wappen der DDR mit Hammer, Zirkel und Ährenkranz ausgeschnitten. Ein Loch prangte in der Flagge – das machte sie zum Symbol für eine bestimmte Sichtweise: keine Vereinigung beider Deutschland, sondern Anschluss an die Bundesrepublik. Weg mit Hammer, Sichel und Ährenkranz, DDR abschaffen – so lautete der Inhalt der Botschaft, die in dieser, je nach Perspektive verschönerten oder malträtierten Fahne zum Ausdruck kam.

Und nun stand ich mit zitternden Beinen hundert Meter über dem Boden, drückte professionell die Spiegelreflexkamera gegen mein Gesicht und knipste los. Das im Wind flatternde Symbol der Wende im Vordergrund. Im Hintergrund die Wunde in der Landschaft, die ihrerseits zum Symbol wurde: diese hundert Quadratkilometer große Braunkohlegrube stand für Zerstörung, für eine ineffiziente, luftverschmutzende Energieform und für die Vertreibung der Leute, die wir in den Tagen davor in neu errichteten Plattenbauten besucht hatten.

Als ich mich nach einigen Augenblicken an meine Situation gewöhnte und mich mental in der Lage fühlte, genauer in die Ferne zu schauen, erspähte ich am Rand des gigantischen Lochs sogar noch die Überreste des untergehenden Dorfs Deutsch-Ossig.

Nach zehn Minuten tippelte ich wieder über die Treppenstufen hinab – belohnt mit dem tatsächlich besten Bild der Reise und einem Vollrausch. Denn nach dem Adrenalin fluteten Endorphine meinen Körper. In einer Art Trance kam ich unten an.

Ich hatte den partiellen Kontrollverlust ausgehalten, den totalen Kontrollverlust abgewendet. Als sich mein Erfolg abgezeichnet hatte, war die Angst nach und nach in Euphorie umgeschlagen.

Erst später sollte mir klarwerden, dass ich es unter anderen Umständen, ohne einen triftigen Grund, nie geschafft hätte, auf diesen Kran zu klettern. Die Angst hätte mich aufgehalten. Doch in jener Situation half mir letztlich auch der Stress, die Aufgabe zu meistern. Mein hormonell aktivierter Körper entpuppte sich in seinem Ausnahmezustand als hochkonzentrierte Angriffsmaschine, die sich von ein paar Höhenmetern nicht stoppen ließ.

Mancher mag meine kurzzeitige Panik beim Aufstieg auf den stählernen Riesen belächeln. Bestimmt gibt es eindrucksvollere

Mutproben, als einen Braunkohlebagger zu besteigen. Aber Angst und Stress hängen nun mal vom subjektiven Empfinden des Einzelnen ab.

Was sich damals in meinem Gehirn abspielte, ähnelt dem, was im Kopf des Piloten Neil Williams am 3. Juni 1970 vor sich ging. Allerdings verbietet sich ein direkter Vergleich; während ich nicht in Lebensgefahr schwebte, war dies bei Williams der Fall. Glaubte man an Wunder, könnte man sein Überleben für eines halten. Letztlich aber war es die Stressreaktion während des drohenden Kontrollverlusts, die es Williams ermöglichte, hochkonzentriert einen Weg aus einer normalerweise ausweglosen Situation zu finden.[65]

Der Engländer Williams war ehemaliger Testpilot der Royal Air Force und vierfacher britischer Meister im Kunstfliegen. An jenem Tag bereitete er sich auf die Weltmeisterschaften vor. Mit seiner Zlin, einer Maschine aus tschechoslowakischer Produktion, wollte er noch einmal die Manöver proben, mit denen er den Titel zu holen hoffte.

Zweimal hatte er schon, über dem Luftwaffenstützpunkt im südenglischen Hullavington, seine Kür geflogen. Er war bereits erschöpft – Kunstfliegen ist extrem anstrengend, sowohl psychisch wie physisch. Das Gehirn muss sich ständig über die Position des Fluggeräts im dreidimensionalen Raum bewusst sein, mal fliegt der Pilot kopfüber, Sekunden später aufrecht, dann in Seitenlage. Extreme Richtungsänderungen sorgen für Zentrifugalkräfte, die dem Untrainierten das Bewusstsein nehmen, weil das Blut nicht mehr in den Kopf gelangt. Das bis zu Neunfache des Eigengewichts belastet den Organismus. Diese Belastungen treten auf, wenn sich die Geschwindigkeit oder die Flugrichtung ändern. Bei extremer Beschleunigung oder in einer Kurve (Zentrifugalkräfte) können sie schnell ein Mehrfaches der Erdbeschleunigung erreichen. Die beträgt im Normfall $9{,}81 \text{ m/s}^2$.

Williams flog seine Kür noch ein drittes Mal. Als er einen Looping zu drei Vierteln vollendet hatte und dem Boden entgegenraste, zog er den Steuerknüppel nach oben, um in die Horizontale zu gelangen. »Doch da hörte ich einen lauten Knall und spürte eine schwere Erschütterung, die durch das Flugzeug ging«, wird Neil Williams sich später erinnern.[66] Was war passiert: Die starken Zentrifugalkräfte im Innern des linken Flügels hatten das tragende Gestänge zerbrochen. Das Flugzeug drehte sich nach links, der Flügel war um rund 45 Grad hochgeklappt und drohte abzufallen. Williams realisierte »Kontrollverlust bei 300 Fuß«. Er befand sich in weniger als hundert Metern Höhe und raste dem Boden entgegen.

Wer sich in solch einer Situation befindet, ist normalerweise Sekunden später tot. Doch der erfahrene Pilot erinnerte sich in höchster Not an die Geschichte eines bulgarischen Kollegen, dem einst in einem anderen Zlin-Modell ein ähnliches Missgeschick[67] passiert war. Der Bulgare flog damals auf dem Kopf, als ein Bolzen brach, der Flügel wegknickte und das Flugzeug sich auf die Seite drehte. Trotzdem stürzte der Bulgare nicht ab, weil etwas Überraschendes geschah: Als die Zlin wieder richtig herum flog, klappte der Flügel in seine Ursprungsposition zurück und blieb wegen der herrschenden Druckverhältnisse stabil genug, so dass der Pilot landen konnte.

Der Engländer Williams kombinierte in Höchstgeschwindigkeit, was er von den Erfahrungen seines osteuropäischen Kollegen lernen konnte, und zehrte dabei von seinem soliden Grundwissen in Physik. In diesen Sekunden entschieden seine Kenntnisse über die g-Kräfte, also über die in diesem Moment auf das Flugzeug und seine Einzelteile wirkenden Beschleunigungskräfte, über Leben und Tod.

Wer nicht Pilot ist, kann die Wirkung der g-Kräfte eindrucksvoll auf Achterbahnen zu spüren bekommen. Sie machen den Reiz des Vergnügens aus. Bei den vertikalen g-Kräften unterscheidet man zwischen positiven und negativen g-Kräften. Die positiven spüren wir als Fahrgast, wenn der Achterbahnwagen durch ein Tal rauscht. Dann kann es den Körper schon mal mit 4,5 g in den Sessel drücken. Die gegenteilige Erfahrung machen wir, wenn die Bahn schnell über eine Kuppe fährt oder eine steile Abfahrt hinunterstürzt. Dann herrschen negative g-Kräfte, und der Sicherheitsbügel verhindert, dass wir aus dem Wagen fliegen.

Bei dem bulgarischen Kunstflieger waren es die positiven g-Kräfte gewesen, die den Flügel stabilisiert hatten, nachdem er in die normale Fluglage zurückgekehrt war. Bei Williams verhielt es sich genau umgekehrt, schließlich war bei ihm der Flügel nach oben geklappt (vom Flugzeug aus gesehen). Der Engländer kombinierte: »Wenn positive g-Kräfte den Bulgaren gerettet hatten, warum sollten dann nicht die negativen g-Kräfte für mich arbeiten.«[68]

Blitzschnell drückte Williams den Steuerknüppel nach links, bis die Maschine auf dem Rücken flog, und drückte dann den Knüppel nach vorn – in Rücklage drehte das Flugzeug ein wenig in Richtung Himmel ab, die negativen g-Kräfte spülten das Blut in seinen Kopf. Und noch etwas bewirkten diese Zentrifugalkräfte: Der Flügel schnappte zurück in seine Ausgangsposition.

»Einen Moment lang hatte ich gedacht, ich lande in den Bäumen«, erinnerte sich Williams später, »aber dann hob die Maschine ihre Nase und gewann an Höhe.«

Nur: Wie landen? Williams hatte keinen Fallschirm dabei, und nur im Rückenflug war der Flügel stabil. Er hing kopfüber in seinen Sicherheitsgurten, mit den Knien hielt er den Steuerknüppel stabil, mit den Händen zog er die Gurte so fest wie möglich, und mit dem Kopf dachte er über Möglichkeiten nach, das unausweichliche Ende dieses Flugs zu überleben.

Als Erstes entschied er, das Fahrwerk nicht auszufahren – um nicht den Kollaps des semistabilen Flügels zu provozieren. Sollte er kopfüber so sanft wie möglich auf der Piste aufsetzen oder irgendwo in den Bäumen runtergehen? Nach einem See Ausschau halten, auf dem er notwassern konnte?

Er entschied sich für ein komplexes Manöver: So nah und so

langsam wie möglich über der Landebahn dahingleiten und dann eine halbe Rolle um die Längsachse. Als er mit dem Kopf knapp über dem Boden mit 140 km/h dahinraste und den Steuerknüppel hart nach rechts drückte, rollte sich das Flugzeug – wegen kurzzeitiger negativer g-Kräfte mit der Nase den Boden touchierend, wie Williams sich erinnern sollte – tatsächlich in die Normallage. Dabei (als Folge positiver g-Kräfte) klappte der linke Flügel wieder nach oben, das Flugzeug schlingerte, prallte auf und schrammte über die Piste. »Ich versuchte, mich zu einer Kugel zusammenzurollen, zog Knie und Füße hoch, drückte den Kopf nach unten und schützte ihn mit den Armen. Ein verschwommenes Bild von der Welt raste seitwärts an der Windschutzscheibe vorbei. Dann stoppte alles mit einem letzten Ruck.«

Williams verlor weder sein Leben noch seinen kühlen britischen Humor. Als er ohne eine Schramme dem entstieg, was von dem tschechoslowakischen Fluggerät übrig geblieben war, stellte er nüchtern fest: »Totalschaden.«

»Nach normalem Ermessen«, stellte der US-amerikanische Abenteurer und Publizist Jeff Wise in seinem Buch »Hart auf Hart« über Menschen in Extremsituationen fest, »hätte Williams an diesem Tag sterben müssen.« Unter diesen Bedingungen, den Tod vor Augen, »hätte der Ansturm der Hormone so intensiv sein müssen, sein neuronaler Schaltkreis der Angst so überaktiviert, dass er eigentlich kaum fähig gewesen sein dürfte zu reagieren, geschweige denn, im Bruchteil einer Sekunde eine kreative Lösung zu entwickeln.«

Dass er das Zeitliche doch nicht segnete, lässt darauf schließen, dass Williams mit besonderen psychologischen Fähigkeiten ausgestattet ist. Statt in Panik zu verfallen, gelang es seinem Gehirn, eine zusätzliche Portion Geistesgegenwart zu entwickeln. Einmalig ist dieser Fall nicht. Es gibt unzählige Beispiele von Menschen, die in extremen Stresssituationen plötzlich in der Lage sind, extrem fokussiert zu agieren.

Das Geheimnis hinter solchen Reaktionen sind Botenstoffe im Gehirn. Sie sorgen in erster Linie für den in Krisensituationen nötigen Stress – und aktivieren dabei wichtige Bereiche der Hirnrinde.

Es waren diese Botenstoffe, die im Jahr 1990 auch mich verwandelten. Als ich voller Höhenangst den Braunkohlebagger in der Lausitz bestieg, schärften sie meinen Denkapparat. Hochkonzentriert nahm ich damals den Aufstieg in Angriff. So intensiv war meine Geistesgegenwart, dass ich die Bilder noch heute im Detail vor mir habe. Ich sehe den Luftraum unter mir, die Weite vor mir, den Himmel über mir. Spüre die Rostkrümel der Geländerstangen unter meinen ängstlich klammernden Fingern. Das Zittern der Beine.

Ich erinnere mich an den Rausch. Und daran, wie ich die Herausforderung angenommen habe.

2
Was die Wissenschaft weiß

2.1 Jeder Mensch ein TDI

Mitte der 1970er Jahre brachte Porsche mit dem 911 Turbo den damals schnellsten Seriensportwagen Deutschlands auf den Markt – mittlerweile ist das Modell legendär und erzielt Höchstpreise. Was damals nur kaufkräftigen Automobilisten vorbehalten blieb, ist heute fast eine Selbstverständlichkeit. Nahezu jeder große Pkw-Hersteller hat mittlerweile Modelle mit Turbolader-Technologie für das breite Publikum im Angebot. Bei den Serienmodellen mit Dieselmotoren spielen Aggregate ohne Aufladung nur noch eine untergeordnete Rolle. Wer je ein solches Modell gefahren hat, weiß, warum: Die Beschleunigungswerte sind beeindruckend – dank der Abgasturboaufladung erzielt der Motor eine Leistungsstärke, die ohne diesen technischen Kunstgriff nicht möglich wäre. Aber das Prinzip erlaubt auch, eine gegebene Leistung mit einem geringeren Hubraum zu erzielen. Die Ingenieure sprechen dann von »Downsizing«, und das ist wohl letztlich auch das Geheimnis des Erfolgs der modernen Motoren mit Abgasaufladung.

Der Mensch verfügt über ein vergleichbares System:

Die Fähigkeit, Stress zu haben, ist die biologische Möglichkeit, Leistung und Effizienz zu steigern – über das normale Maximum seiner Antriebsmodule hinaus.

Sie bereitet den menschlichen Körper optimal auf zwei Alternativen vor, die ihm in einem Gefahrenmoment zur Verfügung stehen: Flucht oder Angriff. In Sekundenbruchteilen erhöht sich, wie dank des Turboladers beim Auto, das Leistungsvermögen. Diese Möglichkeit entwickelte sich im Lauf der Evolution. Vor Jahrmillionen schon sicherte sie Organismen das Überleben, genauso steht sie uns heute zur Verfügung – unabhängig davon, wie die Gefahr beschaffen ist. Ob uns Hitze zusetzt oder Kälte, Lärm oder Hunger, ein Elektroschock oder eine Raubkatze. Oder ob der Stressor räumliche Enge, Drogen, Mobbing oder Terminflut heißt. Oder gar: erstes Rendezvous.

Da der Mensch kein von Ingenieuren konstruiertes Fortbewegungsmittel ist, sehen die Abläufe in meinem Körper ein wenig anders aus als unter der Kühlerhaube. Gerate ich in Stress, erhöht der Körper – analog zum Turbolader, der den Druck und die Bewegungsenergie der Abgase nutzt – den Blutdruck. Das gelingt ihm, indem er den Puls hochfährt, das Schlagvolumen des Herzmuskels erhöht und die herznahen Blutgefäße verengt. Ich atme schneller, die Bronchien weiten sich.

Der Turbolader im Auto sorgt dafür, dass mehr Verbrennungsluft in die Zylinder des Kolbenmotors gelangt. Ich als biologisches Wesen lasse mehr sauerstoffreiches Blut in das Hirn fließen – die Ursache für den roten Kopf in solchen Momenten. Genauso bekommen die in diesem Augenblick wichtigsten Muskeln zusätzlichen Sauerstoff, weil deren Adern sich geweitet haben. Und in Schulter, Nacken, Rücken und Beinen steigt die Muskelspannung. Das wiederum beschleunigt die Reflexe. Meine rechte Faust kann notfalls schneller und effektiver zuschlagen, die Beine können lossprinten – vergleichbar mit dem erhöhten Drehmoment des Turbomotors. Er sorgt dafür, dass die Räder des Autos mehr Leistung auf den Asphalt bringen.

Ihre Kraft üben Maschine und Mensch aus, indem sie kohlenstoffhaltige Produkte verbrennen. Was dem Auto der fossile Energieträger Sprit, ist der menschlichen Zelle die Glucose – gespeicherte Energie in Form von Kohlenstoff, die Auto und Körper mit Hilfe von Sauerstoff in chemischen Reaktionen freisetzen. Am Ende kommt sowohl beim Menschen als auch beim Automobil Kohlendioxid aus dem Abluftkanal: aus der Lunge beziehungsweise aus dem Auspuff.

Um mit meinem Sauerstoff die Kohlenhydrate konzentriert dort nutzen zu können, wo ich sie für Flucht oder Angriff brauche, fährt der Körper die Verbrennungsleistung in den anderen Körperregionen herunter. Während ich also mein körpereigenes Drehmoment erhöhe, verenge ich – unbewusst natürlich, das hat die Natur praktischerweise als Automatismus für mich eingerichtet – die Blutgefäße in der Haut, in den Händen und in den Füßen. Ich bekomme, indem ich die Durchblutung in den Außenbezirken meines Körpers reduziere, im wahrsten Sinn des Wortes »kalte Füße«.

Diese Redewendung passt zu diesem Phänomen im wörtlichen, wie im übertragenen Sinn, obwohl sie einst in einem anderen Zusammenhang entstanden ist[1]: Als es in England noch verboten war, um Geld zu spielen, zogen sich Zocker in kalte Verliese zurück. Wer schlechte Karten hatte und aus dem Spiel aussteigen wollte, behauptete oft, er habe kalte Füße und wolle nach Hause ins Warme. Die Ausrede wurde zur Redensart. »Kalte Füße« bekommt, wer aus Angst oder Ängstlichkeit einen Rückzieher macht.

Vielleicht ist es kein Zufall, dass ausgerechnet diese Redewendung zu einem geflügelten Wort von Glücksspielern wurde: Wer Gefahr läuft, Geld zu verlieren, gerät normalerweise in Stress – und bekommt tatsächlich kältere Füße als die Gegner. Diese Wirkung setzt unmittelbar ein, wenn der Organismus die Durchblutung in den Füßen, den Händen und übrigens auch im Magen-Darm-Trakt in den Stand-by-Modus setzt, um Energie zu sparen.

Der erfahrene Zocker weiß, dass er etwas auf keinen Fall tun darf, wenn er überzeugend bluffen will: vor lauter Stress frösteln.

Die Energie, die der gestresste Körper im Notfall »verheizen« will, holt er sich aus den Vorratsspeichern. Er setzt frei, was er dort Tag für Tag angelegt hat. Der wichtigste Treibstoffbunker ist die Leber. Das wissen besonders Marathonläufer. Die gewissenhaften unter ihnen trinken vor Wettkämpfen zwei Wochen lang keinen Alkohol. So ist ihre Leber nicht mit dem Abbau der Droge beschäftigt und kann sich voll darauf konzentrieren, ihre Energievorräte zu erhöhen. Der Ausdauerläufer verhindert so, dass ihn der »Mann mit dem Hammer« niederstreckt. Gehen nämlich nach Kilometer 30 seinen Depots die

Kohlenhydrate aus, droht der plötzliche Leistungseinbruch. Ausdauersportler wie Skilangläufer und Radfahrer reden in solch einem Fall von einem »Hungerast«.

Bei Stress ist die Leber dafür zuständig, große Mengen des gebunkerten Zuckers (Glykogen) ins Blut zu schütten. Erster Adressat dieser Lieferung ist das Gehirn, schließlich soll das Denkorgan nun in kürzester Zeit die bestmöglichen Entscheidungen treffen. Das Gehirn aktiviert Nervenbahnen und ist dank der schnellen Treibstofflieferung (und des zusätzlichen Sauerstoffs) von einem Augenblick auf den andern hellwach. Gleichzeitig hat der Körper Fettsäuren freigesetzt, bestes Brennmaterial für die Muskeln.

Während die Spannung in der Muskulatur zugenommen hat, lässt sie nun in jenen Regionen nach, die für das Überleben in den nächsten Minuten zweitrangig sind: Die Darmmuskeln pausieren. Bei Gefahr stellt der Mensch die Verdauung weitgehend ein. Dass der Körper in Sekundenschnelle aufgehört hat, Nahrung zu zersetzen, spüre ich als Gestresster zuerst am oberen Ende des Verdauungssystems. Der Speichelfluss versiegt, der Mund trocknet aus.

Gleichzeitig nimmt der Harndrang zu – ich möchte jetzt ganz schnell zur Toilette! Zudem droht auch noch plötzlicher Durchfall. Denn der Körper will möglichst agil werden und zu diesem Zweck überflüssigen Ballast, notfalls auch unverdaut, loswerden. Je heftiger die Stressreaktion, desto größer der Entleerungsdrang im gesamten Verdauungstrakt.

Viele Vorgänge im Körper jedoch bemerke ich nicht. Dass der Stress meinen Sexualtrieb hemmt, meine Geschlechtsorgane schlechter durchblutet werden, bekomme ich im Angesicht einer unvermittelt auftretenden Gefahr nicht mit. Auch die plötzlichen Aktivitäten meines Immunsystems liegen unter der Wahrnehmungsschwelle. Es schaltet, wie mir die Wissenschaftlerin Eva Peters erklärt, »auf schnell und schmutzig«: Es produziert, sobald ich in Stress gerate, fleißig Killerzellen. Damit steht die erste Verteidigungslinie gegen Feinde, die über eine Wunde eindringen und Infektionen verursachen könnten, sollte ich mich bei der Gefahrenabwehr verletzen. Aus Gründen der Vorsorge verändert sich auch das Blut. Es gerinnt schneller – Blutungen kommen zum Stillstand, Wunden schließen sich. Aber warum läuft plötzlich in einem Rinnsal Schweiß aus meinen Achselhöhlen? Ich kenne das nur zu gut: aus der Schulzeit, wenn ich ein Referat halten sollte. Oder von der Fahrt mit dem Lift auf den Eiffelturm. Oder von meinen Bewerbungsgesprächen.

Dieser »Angstschweiß« ist nichts anderes als eine Form der Prävention. Noch bevor ich meinen Körper in Bewegung versetzt habe, schwitzt er schon so massiv wie bei einem Dauerlauf unter der Mittagssonne. Deshalb hat er die Klimaanlage angeworfen. Die Wasserkühlung soll verhindern, dass er sich in den nächsten Minuten überhitzt.

Der Mediziner Hans Selye hatte festgestellt, dass Lebewesen auf alle möglichen Stressbelastungen erstaunlich »unspezifisch« reagieren. Dass Extremwetter genauso wie Hunger oder Enge typische Veränderungen auslöst. Aufgrund dieser Beobachtungen beschrieb er im Jahr 1936 das »Allgemeine Anpassungssyndrom« (AAS). Selye war der Ansicht, dass die körperliche Reaktion auf äußere Herausforderungen in allen höheren Lebewesen immer in etwa die gleiche sei. Die Genetik sorge dafür, dass wir automatisch und ohne bewusste Steuerung reagierten. Das garantiere, dass wir sofort alle verfügbaren Kräfte bündeln, und erhöhe die Chance, der Gefahr blitzschnell zu entkommen.[2]

Mit dem AAS skizzierte Selye ein dreistufiges Reaktionsmuster des Körpers auf länger anhaltende Stressreize. Am Anfang steht die Alarmreaktion mit der hormonellen Kaskade. Sie aktiviert den Körper und sorgt dafür, dass Energiereserven bereitstehen. Darauf folgt die Widerstandsphase, in der das Individuum versucht, mit der Gefahr irgendwie fertig zu werden und den Normalzustand wiederherzustellen. Als dritte Phase beschreibt Selye das Erschöpfungsstadium. An dieser Stelle wird es im Hinblick auf die Folgen von Stress spannend: Ist das Alarmsystem ständig aktiviert, drohen Langzeitschäden.

Doch längst haben Wissenschaftler komplexere Modelle entworfen und hat die Forschung gezeigt, dass Stressreaktionen gar nicht so stereotyp und unspezifisch ablaufen, sondern im Gegenteil sehr individuell. Menschen reagieren unterschiedlich auf denselben Stressor. Manchmal macht ihnen eine Situation nichts aus – doch am Tag danach »explodieren« sie genau deswegen. Außerdem kennen wir längst das Phänomen der Resilienz: Nicht jeden macht Stress krank, manche Menschen sind geradezu immun dagegen.

Die Prägung – nicht nur die frühkindliche, sondern auch die spätere – hat großen Einfluss darauf, wie wir letztlich reagieren. Zusammen mit den Genen bestimmt sie maßgeblich, wie wir uns im Stress verhalten, wie gut wir dieses Instrument einsetzen können und auch, ob wir Stress nur als Belastung verstehen, ihn gut aushalten können oder ihn womöglich gar genießen.

Das alles entscheidet sich dort, wo die Reaktion ihren Anfang nimmt und von wo aus sie gesteuert wird: im Gehirn.

2.2 Wo der Stress beginnt

Im Cockpit des Menschen arbeitet ein biologischer Superrechner. 100 Milliarden Nervenzellen agieren dort neben- und über- und hintereinander in verschiedenen Abteilungen. Sie steuern den Organismus durch den Alltag. Während sich die einen Nervenzellen um den Herzschlag oder die Verdauung kümmern, sorgen andere dafür, dass wir nicht stolpern. Spezialisierte Teams planen den Tagesablauf, denken über Goethe nach oder analysieren einen Juckreiz in der Kniekehle. Sie sind verantwortlich für Reflexe, für Lust, für Durst. Sie koordinieren die fünfzig am Schlucken beteiligten Muskeln oder geben Anweisungen an Leber, Niere, Bizeps. Sie alle haben unglaublich viel zu tun, eine Datenmenge von rund 11 Millionen Bit prasselt pro Sekunde auf das Gehirn ein.[3]

Damit der Superrechner in unserem Kopf den anfallenden Wust von Informationen koordiniert wegpacken oder weiterverarbeiten kann, sind die 100 Milliarden Neuronen durch Synapsen verbunden. Wer diese Schaltstellen zählen möchte, braucht sehr viel Geduld. Er käme am Ende auf eine Summe von mehreren Trillionen – eine Zahl mit 18 Nullen.

Das zeigt, dass unsere Steuerungszentrale kein simpler Apparat ist, dessen Aufgabe nur darin besteht, auf einfache Reize spontan zu reagieren – wie zum Beispiel das entsprechende System eines Regenwurms, der sich zusammenzieht, wenn Säure auf seinen Körper fällt. Das menschliche Gehirn ist eine komplexe Informationsverarbeitungsmaschine aus mehreren Rechenblöcken, die unterschiedlichste Probleme lösen.

In bestimmten Momenten geht es dort besonders hoch her: Wenn Teile des Denkapparats aufgrund der eingehenden Informationen entscheiden, dass Gefahr droht. Wenn mindestens ein Modul findet, es sei angebracht, eine Stressreaktion im Körper anzuschieben. Dann herrscht Aufruhr im Labyrinth der 100 Milliarden Zellen.

Hauptlieferanten der News aus der Umwelt und dem Innern des Körpers sind die Sinnesorgane: In Augen, Ohren und Nase, im Mund und an der Hautoberfläche verwandeln sie Informationen in biologische Signale und leiten sie an das Gehirn weiter. Was über die Sinneskanäle an Input einfließt, bauen die zuständigen Abteilungen in Millisekunden zu einem Bild zusammen und bewerten es: Ist etwas vertrauenswürdig? Kann es gefährlich werden? Kennen wir das überhaupt?

Falls wir nun nach Ort und Zeitpunkt suchen, wo der Stress beginnt, werden wir im »Schlafgemach« fündig. Dieser Name irritiert – tatsächlich hat er nichts mit der Funktion dieses Ortes mitten im Zentrum des Kopfes zu tun. »Schlafgemach« ist nur die wörtliche Übersetzung aus dem Griechischen für den Thalamus: zwei kleine birnenförmige Lappen, die zusammen eine Art Steuerzentrale bilden.

Hier landet ein Großteil der Daten aus Umwelt und Körper. Und der Thalamus als erster Empfänger filtert und verteilt sie – noch ohne sie im Detail analysiert zu haben. Er entscheidet spontan, an welche verarbeitende Instanz im Denkapparat er die Daten weiterschickt. Und: Was davon ins Bewusstsein dringen soll. Aus diesem Grund hat sich das »Schlafgemach« längst ein ehrenwertes Attribut verdient, das weniger verschnarcht klingt: Tor zum Bewusstsein.

Seine Datenströme schickt der Thalamus parallel an zwei Protagonisten der Stressreaktion, an die Amygdala, die auch Mandelkern heißt, und in jenen Bereich der Großhirnrinde, der direkt hinter der Stirn liegt – in den vorderen Teil des Frontallappens, in den sogenannten präfrontalen Cortex.

Betrachten wir zunächst diesen Empfänger, weil er (auch langfristig) eine zentrale Rolle einnimmt, wenn es darum geht, Stressoren einzuschätzen und die Stressreaktion in gute Bahnen zu lenken.

Einfach gesagt unterscheidet uns dieses Stirnhirn vom Affen. Es handelt sich evolutionsgeschichtlich um eine der jüngsten Errungenschaften des Denkequipments. Der Frontallappen ist erst im Verlauf der letzten Jahrmillionen im Schädel des werdenden Homo sapiens extrem stark gewachsen. Ein Drittel unseres Gehirns macht er aus – bei Affen nur ein Sechstel.[4]

Der vordere Bereich dieses »modernen« Hirnareals kümmert sich um die als exklusiv zu bezeichnende menschliche Denkarbeit. Er schaut voraus, er plant, urteilt, lässt handeln. Auch die künstlerische Kreativität ist hier angesiedelt. Dieser intellektuelle Lappen hinter der humanen Denkerstirn überlässt, da mit höheren Aufgaben betraut, den stammesgeschichtlich älteren Instanzen im Kopf gern all das, was an vergleichsweise simplen

Informationen einströmt: über Licht und Schall, Geruch, Geschmack und Tastempfindungen. Auf diese Weise kann er sich auf das Regieren und das bewusste Denken konzentrieren.

Doch ein Snob ist der präfrontale Cortex keineswegs. Er pflegt beste Kontakte zu den sinnesverarbeitenden Modulen. Gefüttert mit den Informationen dieser Zentren kann er seine Fähigkeiten nämlich oft besser ausspielen: Das Stirnhirn verständigt sich mit dem Rest des Gehirns über eine Art positive Rückkopplungsschleife[5] – wie ein Mehrfach-Echo, das sich die Felswände in einem tiefen Alpental hin und her schicken, flitzen die Datensätze zwischen den Modulen mehrmals hin und her, damit das Gehirn sie mit gespeicherten Erinnerungen abgleichen kann. Konfrontiert mit einer bestimmten Situation, versucht unser Superrechner in Bruchteilen einer Sekunde in den Archiven ähnliche Szenen zu finden, in denen wir uns einst überfordert gefühlt haben – oder in irgendeiner Weise ängstlich, hilflos, peinlich berührt oder ungut.

Identifiziert der präfrontale Cortex in der Menge der Bilder, die ihn erreichen, einen Gefahrenherd, schlägt er sofort Alarm. Er tut dies in Zusammenarbeit mit jenem zweiten wichtigen Empfänger, der von der Schaltstelle Thalamus ein Datenpaket erhalten hat: Spätestens jetzt übernimmt die Amygdala, respektive der Mandelkern, die eigentliche Schlüsselrolle. Sie setzt die körperliche Stressreaktion nicht nur in Gang, sie würzt die Stimmung auch mit kräftigen Gefühlen, je nach Bedarf mit Angst, Wut oder Zorn.

Jeder kennt die Situation, dass das Herz plötzlich schneller schlägt, der Achselschweiß fließt oder Unruhe sich ausbreitet, *bevor* man sich überhaupt kognitiv mit einer Situation auseinandergesetzt hat. Ja, der Eindruck trügt nicht, dass die Stressreaktion den Gedanken vorauseilt. Einige Informationen scheinen eine Abkürzung genommen und einen »Kurzschluss« ausgelöst zu haben. Genau dies verdanken wir der Amygdala. Denn es ist selten so, dass sie passiv darauf wartet, bis das Stirnhirn seine

Gedanken sortiert und zu Ende gedacht hat und es für nötig hält, sie über eine Gefahrensituation zu informieren. Nein, dafür ist die Amygdala zu eigensinnig – vor allem aber in besonderem Maße zu erfahren.

Betrachten wir diesen entwicklungsgeschichtlich älteren Hirnteil genauer. Er gehört zum limbischen System und damit zu jenem Teil des Gehirns, der allen Säugetieren gemein ist – es entwickelte sich erst, nachdem vor mehr als 200 Millionen Jahren die ersten Säuger begonnen hatten, die Erde zu bevölkern. Deshalb wird das limbische System auch oft als »Säugergehirn« bezeichnet (im Gegensatz zum Reptiliengehirn, womit der noch ältere Bereich darunter bezeichnet wird, der Hirnstamm, der rund 500 Millionen Jahre alt ist).

Das limbische System hilft uns einerseits, wenn wir lernen, also Inhalte im Gedächtnis abspeichern. Andererseits spielt es eine wichtige Rolle bei Affekten, Trieb- und Instinkthandlungen. Angst, Wut, Sexualität, Aggression gehören zu den Kernkompetenzen dieses Bereichs. Innerhalb dieses Systems ist die Amygdala für die Angst zuständig. Das Datenpaket, das sie vom Thalamus erhalten hat, prüft die Amygdala daher auf mögliche Anzeichen von Gefahr. Von den verschiedenen Lernaufträgen, die das limbische System bewältigt oder koordiniert, landen vor allem diejenigen bei der Amygdala, die mit emotionalen Assoziationen verbunden sind. Wenn also mehrere gefühlsrelevante Gedanken sich bewusst oder unbewusst verknüpfen, beteiligt sich die Amygdala fleißig.

Meine Amygdala hat vor rund 40 Jahren ein Ereignis sehr zuverlässig abgespeichert – so zuverlässig, dass ich das heute noch zu spüren bekomme. Die Familie meines Freundes Stefan besaß Schlittenhunde, schöne langhaarige, weiße Samojeden. Als ich eines Tages übermütig ins Haus rannte, gleichzeitig der Rüde Holder die Treppe herabgeschossen kam und wir fast frontal kollidierten, da erschraken wir wohl beide. Die Reaktion des Hundes: ein Biss in meine linke Taille.

Ich hatte doppeltes Glück. Einerseits verzichtete der Hund darauf, mich komplett zu zerfleischen, andererseits war der Vater meines Freundes mein Hausarzt. Er flickte mich umgehend wieder zusammen. Etwas aber ließ sich nicht reparieren, weil dazu ein Eingriff ins limbische System nötig gewesen wäre: Ich legte nicht nur eine bewusste Erinnerung an das Ereignis in meinem Gedächtnis ab, sondern meine Amygdala fertigte ihrerseits eine für mich unbewusste Erinnerung an den Biss des Schlittenhundes an (Holder wurde nach diesem Ereignis im Übrigen eingeschläfert).

In dieser Hinsicht ist die Amygdala erschreckend selbständig: Was kümmert sie das nachdenkliche Bewusstsein, wenn sie eigenmächtig Informationen speichern kann – und auch völlig frei darin ist, sie bei Gelegenheit abzurufen.

Da die Anwesenheit unseres Selbstbewusstseins während der »Arbeitszeit« der Amygdala überflüssig ist, kann es sogar vorkommen, dass wir überhaupt keine Erinnerung an ein Ereignis haben, aber trotzdem emotional auf etwas reagieren. Wir sind in so einem Fall außerstande, uns einen Reim darauf zu machen.

Kinder speichern viele emotionale Erinnerungsfetzen ab, lange bevor sie bewusst Geschehnisse im Gehirn festhalten. Sogar wenn Holder seine Beißer Jahre früher in meinen kleinkindlichen Leib gerammt hätte, würde mich das Ereignis heute noch emotional verfolgen. Der New Yorker Hirnforscher Joseph LeDoux vermutet, auf diese Weise erklären zu können, wie einige Phobien entstehen. Erlebt ein Kleinkind Traumatisches, lagert es die Information darüber in der Amygdala ab. Sticht eine Wespe ein Einjähriges in den Arm, kann sich dieselbe Person als Erwachsener die panische Angst vor Wespen zwar nicht rational erklären, aber geweckt wird sie trotzdem immer wieder – von der Amygdala. »Präkognitive Emotionen« nennt LeDoux solche gefühlsgesteuerten Verhaltensweisen, die wir einfach nicht mit bewusstem Denken dirigieren können.

Ich reagiere als Läufer im Park noch immer erstaunlich irrational, wenn in meinem Augenwinkel ein Hund auftaucht. Selbst wenn nur ein Chihuahua neben meinem Turnschuh bellt, zucke ich zusammen. Weil meine Amygdala eben mit jenem »Kurzschluss« reagiert, den wir gedanklich nicht genauso schnell nachvollziehen können. Bis nämlich meine anderen Gehirnteile in zeitraubenden Denkprozessen abgeklärt haben, dass nur ein zur Harmlosigkeit verzüchtetes Hündchen seine hüstelnde Stimme erhoben hat, ist das Programm der Amygdala längst angelaufen. Sie löst blitzschnell die Stressreaktion aus, allein aufgrund des noch unscharfen Bildes, das sie vom Thalamus zugeschickt bekommen hat.

Mein Leben ist daher reich an peinlichen Momenten. Ich kenne leider sehr viele Menschen, die es lieben, andere auszulachen, die sich von Dackeln, Rehpinschern oder adipösen Möpsen erschrecken lassen. Zu meiner Verteidigung darf ich verraten, dass mein Stirnhirn zweifellos ein mutiges Hirn ist. Sagt zumindest mein Stirnhirn. Im limbischen System, meinem Säugerhirn, hat sich dies leider noch nicht herumgesprochen.

2.3 Informationsaustausch

Meinem Stirnhirn (dem präfrontalen Cortex) und der Amygdala (meinem Mandelkern) ergeht es nicht anders als den Vorstandsvorsitzenden und CEOs größerer Unternehmen. Wenn sie Entscheidungen in die Tat umsetzen müssen, kommen sie nicht ohne diejenigen aus, die in den einzelnen Abteilungen sitzen, auf mehrere Etagen verteilt, und als Spezialisten die Anordnungen ausführen, die aus der Zentrale kommen.

Kommunizieren können Stirnhirn und Amygdala mit den direkt Untergebenen und der Basis über jene Informationskanäle, die allen biologischen Wesen zur Verfügung stehen. Intern und extern nutzt das Gehirn unter anderem elektrische Nervenimpulse, um dem Körper seine Entscheidungen mitzuteilen. Das Problem: Allein damit könnte es sich den wichtigen Organen gegenüber nicht verständlich machen. Es beschäftigt außerdem chemische Botenstoffe, um Informationen so weiterfließen zu lassen, dass am Ende alle zuständigen Stellen in jeder Ecke des Körpers einigermaßen verstanden haben, wie ernst die Lage ist – und was sie nach Ansicht des Gehirns zu tun haben.

Denken wir noch einmal an die Angst des Läufers vor dem Hund. In mir sitzt sie, wie ich ja schon verraten habe, besonders tief. Wenn mein Gehirn einen Caniden registriert – den angeblich besten Freund des Menschen! –, dann erkennt es darin (aufgrund der Erfahrungen mit Holder, dem weißen Samojeden meines Hausarztes) erst einmal einen Bösewicht mit scharfen Zähnen. Also Stress statt Tierliebe. Die läuferische Ruhe, eben noch dominant, ist dann wie weggeblasen. Vom Runner's High stolpere ich in eine tiefe Stimmungsdelle, weil meine Amygdala Alarm ausgelöst hat.

Wie tut sie das?

Wenn Nervenzellen elektrisch kommunizieren, fließt Strom durch winzige Verbindungen zwischen Synapsen von einer Zelle zur nächsten. Diese Übertragung ist schnell, aber die Informationen sind stets gleich gewichtet. Würde unser Hirn sich nur via Elektrizität verständigen, wäre es schlichtweg überfordert. Es könnte sich innerhalb der Masse an Informationen nicht auf das Wesentliche konzentrieren. Denn jedes noch so nebensächliche Faktum würde in der gleichen Stärke weitergegeben, wie zum Beispiel die für mich hochdramatische Information »Da ist ein Hund«. Mit ausschließlich elektrischen Kommunikationsmitteln ginge es im Gehirn sehr unübersichtlich zu. Es wäre völlig unklar, welche Information wichtig ist.

Aus diesem Grund reden Nervenzellen häufig über chemische Synapsen miteinander. Sie wandeln an ihren Zellenden das elektrische Signal in ein chemisches um und lassen einen Neurotransmitter in die gegenüberliegende Zelle diffundieren. Das bringt gewaltige Vorteile. Auf diese Weise können die Zellen die empfangenen Informationen inhaltlich gewichten. Sie können explizit »aufwühlende« oder unmissverständlich »beruhigende« Botschaften übermitteln. Dazu müssen sie nur nach dem richtigen Botenstoff greifen: eine Infochemikalie, die erregt oder hemmt.

Das Glutamat, mit dem die Amygdala den Alarmzustand ausruft, gehört zu den Erregern. Ich vermute, fast jeder präfrontale Cortex denkt bei der Vokabel Glutamat erst einmal an den Geschmacksverstärker in Fertiggerichten. Tatsächlich handelt es sich um denselben Soff. Aber Glutaminsäure (oder Glutamat) ist auch einer der wichtigsten Botenstoffe des zentralen Nervensystems (das bei Wirbeltieren aus Gehirn und Rückenmark besteht). Die Amygdala braucht diesen Stoff, damit der Alarm überhaupt das Gehirn verlassen kann. Sie wendet sich, indem sie an ihren Synapsen Glutamat freisetzt, an den Hausmeister.

Diese Funktion erfüllt im menschlichen Gehirn der Hirnstamm. Er ist der nächste wichtige Akteur im Stressgeschehen – und ein alter Hase. Entwicklungsgeschichtlich ist der Hirnstamm der Methusalem unter den Hirnarealen. Seit 500 Millionen Jahren übernimmt er die Grundaufgaben im Leben jedes Wirbeltiers. Das ist ein sehr langer Zeitraum – der Hirnstamm war also schon mehr als 100 Millionen Jahre im Geschäft, als der amphibienähnliche Fleischflosser Tiktaalik auf den Strand robbte und sich als womöglich erstes Wirbeltier an Land umsah. Nur wenig später, vor etwa 370 Millionen Jahren, fühlten sich dann Ur-Amphibien wie Acanthostega oder Ichthyostega im Trockenen so wohl, dass sie Landwirbeltiere wurden.

Verändert hat sich der Hirnstamm seither kaum, zuverlässig ist er geblieben. Noch immer kümmert er sich, daumengroß und eingepackt zwischen Großhirn, Kleinhirn, Zwischenhirn und Rückenmark, um die Basics in unserem Organismus. Er regelt Herzfrequenz, Darmtätigkeiten, Blutdruck, Atmung, Schlaf – ähnlich einem Hausmeister, der als Technikverantwortlicher

Heizung, Lüftung und die Beleuchtung im Treppenhaus in Schuss hält. Weil die etwas tumben Lebewesen ihren Denkapparat bis heute kaum weiterentwickelt haben, heißt der Hirnstamm auch »Reptilienhirn«.

Im Büro des Hausmeisters übernimmt das Stresszentrum den Auftrag von der Amygdala: der »blaue Kern«. Er ist jene Instanz, die uns mitten in der Nacht in Sekundenschnelle hellwach machen kann. Für seine effizienten Weckdienste hat der blaue Kern den nächsten chemischen Botenstoff zur Verfügung, das Hormon Noradrenalin. Es bringt den Sympathikus auf Trab – von diesem Moment an breitet sich die Stressreaktion vom Gehirn in den Körper aus.

Der Sympathikus ist ein Teil des vegetativen Nervensystems. Diese Einrichtung ist eine Art Untersystem des Gehirns – und bei Stress dafür zuständig, die vom Cockpit befohlenen Symptome in Organen und Gliedmaßen zu verursachen. Wie das Stammhirn ist das vegetative Nervensystem sehr alt. Es stammt aus der Zeit, als noch primitive Fische durch die Meere schwammen.

Während das somatische (oder willkürliche) Nervensystem all jene Vorgänge im Körper steuert, die wir willentlich direkt beeinflussen können (zum Beispiel die Beinmuskulatur in Gang setzen), reguliert das vegetative Nervensystem den Rest. Es ist zuständig für lebenswichtige Funktionen wie den Stoffwechsel oder den Herzschlag, aber auch für Schweißdrüsen oder Sexualorgane, kurz: für alles, was automatisch ablaufen soll, für alles, woran wir im Alltag nicht denken müssen oder wollen.

Um die Lunge zum Beispiel kümmern sich beide, das bewusste somatische und das autonome vegetative Nervensystem. Denn wir können sowohl bewusst tief durchatmen, dürfen das Atmen aber auch getrost ab und an vergessen (was nachts notwendig ist).

Der Sympathikus als wichtiger Teil dieses vegetativen Nervensystems verläuft an der Wirbelsäule entlang, fächert sich auf und versorgt alle wichtigen Organe und Gefäße. Seine Nervenenden schütten – wie schon der blaue Kern im Hirnstamm – Noradrenalin aus. Davon angestachelt, legen Lunge und Herz einen Zahn zu, die Pupillen weiten sich, und die Leber öffnet ihre Treibstoffspeicher. Dann erreicht die hormonelle Bugwelle die Nebennieren. Das sind zwergenmützenartige Aufsätze an den beiden Nieren. Mit ihren Gastgebern haben sie allerdings kaum etwas zu tun. Während die Nieren für Entgiftung und Entsorgung zuständig sind, wirken die streichholzschachtelgroßen Nebennieren als leistungsfähige Hormonfabrikanten.

Bei einer Stressreaktion ist es das Mark der Nebennieren, das nun als Antreiber des vegetativen Nervensystems die Reaktion noch einmal intensiviert. Amygdala und blauer Kern haben sie angeschoben, nun schüttet die Nebenniere riesige Mengen der Stresshormone Adrenalin, Noradrenalin und Dopamin aus. Spätestens jetzt erreichen Atmung und Kreislauf ihre höchste Leistungsfähigkeit. Die Schweißdrüsen öffnen sich. Die Bedrohung bzw. Gefahr könnte sich nun manifestieren.

Aber sie tut es womöglich doch nicht. Oder erweist sich als unbegründet: Die vermeintliche Schlange am Boden ist nur ein krummer Ast. Oder die blockierte Fahrstuhltür geht plötzlich wieder auf. Oder wir fühlen uns plötzlich wohl vor all den vielen Menschen, die gebannt verfolgen, was wir ihnen vortragen …

Angenommen also, unser frontaler Cortex, unser kluges menschliches Hirn hinter der Stirn, hat aus irgendeinem Grund genügend Hinweise darauf gefunden, dass keine Gefahr (mehr) besteht. In meinem Fall: Er hat den kläffenden, aber harmlosen Chihuahua neben meiner Läuferwade messerscharf erkannt. Dann ist die Arbeit der soeben geschilderten Sympathikus-Nebennierenmark-Achse beendet. Sofort hört der »blaue Kern« damit auf, Alarmsignale in den Körper hinauszuschicken. Das sympathische Nervensystem gibt Ruhe, der Kreislauf fährt herunter, die Schweißdrüsen fallen trocken, das Adrenalin im Blut wird abgebaut, der Körper kann sich erholen.

Wer steckt hinter dieser Reaktion, hinter dieser plötzlichen Befriedung von Körper und Geist? Es ist der Gegenspieler des Sympathikus, der Parasympathikus. Nachdem das sympathische Nervensystem für die nötige Aufregung gesorgt hat, schaukelt das parasympathische den Menschen zurück in den Ruhezustand.

Allerdings bin ich sehr froh, dass mein Körper nach der ersten Stressreaktion noch eine Fortsetzung parat hält, um mich zu retten, wenn die Gefahr sich tatsächlich manifestiert und der Hund in meinem Augenwinkel sich als Dobermann erweist, der zum Sprint auf mich ansetzt. Nun droht die Verfolgung durch ein aggressives Tier, und ich brauche Verstärkung. Zum Glück weiß mein Gehirn erneut Rat. Es zündet die zweite Stufe meines körpereigenen Turbos. Und sorgt dafür, dass tief in mir drin nun richtig die Post abgeht.

2.4 Die zweite Achse

Ich trete in einen fensterlosen Raum. Die Wände sind aus unverputzten Leichtbetonsteinen. Von der Decke fällt Neonlicht. An einem Tisch sitzen regungslos ein Mann und eine Frau in weißen Arztkitteln. Sie bilden das sogenannte »Gremium«, das in der nächsten halben Stunde die Aufsicht haben wird: über mich.

Meine Begrüßungsworte bleiben unerwidert. Stattdessen begegne ich stahlharten Blicken, die sich anfühlen wie eine Bestrafung meiner Freundlichkeit.

Ich bin an diesen Ort gekommen, um Aufgaben zu lösen. Als erste eine Jobbewerbung. In freier Rede soll ich alle meine persönlichen Eigenschaften schildern, die mich befähigen, eine ausgeschriebene Stelle zu übernehmen. Den Beruf darf ich selbst wählen. Ich entscheide mich für Sportlehrer. Zehn Minuten gewährt mir das Gremium, um mich auf meine Eigenlob-Kaskade vorzubereiten und einen Fragebogen auszufüllen; darin werden von mir Angaben verlangt über meine Intelligenz, meine Eloquenz, meine Körperhaltung.

Als die Zeit um ist, fordert mich die Frau im weißen Kittel mit schneidender Stimme auf, ihr meine Notizen auszuhändigen. »Ihre Vorbereitungszeit ist jetzt zu Ende.«

Ich stelle mich vor das Mikrophon, das »Gremium« sitzt mir direkt gegenüber. Links erkenne ich mich auf einem Schwarzweißbildschirm, eine pixelige Liveaufnahme. Ich sehe auch die Kamera, die mich filmt. Genauso starr wie das Objektiv sind die Blicke der beiden Aufseher auf mein Gesicht gerichtet. Pausenlos observiert, soll ich nun hier in diesem Raum, in dem es so gemütlich ist wie nachts in einem Parkhaus, überzeugend vortragen, wie toll ich bin.

Der Mann drückt die Stoppuhr. Fünf Minuten muss ich reden. Ich fange an – der Mund ist bereits trocken, die Stimme dünn, die Atmung flach. Ich will stark sein oder zumindest so tun, als ob ich stark sei. Doch während ich darlege, warum ich bestimmt der ideale Sportlehrer für Gymnasiasten wäre, während ich also erzähle, was mich exakt zu jenem Hansdampf macht, den die Schulleitung sich wünscht, während ich meine Konditionsstärke preise und mein großes Talent im Umgang mit Jugendlichen, empfinde ich meine Phrasen zunehmend als hohl. Ich bekomme keinerlei Rückmeldungen, kein Lächeln, kein Nicken, kein Kopfschütteln. Nur eingefrorene Blicke.

Ab und zu machen sich die Kontrolleure Notizen auf einem Blatt Papier, ihre einzige Regung. Ich spüre, wie meine Selbstsicherheit gegen null strebt, nach zwei Minuten ist sie im Minusbereich. Denn mir fällt nichts mehr ein. Ich beginne abzuschweifen, auszuholen, rumzueiern. Die Aufseherin unterbricht mich und sagt mit dem Klang einer Kreissäge: »Schildern Sie nur Ihre Vorzüge!«

Ich mache weiter, krame in meinem Kopf nach weiteren Möglichkeiten, das »Gremium« zufriedenzustellen. Fällt mir etwas ein, fehlen mir die Worte. Bereits nach einer weiteren halben Minute bin ich erneut in Not und provoziere den nächsten Verweis des »Gremiums«.

Mir ist durchaus bewusst, dass ich mich in einem Versuchsraum der Ruhr-Universität Bochum befinde und einen Stresstest absolviere. Was ich hier tue, ist nur ein Versuch, quasi ein Spiel. Es geht nicht um eine reale Bewerbung für einen Job, auf den ich wirtschaftlich angewiesen wäre. Nichts in meinem Leben hängt davon ab, ob ich hier erfolgreich für mich werbe. Trotzdem spüre ich enormen Druck. Ich fühle mich hilflos, gefangen in dieser kahlen Zelle im Souterrain der Fakultät für Psychologie und beobachtet von den zwei Kontrollpersonen im Arztkittel. Meine Reaktion: Ich werde aggressiv. Sehr real aggressiv.

Weder fragt das Gremium nach, noch bittet es mich, bestimmte Informationen preiszugeben. Stelle ich meinerseits eine Frage, wird sie nicht beantwortet. Ich habe keine Ahnung, was die beiden stummen Aufpasser hören möchten. Einziger Hinweis: »Sie haben noch Zeit, fahren Sie mit Ihren Eigenschaften fort.«

Fünf Minuten wird diese erste Tortur dauern. Fünf Minuten können lang sein. Spätestens nach vier Minuten drängt es mich, der Frau und dem Mann meinen Hass entgegen zu brüllen. Ich erschrecke über mich selbst.

Bei diesem Bewerbungsvortrag, in dem ich längst meine Lockerheit eingebüßt habe und der noch immer nicht vorbei ist, handelt es sich um den ersten Teil des weltweit bekanntesten Stresstests. Im Trier Social Stress Test (TSST) werden Probanden einem psychologischen Stressor ausgesetzt. Drei von vier Versuchspersonen lassen sich von den gestellten Aufgaben, der Atmosphäre im Raum und dem Verhalten des »Gremiums« so sehr unter Druck setzen, dass sich der Cortisolspiegel in ihrem Blut merklich erhöht. Und dies bedeutet nichts anderes, als dass der Körper die zweite Stufe der Stressreaktion gezündet hat.

Betrachtet man allein das Stressgeschehen in meinem Körper,

bin ich in einem ähnlichen Zustand, wie ich ihn im vorigen Kapitel geschildert habe. Erinnern Sie sich? Als Läufer ist mir von vielen Trainingseinheiten die Situation bekannt, dass ich die Aufmerksamkeit von Hunden wecke. Handelt es sich um die harmlose Variante Chihuahua, zeige ich zwar eine erste Stressreaktion – beruhige mich aber umgehend wieder.

Anders verhält es sich, wenn ich allein im Wald laufe und zwischen den Bäumen nicht einen harmlosen Hundezwerg, sondern einen ausgewachsenen Dobermann ohne angeleintes Herrchen identifiziere. Dann fällt die Bedrohungsanalyse anders aus. Erst recht, wenn der womöglich beißwütige Stressor die Verfolgung aufgenommen hat und mich nur noch dreißig Meter von den Hundezähnen trennen.

In einer solchen Situation hält es mein Gehirn aufgrund des informellen Updates für höchste Zeit, sofort die zweite Alarmstufe auszurufen. Ich verhalte mich dabei wie viele Säugetiere, die ins Beuteschema von Fressfeinden passen. Wird ein Kaninchen nicht nur kurzfristig von einer Schlange erschreckt, sondern minutenlang von einem Hund gehetzt, startet sein Hasenhirn ebenso die zweite Stufe. Auch ein Rentier tut das, wenn es von Wölfen umzingelt ist. Oder zusammengepferchte Nutztiere. Oder eine Maus unter dem Sofa, wenn die Hauskatze mit ihr »spielen« will.

Für solche Fälle sind der Mensch und all diese Tiere mit einer zusätzlichen Stressachse ausgerüstet. Sie kommt zum Einsatz, wenn das Gehirn die Situation als schwer kontrollierbar einschätzt und die Stressreaktion erweitern und verstärken will.[6] Erneut ist es die Amygdala, die entscheidet. Sie hält den Alarm, den sie in meinem Fall im Angesicht eines Chihuahua wieder gestoppt hätte, aufrecht, indem sie weiterhin ihren Botenstoff Glutamat ausschüttet. Während gleichzeitig die Nervenzellen im blauen Kern ihre Noradrenalinschwemme fortsetzen (und so die erste, spontane Stressreaktion über den Sympathikus verlängern), dringt das Glutamat aus der Amygdala über die aufsteigenden Nervenbahnen bis in die höheren Hirnregionen direkt unter der Schädeldecke.

Die Aufregung in unserem Cockpit schaukelt sich hoch, beteiligt sind daran am Ende verschiedenste Hirnareale, von den archaischen Abteilungen im limbischen System bis zu den höchstentwickelten Bereichen in der jüngeren Großhirnrinde. Sobald der Hypothalamus Wind von der Aufregung bekommt, ist das nächste Hormon unterwegs. Der Hypothalamus sitzt im Zwischenhirn (zwischen Großhirn und Hirnstamm) und steuert von dort aus das innere Milieu in unserem Körper, die sogenannte Homöostase. Konkret reguliert er in seinem Alltag mit unterschiedlichen Substanzen das Wirken der Schilddrüse, die Körpertemperatur, den Schlaf-wach-Rhythmus oder den Appetit. Seine Kompetenzen reichen vom Salz- und Wasserhaushalt bis zum Sexualtrieb. Mit dem Hormon Somatostatin zum Beispiel bremst er unser Wachstum, mit Melanoliberin sorgt er dafür, dass wir braungebrannt aus der Urlaubssonne an den Schreibtisch zurückkehren.

Dieser zerebrale Tausendsassa reagiert auf die anhaltende Bedrohung, indem er den Corticotropin Releasing Factor (CRF) freisetzt. Dieses Hormon aktiviert die nächste Schaltstelle, die Hypophyse oder Hirnanhangdrüse. Die bildet daraufhin das adrenokortikotrope Hormon (ACTH), das den nächsten Alarmposten weckt, die Nebenniere. Dieses Mal ist allerdings nicht das Nebennierenmark der Adressat (das zuvor mit seinen Stresshormonen Adrenalin, Noradrenalin und Dopamin in der ersten Stressreaktion Atmung, Kreislauf und Schweißdrüsen aktiviert hatte). Vielmehr ist nun die Nebennierenrinde gefragt. Sie hat den Urstoff unter den Stresshormonen im Sortiment, das Cortisol. Und damit flutet sie schließlich, mit einer Verzögerung von 15 bis 20 Minuten, den Blutkreislauf.

Dieses zweite System, das der Körper nutzen kann, um Gefahr abzuwenden, heißt Hypothalamus-Hypophysen-Nebennierenrinden-Achse – abgekürzt HPA-Achse, nach der engli-

schen Bezeichnung *hypothalamic-pituitary-adrenocortical axis*.
Ihre Aufgabe ist es in erster Linie, die für den Notfall reservierten Energiequellen verfügbar zu machen. Denn das am Ende der Reaktion ausgeschüttete Cortisol sorgt dafür, dass der Körper die Treibstoffe verstoffwechseln kann: Es schickt den Zucker ins Blut und beschleunigt seine Verteilung, indem es den Blutdruck hochfährt.

Was aber hat nun mein Trierer Stresstest im Keller der Ruhr-Universität Bochum konkret mit dem Dobermann zu tun? Von dem Stresspionier Hans Selye wissen wir, dass die Stressreaktion in gewissem Maß bei allen Menschen einheitlich verläuft. Unterschiedlichste Situationen lösen ähnliche Symptome aus, sofern sie in irgendeiner Form dem Mandelkern Bedrohung respektive Kontrollverlust signalisieren. Daher lässt sich auch in einem Bochumer Universitätsverlies zumindest in groben Zügen zeigen, wie ich in der Wildnis reagieren würde, hielte eine bedrohliche Situation länger als nur Sekunden an.

Im Trierer Stresstest ermitteln die Wissenschaftler, was in meinem Körper in jener zweiten Stressphase passiert, in der ich mich mit Hilfe der HPA-Achse auf einen längeren Kampf einstelle – gegen angriffslustige Hunde genauso wie gegen die beiden nervtötenden Observateure in den Arztkitteln, die nichts anderes im Sinn haben, als mich unter Druck zu setzen.

Allgemein gesagt: Jener Sympathikus, der die erste Stressreaktion auslöste, ist zuständig für eine Vielzahl von Erregungen, die man als positiv oder negativ beurteilen kann – für Angst, Wut oder die Lust auf Sex. Die Kernaufgabe der HPA-Achse, die nun im zweiten Schritt aktiv wird, ist eine andere. Sie bereitet den Körper auf die harten Zeiten vor.

Bevor ich an diesem Nachmittag den unfreundlichen Raum betreten habe, in dem das »Gremium« auf mich wartete, kaute ich auf einem Wattestäbchen herum. Ich saß im Büro von Marcus Paul, ein Stockwerk höher, im Erdgeschoss. Paul ist Doktorand des Kognitionspsychologen Oliver T. Wolf. Und dessen

Labor wiederum ist einer der wichtigsten universitären Orte, an denen in Deutschland Stress experimentell erforscht wird. Wolf und seine Mitarbeiter untersuchen seit Jahren, wie Stress unter anderem die Lern- und Gedächtnisprozesse des Menschen beeinflusst. Ein Schwerpunkt ihrer Arbeit liegt auf der Wirkung von Stresshormonen, vor allem Cortisol.

Nach einer Minute hatte sich das Watteröhrchen in meinem Mund mit Speichel vollgesaugt. Ich steckte es in ein Glasröhrchen und händigte es Marcus Paul aus. Damit Labortechniker später die unterschiedlichen Cortisolwerte in meinem Speichel ermitteln können, nimmt Paul als Versuchsleiter an diesem Tag insgesamt vier Proben von mir entgegen. Außerdem misst er zu unterschiedlichen Zeiten meine Pulsfrequenz und den Blutdruck. All diese Werte werden mir am Ende vermitteln können, wie groß in den verschiedenen Phasen des Tests mein Stress gewesen ist und ob ich auch mittelfristig normale Reaktionen auf Stressoren zeige.

Die fünf Minuten für den Bewerbungsmonolog sind um. Ich zweifle daran, dass ich das frostige Gremium überzeugen konnte, mich als Sportlehrer anzuheuern. Darf ich mich nun wenigstens etwas entspannen? Nein, darf ich nicht.

Ohne Pause lassen meine beiden Aufpasser den nächsten psychologischen Stressor auf mich los. Ich muss kopfrechnen. Man bedeutet mir, an Ort und Stelle stehen zu bleiben, hier in diesem Kellerverlies, weiterhin beäugt von Mensch und Kamera, meine Stimme aufgezeichnet von einem Rekorder. Ich soll subtrahieren. Beginnend mit der Zahl 2043 muss ich so schnell wie möglich und präzise in 17er-Schritten rückwärts zählen, ohne Taschenrechner, ohne Stift und Papier. »Wenn Sie einen Fehler machen, werde ich Sie darauf hinweisen, dann fangen Sie wieder bei 2043 an. Haben Sie noch Fragen? Beginnen Sie bitte jetzt.«

»2026«, sage ich, »2009, 1992, 1975, 1958.« Ich spüre erneut Unsicherheit. Kaum habe ich einen neuen Wert berechnet, drohe ich zu vergessen, an welcher Stelle im Zahlenmeer ich gerade bin. Ich spüre die Belastung auch physisch im Kopf. Was passiert wohl gerade in meinem Gehirn und in meinem Körper?

Der wilde Tanz der Hormone: Die Amygdala informiert die Hirnanhangdrüse, sie kommuniziert mit der Nebennierenrinde. Und parallel dazu redet längst auch der Hypothalamus mit Hilfe von Botenstoffen über die HPA-Achse auf die Nebennierenrinde ein.

Die Intensität, mit der mich die Botenstoffe auf Trab bringen, sorgt dafür, dass ich bestimmt längst randvoll mit Cortisol bin. In hoher Konzentration, so vermute ich, ist das Hormon in meinem Speichel gelandet, über den ich es später an das Wattestäbchen abgeben werde.

Untersuchungen haben gezeigt, welche Wucht der TSST entfaltet. Der Stresstest sorgt bei Männern für Cortisolwerte, die bis zu 100 Prozent über den normalen Tageshöchstwerten liegen.[7] Bei Frauen fällt die Wirkung in der Regel etwas geringer aus. Ist der Test vorbei, dauert es normalerweise ein- bis eineinhalb Stunden, bis die Werte sich wieder auf ihr Ausgangsniveau abgesenkt haben.

In meinem Körper nimmt das Cortisol nun ein ganze Reihe von Anpassungen vor. Es lässt nicht nur Energie liefern, es dimmt auch das Immunsystem. Das ist im Moment der Gefahr durchaus von Vorteil: Gehen meine weißen Blutkörperchen (Granulozyten, Killerzellen oder T-Lymphozyten) nicht gleich auf jeden neuen Eindringling los, verschonen sie meinen Körper davor, sich auch gleich noch um Viren, Bakterien und Pilze zu kümmern. Das hat Zeit, bis der Dobermann weg ist. Oder besiegt.

Trotz akutem Stress schlage ich mich beachtlich. Ich komme bis 1465, nenne dann den nächsten errechneten Betrag und höre: »Fehler, bitte noch einmal von vorn.«

Der Ärger darüber schlägt ein wie ein Blitz. Die ganze Mühe noch einmal. Ich spüre Müdigkeit, ich will nicht mehr. Aber ich muss. Nach dem Neustart bei 2043 traue ich mir ein Experiment zu. Ich erwidere den frostigen Blick der Frau und versuche unbeeindruckt vom Augenkontakt die Rechenaufgabe zu lösen. Es gelingt mir nicht. Auge in Auge mit ihr bin ich überfordert damit, den nächsten Betrag zu bestimmen. Mein Rechenzentrum stellt die Arbeit ein. Stressbedingter Totalausfall? Ich fliehe mit den Augen zur Raumdecke und kann nach wenigen Sekunden weitersubtrahieren, langsam zwar, aber immerhin, 17er-Schritt um 17er-Schritt.

»Fehler – 2043 bitte.«

Ich spüre, wie die Stressareale in meinem Hirn mich an die Belastungsgrenze geschoben haben. Nun scheint mein Kopf nicht mehr in der Lage zu sein, noch einmal die Konzentration aufzubauen, die mich in den ersten Minuten immerhin hinunter bis zum Wert 1465 getragen hat. Meine rechnerischen Prozesse verlangsamen sich deutlich. Dass aber in diesem Moment die Stressreaktion nicht überschießt, verdanke ich einem Regelsystem. Nach dem Prinzip der negativen Rückkoppelung meldet der Körper die Höhe des Cortisolspiegels im Blut zurück an Hypothalamus und Hirnanhangdrüse. Fließt viel Cortisol durch die Adern, hemmt dies die Kaskade der anderen beteiligten Hormone. Die Stressreaktion kontrolliert sich selbst, zumindest im Normalfall.

Erstaunlicherweise spüre ich in diesem Moment noch etwas: Ich werde gleichgültig. Die Angst vor dem nächsten Fehler schwindet. »Was soll's«, denke ich.

Im Nachhinein werde ich mich fragen, was diese Art der Empfindung zu bedeuten hat. War dies jener Augenblick, in dem ich bereit war, aufzugeben? Wo ich in der Gefahrensituation den Punkt erreicht hatte, an dem man sich tot stellt, um zu überleben? Denn auch diese Taktik gibt es – in höchster Gefahr und unter maximalem Stress versuchen manche Beutetiere angreifende Räuber zu täuschen, indem sie sich nicht mehr bewegen. Genauso bleiben Menschen manchmal wie angewurzelt stehen, wenn vor ihnen die Welt untergeht. Habe ich diesen Punkt eben beim Kopfrechnen erreicht? Mich im übertragenen Sinn tot gestellt?

»Vielen Dank, das genügt«, sagt der Mann im Arztkittel. »Sie können nun den Raum verlassen. Der Versuchsleiter wartet draußen auf Sie.«

Und er hat genaue Anweisungen. Marcus Paul darf, was ich natürlich nicht weiß, genauso wie das »Gremium« keinerlei Mitgefühl zeigen. Kein Trost, kein Lächeln, auch meine Fragen beantwortet er nicht. Alles werde nach Beendigung des Versuchs geklärt, sagt er.

Davor allerdings gibt es noch einiges zu tun: Wattestab kauen für die Speichelprobe, Blutdruck- und Pulsmessung. Und dann noch einmal ran. Ein weiterer Stresstest, diesmal kein psychologischer, es ist Zeit für den physikalischen Kick: Kältestress.

Wenn die Abteilung von Oliver T. Wolf ihre Tests durchführt, müssen die jeweiligen Probanden dieselbe Tortur durchstehen, die mir nun bevorsteht: drei Minuten lang den Unterarm in eiskaltes Wasser legen. Ein Grad Celsius über dem Gefrierpunkt.

In meinem Gewebe finden sich unzählige Schmerzrezeptoren, in der Haut, in den Muskeln, in den Organen. Es handelt sich dabei um freie Nervenenden, die in der Lage sind, Reize aufzunehmen und entsprechende Informationen ans Rechenzentrum im Kopf weiterzugeben. Das können mechanische oder chemische Reize sein, zum Beispiel Schläge oder Säuren. Lege ich die Hand auf die Herdplatte oder ins Eiswasser, erhält das Gehirn sehr schnell Informationen über die aktuelle Temperatur in den Außenbezirken des Körpers. Das Gehirn interpretiert sie als Schmerz, als ein laut Definition höchst »unangenehmes Sinnes- oder Gefühlserlebnis, das mit tatsächlicher oder potenzieller Gewebeschädigung einhergeht oder von betroffenen Personen so beschrieben wird, als wäre eine solche Gewebeschädigung die Ursache«.[8]

Ich lege meinen Unterarm ins Eiswasser. Tatsächlich findet mein Gehirn nach wenigen Sekunden, dass die Schmerzschwelle überschritten sei. Die normale Reaktion wäre, den Arm aus dem Wasser zu nehmen. Aber die Versuchsumstände verlangen von mir, dass ich mich anders verhalte. Zwar empfinde ich das Signal im Gehirn korrekt als »unangenehm«, aber mein Stirnlappen zwingt den Rest des Gehirns, nicht auf die Empfehlungen von Amygdala und Konsorten zu hören – obwohl die längst daran sind, meine Stressreaktion voranzutreiben.

Ich verkneife mir die abrupte Bewegung als Gegenreaktion auf den heftigen thermischen Reiz und halte die ganzen drei Minuten lang durch. Allerdings muss ich gestehen, dass ich als Saunagänger mit kaltem Wasser vertraut bin. Auch bergbacherfahren bin ich, und im Winter renne ich barfuß durch den Pulverschnee. Entsprechend mau fällt oberflächlich betrachtet meine Reaktion aus. Der Puls verharrt bei 55.

Ich würde an dieser Stelle gern Marcus Paul mit der Aussage zitieren, dass auch mein Blutdruck im Keller geblieben sei. Doch diesen Gefallen haben mir Amygdala und Hypothalamus nicht getan. Mit ihrem archaischen Erfahrungswissen überstimmten sie mein Stirnhirn (das die Harmlosigkeit von ein bisschen kaltem Wasser kennt). Konkret bedeutet das: Ich konnte zwar entspannt in die Kamera blicken, weil ich mir innerlich versicherte, dass die massive Wärmeabfuhr während der drei Minuten keinerlei Schaden anrichten wird. Die älteren Bereiche in meinem Cockpit jedoch haben dessen ungeachtet die Signale der sensiblen Wärmerezeptoren an meinen Fingern in eine Schmerzwarnung umgesetzt – und Stress ausgelöst. Dies zeigt der gestiegene Blutdruck. Und dies wird später auch die Analyse meiner Speichelprobe belegen. Der Cortisolspiegel lügt nicht. Weil sie in der Wildnis nun mal gefährlich ist, reagieren wir auf Eiseskälte. Sie stresst uns.

Für das Team um Oliver T. Wolf ist das praktisch. Es kann auf diese Weise unter überschaubaren Versuchsbedingungen mit

Probanden erforschen, wie Stress die geistigen Fähigkeiten beeinflusst. Die Wissenschaftler vergleichen die Speichelproben und die Gedächtnisleistungen der am Unterarm gekühlten Testpersonen mit denen aus der Vergleichsgruppe. Letztere lösen dieselben Aufgaben – allerdings ungestresst, also unbeobachtet von einer Kamera, und ihr Arm ruht in kuschelig 35 Grad warmem Wasser.

Erstaunliche wissenschaftliche Befunde können alle meine Reaktionen während des Stresstests erklären. Sogar die Totalblockade beim Versuch, direkten Augenkontakt mit der Kontrolleurin zu halten und gleichzeitig 17 zu subtrahieren, ist nachvollziehbar: Stress hilft, wie die Bochumer herausfanden, dem Hirn – aber nur bis zu einem gewissen Punkt. Übersteigt er ein gewisses Maß, blockiert er all die Denkarbeit, die nicht für das unmittelbare Überleben notwendig ist.

Für einen (auf den ersten Blick) seltsamen Befund brauche ich allerdings keine aktuellen Forschungsergebnisse. Der Stresspionier Hans Selye hat das Phänomen vor Jahrzehnten bereits untersucht und richtig interpretiert, als er sagte: »Stress ist die Würze des Lebens.« Er hatte da vermutlich jenes hormonelle Geschehen im Blick, das auch mich plötzlich zu einem erstaunlichen Verhalten anstachelt: In mir regt sich, nachdem ich alle Torturen überstanden habe, eine unverschämt gute Laune. Freudig erregt erzähle ich Marcus Paul von den heftigen Stressreaktionen, die ich während der unangenehmsten Momente im fensterlosen Psychologenverlies erlebt habe.

Ich erinnere mich an die Qualen nicht etwa schwermütig, sondern euphorisch.

Ich lache, rede wie ein Wasserfall.

Und ich frage mich: Welcher Botenstoff ist denn dafür verantwortlich?

Es ist eine Droge, genannt Endorphine, losgelassen von der Hirnanhangdrüse. Der Name bedeutet »endogene Morphine«. Dieses körpereigene Schmerzmittel hat die besondere Fähigkeit, dass es den Schmerz einfach abstellt. Als Dreingabe beglückt es uns auch gleich noch mit Euphorie.

Viele Läufer kennen das Phänomen unter dem Namen Runner's High. Als Folge von körperlichem Stress fluten Endorphine durch den Körper. Nichts tut mehr weh, und das Glück ist so groß, dass der Läufer denkt: Ich will und könnte immer weiterlaufen.

In der Evolution hat sich dieser Mechanismus offensichtlich bewährt. Fiel der Schmerz weg, konnten sich unsere Ahnen wirkungsvoller gegen den Säbelzahntiger zur Wehr setzen.

Die Tür geht auf, Eve Hessas und Andreas Haltermann treten ein. Ich erkenne sie fast nicht wieder. Ohne Arztkittel und mit freundlichem Gesicht sehen die beiden Nervensägen des »Gremiums« plötzlich ganz sympathisch aus. Im Test hatten sie den Auftrag, alle sozialen Regeln zu verletzen, mich nicht zu grüßen, mich mit meinen Fragen auflaufen zu lassen, mir die Zeit so unangenehm wie möglich zu machen.

Die beiden Mitarbeiter des Instituts sind geschult. Seit Jahren spielen sie das frostige Aufseherpaar im Dienst der Wissenschaft, oft mit erstaunlichem Effekt. »Beim Bewerbungsmonolog, in dem sie ihre positiven Eigenschaften aufzählen müssen, sagen manche nach 20 Sekunden nichts mehr«, sagt Hessas. Schlimme Aussetzer beobachten sie oft beim Rückwärtsrechnen in 17er-Schritten: Manche schaffen gerade mal eine Subtraktion in fünf Minuten.

Sie räumen ein, dass sie in seltenen Fällen milde werden gegenüber ihren Probanden. Sie möchten letztlich keinen davonjagen, sondern nur im höchsten Maße stressen. Ein Mann sei einmal einfach rausgelaufen, weil er den Druck nicht ausgehalten habe. Und eine Frau drohte loszuheulen: »Da schalten wir dann schon einen Gang runter«, sagt Hessas und lächelt – eine Regung, die ich ihr noch vor einer Stunde nie im Leben zugetraut hätte.

Von all den Stressoren dieses Tages ist keiner übrig geblieben.

Und im Wald, der Dobermann? Auch dort habe ich die Gefahr am Ende überstanden. Im letzten Moment ist ein Herrchen aufgetaucht und hat das Tier zurückgepfiffen.

Damit hätten wir am Institut für kognitive Neurowissenschaft der Ruhr-Universität Bochum und in der Wildnis des zeitgenössischen Läufers vergleichbare Ereignisse. Nach der allerersten Stressreaktion ergab sich keine Gelegenheit, in den Entspannungsmodus zurückzukehren. Stattdessen mobilisierte das Gehirn, hier genervt vom »Gremium«, dort voller Angst beim Anblick des Dobermanns, die zweite Achse.

Nun aber darf ich mich endlich beruhigen. Der Herzschlag geht auf die gewohnte Intensität zurück, der Blutdruck sinkt auf den Normalwert, ich atme wieder ruhig. Das Blut fließt wieder dorthin, wo es im physiologischen Alltag gebraucht wird: Die Verdauungsorgane können wieder normal weiterarbeiten. Die Leber macht sich wieder daran, Energievorräte einzulagern; der Blutzuckerspiegel sinkt.

Auch das Immunsystem kehrt zu seiner normalen Arbeit zurück. Statt wie im ersten Moment hektisch so viel Killerzellen wie möglich für den drohenden Notfall zu produzieren und dann (in der zweiten Stressphase) seinen Eifer massiv zu drosseln, stellt es nun die Ordnung seiner Abwehrreihen wieder her – um auch künftig gegen fremde Keime oder Entzündungen gewappnet zu sein.

Der Mensch spürt die Entspannung tief in seiner Seele. Oft werden wir nach einem intensiven Stresserlebnis einfach sehr, sehr müde und möchten uns nur noch hinlegen. Mancher spürt dann ein dringendes Bedürfnis nach Zärtlichkeit. In anderen keimt Kreativität. Ideen purzeln heraus, die Regeneration des Körpers wird zum Aufbruch des Geistes.

Endet der Stress an dieser Stelle, ist es gut. Dann kann man glücklich mit ihm sein.

2.5 Im dauerhaften Widerstand

Die Bilder, die Hans Selye anfertigte, sahen nicht schön aus. Sie zeigten geschrumpfte Lymphknoten und Thymusdrüsen, gereizte Nebennierenrinden, Geschwüre in der Magenschleimhaut. Auch die Art und Weise, wie der Mediziner von der McGill University in Montreal die morbiden Körperteile erzeugt hatte, klingt nicht freundlich: Seine Laborratten schlotterten in Winternächten auf dem Institutsdach. Sie bekamen nichts zu fressen. Mussten die Hitze im Heizungskeller ertragen. Einigen wurden Knochen gebrochen oder gleich der Rücken durchtrennt. Anderen die Haut verbrüht. Oder Adrenalin, Atropin, Morphium, Formaldehyd injiziert. Selye wirbelte Tiere in Trommeln herum, bis sie erschöpft waren. Und damit neben dem Kälte-, Hitze-, chemischen oder mechanischen Stress der Psychostress nicht fehlte, raubte der Wissenschaftler ein paar Ratten die Freiheit – er »immobilisierte« ihre Füße auf einem Brettchen.

Die Experimente gerieten zum Erfolg für den ehrgeizigen österreichisch-kanadischen Forscher – wenngleich sie mit unseren üblichen ethischen Grundsätzen nicht vereinbar sind. Alle Stressoren verursachten, was Selye sich gewünscht hatte: Die psychisch und körperlich malträtierten Nager wurden krank. Damit war ihm der Beweis gelungen: Stress kann ungesund sein.[9]

Selye selbst hatte allerdings stets deutlich gemacht, dass es sich bei der Stressreaktion des Körpers um einen ganz normalen Vorgang handelte. Seine Definition lautete: »Stress ist die Antwort des Organismus auf jede Beanspruchung.« Das bedeutet: Die unterschiedlichsten Ereignisse, Stoffe oder Umgebungen können zu Stressoren werden. Wir haben im Prinzip fast immer Gelegenheit, auf sie zu reagieren. »Die Abwesenheit von Stress ist Tod. Nur Tote haben keinen Stress«, ließ Selye verlauten.

Die Möglichkeit, dass Stress krank machen kann, berücksichtigte er in seinem berühmt gewordenen dreistufigen Modell: Das

Allgemeine Anpassungssyndrom (AAS) unterscheidet drei Stadien der Stressreaktion. In der ersten, der Alarmphase, wird das System schockartig hochgefahren. Das Herz schlägt schnell, der Körper setzt Glukose und Fettsäuren frei. Das zweite Stadium ist die Zeit des Widerstands. Der Körper versucht, sein Gleichgewicht wiederzufinden oder sich an die neuen Verhältnisse anzupassen: Mit Hilfe von Adrenalin, Noradrenalin und Cortisol steigert der Körper seine Leistungsfähigkeit. Bis zu diesem Zeitpunkt bewegt sich das System im grünen Bereich.

Kritisch wird es schließlich in der dritten Phase, im Erschöpfungsstadium. Wer über lange Zeit hinweg seine Reserven mobilisiert, verbraucht laut Selye zu viel »Anpassungsenergie«. Die Vorräte gehen zur Neige, und der Organismus erkrankt.

Mit denselben Fragen wie Selye hatte sich in Harvard zuvor schon der Physiologe Walter B. Cannon beschäftigt. Er untersuchte, wie Hitze, Kälte oder andere Umwelteinflüsse das Gleichgewicht eines Organismus, die Homöostase, zu stören vermögen.[10] Als Erster entdeckte er, dass unter Stressbelastung das hormonelle Geschehen in Schwung kommt, dass sogenannte Katecholamine ausgeschüttet werden, die sich über die Blutbahnen im Körper verteilen und Reaktionen auf die drohenden Gefahren auslösen. Von Cannon stammt die griffige Formel »Fight or Flight«, womit er die Alternativen benannte, die dem bedrohten Individuum zur Verfügung stehen: Kampf oder Flucht. Andere Modelle sehen eine dritte Möglichkeit vor: sich tot stellen. Kommt das Gehirn zu dem Schluss, dass die Gefahr nicht zu beherrschen ist, kann sich das gefährdete Individuum vielleicht mit »tonischer Immobilität« doch noch retten:[11] Wenn es Glück hat, übersieht der Fressfeind sein Opfer.

Für den Homo erectus mag eine überschaubare taktische Vorgabe Sinn ergeben haben. Heute versagen alle drei Möglichkeiten. Die stressige Arbeit einfach links liegen lassen oder im Verkehrsstau den Knüppel hervorholen, solches Verhalten löst kein Problem. Genauso wenig wie die Entscheidung, Fersengeld zu geben, wenn der Chef einen anpöbelt. Und tot stellen? Führt im Einkaufsstress selten zum Erfolg. Allerdings haben die drei modernen Varianten von Kampf, Flucht und tonischer Immobilität eine gewisse Erfolgschance: Lautwerden, Krankfeiern, Verstummen.

Weil die Strategie des Körpers die alte geblieben ist, geraten wir trotz einiger Anpassungen oft in einen »Stressbewältigungskonfikt«.[12] 1974 unternahm der Psychologe Richard Lazarus den Versuch, die Modelle von Cannon und Selye zu ergänzen. Er veröffentlichte sein Transaktionales Stressmodell.[13] Dessen zentraler Punkt: Wir entscheiden selbst, ob wir Stress haben. Nicht der Stressor löst die eigentliche Reaktion aus, vielmehr ist es der Mensch selbst, der eine Situation subjektiv bewertet und entsprechend reagiert.

Ist das, womit ich konfrontiert bin, überhaupt gefährlich? Sehe ich darin eine (positive) Herausforderung? Oder geht mich das alles womöglich gar nichts an? In der nach Lazarus so bezeichneten »primären Bewertung« entscheiden wir uns zumindest für eine Tendenz: ob wir Stress erleben werden oder nicht. Ob wir mittelfristig gestresst sind, entscheiden wir meist im Lauf der »sekundären Bewertung«. Dann stellt sich uns die Frage, ob wir die nötigen Ressourcen zur Verfügung haben, um das Problem zu lösen. Trauen wir unseren Möglichkeiten nicht, haben wir Stress. Dann entwerfen wir einen Plan, um die entgleitende oder entglittene Kontrolle zurückzugewinnen.

Dazu stehen »Copingstrategien« zur Verfügung – wir unternehmen Anstrengungen, um das Problem zu bewältigen. Im Wesentlichen entscheiden wir uns entweder für das Ziel, uns besser zu fühlen, also an unserem emotionalen Zustand zu schrauben. Oder wir setzen auf »problemfokussiertes Coping«, was bedeutet, dass wir die Situation verändern, indem wir die Stressursache bekämpfen.

Am Ende bewerten wir, ob unsere Versuche erfolgreich waren. Hat die Reaktion gewirkt und ist die Bedrohung verschwunden? Sollten wir mit dem Resultat nicht zufrieden sein, bleibt der Stress erhalten. Psychologen könnten in diesem Fall eine »Anpassungsstörung« diagnostizieren, weil wir es offenbar nicht geschafft haben, eine Veränderung oder ein Ereignis zu meistern. Klingt eine Trauer nicht ab, steigt die Wahrscheinlichkeit einer solchen Störung. Anlass könnte auch eine Trennung sein, ein Misserfolg oder der Eintritt in den Ruhestand. Es gibt viele Anlässe, die Angst, Ärger, ein auffälliges Sozialverhalten oder depressive Symptome auslösen können.[14]

Um so krank wie die Ratten auf Selyes Institutsdach in Montreal zu werden, muss der Mensch sich den akuten Stressoren über eine lange Zeit aussetzen. Wollen wir uns aber gesundheitlich gar nicht erst diesem Risiko aussetzen, besteht unsere Aufgabe vor allem darin, dafür zu sorgen, dass die Stresshormone und die in die Blutbahn gespülten energiereichen Substanzen nicht bleiben, wo sie sind. Entweder wir entspannen uns. Oder wir bewegen uns.

Der Frühmensch, so wird vermutet, bekam es in seinem Steinzeitleben pro Tag ein- bis zweimal mit Stressoren zu tun, die sein Alarmsystem aktivierten.[15] Modernen Erdenbewohnern widerfährt dies zwar häufiger, die einzelnen Stressereignisse sind jedoch selten intensiv. Anders als dem Ahnen begegnen uns tödliche Gefahren allenfalls mittelbar, beim Zeitunglesen.

Die Konzentrationskurve der Stresshormone in unserem Körper sieht deshalb völlig anders aus als die des Vorzeitmenschen. Seine Kurve geht ein- bis zweimal steil nach sehr weit oben. Und beide Male macht sie kehrt und sinkt wieder brav, weil der Urmensch sich nach dem Schrecken entweder der Muße hingeben konnte oder im unwegsamen Gelände den Stoffwechsel beschleunigte und die im Körper fließende Energie verheizte.

Der durchschnittliche moderne Mensch lebt in anderen Abläufen. Seine Hormonkonzentration geht im Lauf des Tages stetig nach oben, einer Treppe gleich. Die Kurve zeigt nur kleine

Stufen, aber dafür viele. Die zeugen von einem nahezu dauerhaften Stressgeschehen. Viel zu leicht reagieren wir sogar auf Nichtigkeiten, obwohl Flucht oder Angriff keine Möglichkeiten bieten, das jeweilige Problem zu lösen. Der Abgabetermin für das Manuskript nähert sich trotzdem. Stau bleibt Stau, der Nachbar bleibt der Nachbar. Die vielen kleinen täglichen Trippelschritte auf der Hormontreppe nach oben lassen Erholungsphasen kaum mehr zu.

Die Widerstandsreaktion, wie Hans Selye sie in seinem Anpassungsmodell beschrieben hat, hält der Mensch eine Zeitlang durch. Dann gleitet er ins Erschöpfungsstadium über. Interpretiert das Gehirn die Umgebungsinformationen weiterhin als »stressig« und versucht sich unentwegt und hyperaktiv zu wehren, dann gerät der Hormonhaushalt endgültig durcheinander – der Mensch wird krank.

2.6 Stress und die körperlichen Folgen

Die Torturen, mit denen Hans Selye in Montreal seine Ratten gepeinigt hatte, brachten binnen kürzester Zeit die erwarteten Resultate, die der Wissenschaftler schließlich auf den Menschen übertrug. Ist dieser Kälte, Hitze, Streit, Schlafentzug, Schmerzen, Termindruck, Drogen oder Trauer im Übermaß ausgesetzt, reagiert sein Körper mit den gleichen Symptomen wie Selyes Laborratten. Keiner kann, ständig gereizt, immer von neuem Kräfte mobilisieren. Für diese Belastung ist das System nicht angelegt.

Die psychosomatische Leidensliste, die Ärzte in den vergangenen Jahrzehnten erstellt haben, ist lang. Das Opfer der hektischen Moderne kann nachts nicht mehr durchschlafen, knirscht mit den Zähnen, leidet an Tinnitus und Migräne. Sein Magen ist übersäuert, das Herz gerät aus dem Rhythmus. Jeder Virus haut den Dauergestressten um, und als Allergiker bekommt er Heuschnupfen, später Asthma. Stress macht impotent und dick (und manchmal dünn). Stress ist schuld an Sehstörungen – indem er das Risiko für die Netzhauterkrankung Retinopathia centralis serosa erhöht.

Bei jedem dieser Leiden hat Cortisol seine Finger im Spiel. Der Botenstoff aus der Nebennierenrinde, dessen Grundsubstanz das Steroid Cholesterin bildet, ist die größte hormonelle Gefahr für den Ewiggestressten. In hohen Dosen ruiniert er sogar das Immunsystem.[16]

Nachdem der Stoff seine erste Aufgabe – kurzfristig die Immunabwehr zu aktivieren – erledigt hat, setzt er die Arbeit fort, indem er Entzündungen aufhält. Cortisol versetzt das Immunsystem nun in Ruhezustand. Das ist der Grund, warum Ärzte uns Kortison-Präparate verschreiben. Diese Nachbauten des körpereigenen Cortisols bremsen entzündliche Erkrankungen wie Asthma oder Rheuma. Sie machen uns aber empfindlicher für Schnupfen. Genauso wirkt Cortisol bei Dauerstress. Erkältungen und andere Infekte häufen sich. Weil die Immunabwehr aber döst, dauert es oft Wochen, bis wir die Plage wieder los sind: Das Cortisol bremst die Genesung, indem es die Fieberreaktion unterbindet.

Die hausgemachte Hormonschwemme erklärt das Phänomen, warum Dauerstressgeplagte am Wochenende oder in der ersten Urlaubswoche gesundheitlich umknicken. Sinkt nämlich bei ihrem Versuch, endlich auszuspannen, der zuvor chronisch erhöhte Cortisolspiegel, wittert das Immunsystem umgehend seine Chance. Es geht mit voller Kraft auf die längst im Körper herumgeisternden Erreger los.

Es kann noch schlimmer kommen. Beenden wir die Reaktion auf reale oder eingebildete Stressoren zu lange nicht, droht ein chronisches Siechtum. Ein Problem ist die Powernahrung, die die Stressreaktion ins Blut spült. Bekommt der Körper keine

Gelegenheit, etwas mit ihr anzufangen, drohen Krankheiten, die man nicht so schnell wieder loswird, wie etwa Diabetes mellitus. Dieses Leiden befördert Cortisol, weil es die Wirkung von Insulin vermindert. Dessen Alltagsaufgabe ist es, Zucker in Muskulatur und Fettgewebe unterzubringen. Ohne den Schlüssel Insulin verbleibt die Glukose im Blut. Die Bauchspeicheldrüse realisiert währenddessen, dass die Insulinwirkung verringert ist – und interpretiert dies als Insulinmangel und Produktionsauftrag. In der Folge schüttet sie alles an Insulin aus, was sie hat. Damit erschöpft sie die Kapazitäten ihrer Inselzellen, die das Insulin herstellen. Am Ende herrscht tatsächlicher und akuter Insulinmangel, bei einem gleichzeitigen Überschuss an Blutzucker. Das Diabetesrisiko steigt rasant.[17]

Fast jede Faser des Körpers kann von chronischem Stress betroffen sein. Da er das Gedärm auf Standby setzt, ist die Verdauung gestört. Mögliche Folgen davon hat Selye an seinen Ratten gezeigt: Magen-Darm-Geschwüre. Verharren Blutdruck und Pulsfrequenz auf hohem Niveau, droht eine bleibende Hypertonie, die die Gefäße schädigt. Außerdem sind die Adern voller roter Blutzellen (Erythrozyten), die im Notfall den Sauerstofftransport hätten übernehmen sollen. Zusammen mit den Lipiden (den im Stress eingeleiteten Fetten) verdicken sie das Blut. Die damit beschleunigte Arterienverkalkung endet schlimmstenfalls im tödlichen Herz-, Lungen- oder Gehirninfarkt.

Eher schleichende Folgen lassen sich dort beobachten, wo die Stressreaktion ihren Anfang nimmt. Das Gehirn, das zu Beginn noch einen Kick bekommen hat, wird in der endlosen Not haushälterisch. Alle Informationen, die nicht dazu dienen, den Stress in den Griff zu bekommen, behandelt es zweitrangig. Der Hippocampus als Zentralorgan fürs Gedächtnis schwächelt. Die kognitiven Leistungen nehmen ab – um es salopp zu sagen: Dauergestresste verblöden.

Robert Sapolsky von der Stanford University war einer der Ersten, die erkannten, dass ein Übermaß an Stresshormonen den Nervenzellen zusetzt. Er schloss sich 1977 in Afrika einer Gruppe von Anubis-Pavianen an und zapfte ihnen über Jahre hinweg immer wieder Blut ab. Ihm gelang der Nachweis, dass im Kopf derjenigen Tiere, die Konflikte und hordeninternes Mobbing unter Dauerdruck setzte, der Hippocampus schrumpfte.[18] Der Befund erklärt, warum Langzeitgestresste zu Vergesslichkeit neigen.

Wo war ich stehen geblieben?

Den Zusammenhang zwischen Stress und psychischen Leiden konkretisierten 2014 Forscher der kalifornischen Universität in Berkeley.[19] Bei Menschen, die an posttraumatischen Belastungsstörungen, Schizophrenie oder Depression leiden, nimmt der Anteil der weißen Zellen zu, der Anteil der grauen Zellen ab. Die grauen sind die eigentlichen Neuronen, bei der weißlichen Substanz handelt es sich bloß um Verpackung, um die von Hüllscheiden umgebenen Faserteile der Nervenzellen. Denselben Effekt beobachtete Sundari Chetty bei Ratten unter psychischem Hochdruck. »Wenn dort dauerhaft zu viele Hüllzellen gebildet werden, dann kann dies die geistigen Leistungen auf zweierlei Weise stören«, vermutet die Forscherin. Einerseits sei das Gleichgewicht von Neuronen und Hüllzellen gestört, andererseits hemme die dicke Verpackung die Neuronen daran, sich zu verknüpfen. Das lähme nicht nur das Gedächtnis und erschwere das Lernen, es mache auch anfällig gegenüber psychischen Krankheiten.

Schon Sigmund Freud hatte einst bemerkt, dass die Trauer, die der Mensch nicht überwinde, sich zu krankhafter Melancholie verfestige. Entlarvt damit die moderne Hirnforschung, wie der *Spiegel* einst bemerkte, »den chronischen Stress als genau jene zerstörerische Kraft, die den grübelnden in einen kranken Geist verwandelt«?[20] Offenbar trübt Dauerstress nicht nur die Neugier und blockiert das Gedächtnis, sondern ist auch oft beteiligt, wenn die Welt um einen sich verdunkelt. »Es gibt guten Stress, es gibt erträglichen Stress, und es gibt toxische Belastung«, bringt es Bruce McEwen, Neuroendokrinologe von der New Yorker Rockefeller-Universität auf den Punkt.[21]

Fatal dürfte sich in langen und akuten Stressphasen auswirken, dass der anhaltend hohe Stresshormonpegel den Fluss von Dopamin versiegen lässt: Der Glücksbotenstoff macht die meisten von uns im Alltag ab und an zu Frohnaturen, indem er das körpereigene Belohnungssystem einschaltet. Ohne Dopaminnachschub riskieren wir eine depressive Störung. Genauso bremst omnipräsentes Cortisol die Ausschüttung von Noradrenalin – es wird schwer, die Konzentration aufrechtzuerhalten. Dauerstress schlägt uns aber auch auf die Amygdala: Wird der Mandelkern überstimuliert, drohen Angststörungen bis hin zu Panikattacken.

Solche Unpässlichkeiten sind zum Glück nicht die Regel. Die ersten Folgen, die ein immerwährend Gestresster normalerweise wahrnimmt, sind harmloser. Ein verspannter Nacken oder Kopfschmerzen (als Folge der muskulären Anspannung) erschweren ihm das Arbeiten im Büro. Wenn er Pech hat, fährt ihm ein Blitz durch den Rücken: Hexenschuss. Wenn er noch mehr Pech hat, ist das Leiden so weit gediehen, dass einer der 23 faserknorpligen Stoßdämpfer zwischen seinen Wirbeln sich unter permanentem Druck deformiert und im Wirbelkanal dem Rückenmark den Platz streitig macht. Bandscheibenvorfall nennt sich dieses Ereignis.

Besonders frühe Symptome kann die Haut liefern. Sie ist das Sensibelchen unter den Organen und reagiert extrem schnell auf die plötzlich überschießenden Immunreaktionen, die das Cortisol zuvor noch unterdrückt hat. Ihre Reizbarkeit verdankt die Haut der hohen Dichte von Nervenfasern und Immunzellen. Plötzlich juckt dann die Neurodermitis an Armen und Beinen und Herpesblasen nerven an den Mundwinkeln.

Die Dermatologin Eva Peters forscht an der Berliner *Charité* und leitet das Psychoneuroimmunologie-Labor an der Justus-Liebig-Universität in Gießen. Sie kam 2008 mit Kollegen dem

Mechanismus auf die Spur, der in Phasen psychischer Turbulenzen Ekzeme sprießen lässt. Sie hatten Mäuse furchteinflößendem Lärm ausgesetzt. Die Tortur ließ Mastzellen Histamin ausschütten – jenen Plagegeist, der Juckreiz auslöst und die Haut anschwellen lässt.

Unter chronischem Stress, sagt Peters, werde die Anatomie der Haut »regelrecht umgebaut«. Sensible Nervenfasern nehmen vermehrt Kontakt mit den Immunzellen auf: »Dadurch wird die Neigung der Haut verstärkt, auf weitere Reize mit einer Entzündung zu reagieren, die Alarmanlage ist gewissermaßen scharfgestellt.«[22] Peters stieß unter diesen Umständen auf mehr absterbende Zellen als teilungsfähige: »Die Regenerationskraft der Haut wird durch Stress offenbar herabgesetzt.«

Da Krankheiten oft mehrere Ursachen haben und Stress als Auslöser ein diffuses Bild abgibt, ist es schwierig, Gesundheitsrisiken in Zahlen zu fassen. Wie viele Opfer der Stress fordert, kann man sich nur zusammenreimen. Am gründlichsten vergleicht der Global Burden of Diseases, Injuries, and Risk Factors Study (GBD) die globalen epidemiologischen Trends. Mehr als 1000 Mitarbeiter aus 108 Ländern analysieren im Auftrag der WHO die Volksgesundheit ihrer Region. Bei der Lektüre des GBD aus dem Jahr 2010 stellt man fest, dass Bluthochdruck weltweit als größte Gesundheitsgefahr gilt.[23] In den reichen Ländern tauchen zudem die Diagnosen Herzerkrankung und Schlaganfall prominent auf. Fachleute vermuten den Dauerstress als wirkmächtigen Katalysator hinter diesen Krankheiten. Begründet wird dies auch damit, dass gestresste Personen zu gesundheitlichem Risikoverhalten neigen. Unter Druck vertreiben sie Anspannung und Nervosität mit Bierglas, Fluppe oder Beruhigungspille. Die Zeitnot hält sie außerdem davon ab, regelmäßig gesund zu essen und sich mit Sport Entspannung zu verschaffen.

Die riesige Palette an Möglichkeiten macht es seinen Kritikern natürlich leicht, den Stress für Kollateralschäden verantwortlich zu machen – aber immerhin nicht unbeschränkt. Der Pionier Hans Selye hat mit seinen moribunden Nagern zwar überdeutliche Beweise für die Gefahren von Stress geliefert. Aber er hat in den langen Jahren seiner Forschung auch eine wertvolle Differenzierung geliefert. Seine Unterscheidung von Eustress und Distress macht deutlich, dass Stress nicht gleich Stress ist.

Eustress meint grundsätzlich den Stress, den wir als positiv erleben: Die Aufregung vor dem ersten Kuss oder die Vorfreude auf ein Fußballspiel. Er beflügelt die Gefühle und belebt den Körper, ohne ihm zu schaden. Sein Kontrahent ist der Distress: Was als unangenehm oder bedrohlich empfunden wird, was einen häufig belastet und überfordert, wird negativ interpretiert. Das kann der Tod eines Angehörigen, eine Trennung, Termindruck oder die laute Musik des Nachbarjungen sein.

Die Unterscheidung zwischen Eustress und Distress lässt sich nicht immer trennscharf bewerkstelligen. Zu unterschiedlich sind die Stressarten und die Menschen, die sie erleben müssen oder dürfen. Hinzu kommt, dass unsere Stimmung schwankt und wir oftmals Stress erst extrem negativ erleben, ihn trotzdem in positive Erfahrung ummünzen können und im Rückblick uns sogar der Stressor sympathisch sein kann. Letztlich kann sogar Todesangst, die fast jeder als negativ empfindet, extrem positiven Kick bedeuten. Umgekehrt ist das schönste Fest, das man eustressdurchflutet genießt und nie aufhören lassen möchte, irgendwann hoffentlich beendet, wenn das Bier schal, die Gesprächsstoffe erschöpft und die Tanzbeine tot sind.

Hilfreicher ist die Unterscheidung in kurz oder lang. Kurzzeitiger Stress hat, abgesehen von traumatischen Erlebnissen, fast nie einen negativen Einfluss auf Gemüt und Körper. Was dagegen lange anhält, birgt Gefahren – weil die Stressreaktion nur für den Kurzzeitgebrauch gedacht ist. Allerdings sind diese Gefahren zu meistern. Entweder man beschränkt den Stress auf kurze Einheiten, um viel Ruhezeit zu haben – so wie es der

Psychiater Firdaus Dhabhar empfiehlt. Man ändert seine Einstellung, wie einem die Gesundheitspsychologin Kelly McGonigal nahelegt. Oder man kompensiert das heftige, stressbedingte hormonelle Geschehen, indem man sich nach dem schönen Stress einen genauso schönen Happen von dem verschafft, was auch den Steinzeitler tiefenentspannt hat: Bewegung.

Von den oben aufgezählten Leiden sollten wir uns nicht verrückt machen lassen. Einen Grund, den Stress deswegen zu beschimpfen, geben sie nicht her. Zumal fast alle gesundheitlichen Beeinträchtigungen durch Stress auch wieder verschwinden können. Die meisten haben dies selbst in der Hand.

Allerdings tickt die große Mehrheit noch immer anders. Da sich der Mensch im Normalfall nicht mit Überlebenskampf beschäftigen muss, kann er sich darauf konzentrieren, sich wenigstens ein bisschen krank zu fühlen und über Siechtum nachzudenken. Die Folgen sieht man daran, dass wir zwar immer älter werden, aber immer mehr Krankheiten zur Verfügung haben. Der Diagnosewahn nimmt bizarre Formen an. So ist eine völlig normale Form von Alltagsstress heute nicht nur zu einer Krankheit geworden, sondern hat es gleich zur dritthäufigsten psychischen Störung gebracht. Die Rede ist von der Schüchternheit.[24] Um den angeblichen Ernst der Lage deutlich zu machen, heißt das »Leiden« natürlich nicht banal Schüchternheit, sondern soziale Phobie. Die Zahlen derer, auf die das »Krankheitsbild« zutrifft, liegen zwischen 7 und 13 Prozent. Wer die Diagnose zu ernst nimmt, sieht sich also auf einen Schlag allein in Deutschland mit zehn Millionen Kranken konfrontiert. Man kann in diesen zehn Millionen aber auch genauso gut erst einmal Gesunde sehen – wie der US-amerikanische Psychiater Allen Frances, der als Koautor der psychiatrischen Standardwerke DSM-III und DSM-IV darüber zu befinden hatte, was als psychische Störung klassifiziert werden kann.

Seiner Ansicht nach zeichnet sich der schüchterne Mensch nicht durch Kranksein aus, sondern vielmehr durch eine im Leben äußerst nützliche Verhaltensweise: »Schüchternheit ist eine verbreitete, vollkommen normale menschliche Eigenschaft, die dem Vorsichtigen einen enormen Überlebensvorteil gegenüber dem Draufgänger bietet«, sagt Frances.

Natürlich nützt es der Menschheit auch, wenn sie Draufgänger in ihren Reihen hat, die unerschrocken die Welt erobern, die mit der nötigen Aggressivität ausgestattet sind, um es mit Feinden aufzunehmen. Aber allein die Tatsache, dass viele von uns sehr schüchtern sind, zeigt, dass es sich im Lauf der Evolution durchaus bewährt hat, Vorsicht walten zu lassen. Und letztlich sieht die Stressreaktion ja auch beide Möglichkeiten vor: Rückzug oder Offensive. Es ist kein Nachteil, gegenüber einem Silberrücken oder einer großen Ozeanwelle, die sich herrisch vor einem aufbaut, schüchtern zu sein.

Allen vermutet, dass die wenigen, die sich von sozialen Ängsten so sehr beeinträchtigen lassen, dass sie handlungsunfähig sind (sich zum Beispiel nicht auf die Straße trauen), für die Pharmaindustrie einen zu kleinen Markt hergeben würden. Da hatten die Pillendreher eine glänzende Idee: warum nicht Millionen zu psychisch Kranken erklären, die sich unbedingt medikamentös behandeln lassen sollten? Die soziale Angststörung, berichtet auch die Fachzeitschrift Lancet, wurde so zu einer der am häufigsten behandelten psychischen Störungen.[25] Dabei ist sie in den meisten Fällen nichts anderes als eine ganz normale Stressreaktion.

Genauso normal wie manch anderes »Stressleiden«, das sich mittels einer einfachen Maßnahme – wie durch ein Wunder – beheben lässt: ausschlafen.

2.7 Stress und Gefühle

Die 108 Studenten der englischen Universität Birmingham freuten sich, als die beiden Psychologen Jody Osborn und Stuart W. G. Derbyshire sie baten, ein wenig Zeit vor dem Fernseher zu verbringen. Doch als die Bilder liefen, endete für viele der Spaß. Der Nachmittag vor der Glotze wurde ihnen zur Qual. Zur körperlichen Qual.

Nicht unbequeme Sitzmöbel bereiteten ihnen Schmerzen, sondern allein die gezeigten Fotos und Videoclips. Osborn und Derbyshire zeigten den Studenten Szenen, in denen Menschen Verletzungen in unterschiedlicher Form erlitten oder kurz zuvor erlitten hatten. Zu sehen waren ein gebrochener Finger, eine Injektion in den Oberschenkel, eine Schlägerei, ein Fußballertritt mitten ins Gesicht, ein Leichtathlet, der sich gerade Schien- und Wadenbein bricht, oder eine Wasserspringerin, die mit der Stirn gegen das Sprungbrett knallt.

31 Probanden gaben an, an derselben Stelle wie das jeweilige Opfer Schmerz zu verspüren. Und dies war mehr als bloße Einbildung. Mit Hilfe eines Magnetresonanztomographen scannten die Forscher die Gehirne der Probanden und konnten Belege vorweisen: In den Köpfen der akut Mitleidenden hatten die Schreckensbilder den somatosensorischen Kortex aktiviert, jene Region in der Großhirnrinde, die Schmerzen verarbeitet. Fast jedem Dritten tut es also tatsächlich weh, wenn er miterleben muss, wie ein Knochen birst. Mit ihrer Untersuchung im Jahr 2009 konnten die Forscher erklären, warum der eine oder andere es nicht erträgt, sich Filme mit Gewaltdarstellungen anzusehen: Er gerät nicht nur in Psychostress, sondern leidet körperlich mit.[26]

2013 legten Osborn und Derbyshire mit einem weiteren Experiment nach: Ob Probanden mitleiden, hängt in großem Maß von früheren Erfahrungen ab. Studenten, deren Zähne empfindlich auf Temperaturreize reagieren, brauchten nur ein Bild von Raketeneis lutschenden Menschen anzuschauen – schon zeigten sie eine Stressreaktion, und die Zähne taten ihnen weh.[27] Überrascht das? Nur bedingt. Aus der Psychologie wissen wir längst, wie groß der Einfluss frühkindlicher Prägung sein kann. Wir wissen, dass die Gene jeden von uns anders konstruiert haben und Erziehung, Freundeskreis, Lebenserfahrungen mithalfen, den Charakter zu formen – was wiederum unser Verhalten prägt.

Hans Selye ging trotzdem, als er in der ersten Hälfte des vergangenen Jahrhunderts sein Stresskonzept formulierte, von einer »unspezifischen Adaptationsleistung« des Körpers aus. Jede Art von Stressor, postulierte er, löse ein und dieselbe physiologische Reaktion aus. Diese Feststellung inspirierte ihn zur Formulierung des Allgemeinen Adaptationssyndroms (AAS).

Doch vor allem in Person des US-amerikanischen Physiologen John W. Mason erwuchs ihm heftige Kritik. Mason war spezialisiert auf das Wechselspiel von Emotionen und hormonellem Geschehen im Innern des Körpers. Er revidierte Selyes Konzept, indem er darlegte, dass äußere Reize nur dann Stress verursachen, wenn sie auch den Geist erregen.[28] Die Emotionen seien es, die als »potente natürliche Stimuli« dafür sorgen, dass wir uns bedroht fühlen und die Hypothalamus-Hypophysen-Nebennierenrinden-Achse (HHNA) aktivieren. Insofern ist die Reaktion nicht unspezifisch, sondern umgekehrt in höchstem Maß spezifisch. Uns stresst, was für uns neu ist, was wir nicht vorhersehen konnten, was uns verunsichert und anstrengt. Und: Wo wir einen starken persönlichen Bezug herstellen, sprich viel Ego-Involvement entwickeln.

Genauso betont das transaktionale Stressmodell des Psychologen Richard Lazarus, dass es längst nicht nur um die objektive Beschaffenheit eines Reizes geht. Im Gegenteil: Jeder Einzelne ist mit seiner subjektiven Einschätzung auf seine je eigene Weise anfällig. Was den einen schreckt, lässt den andern kalt. Nicht jeder kann sich im Kino Quentin Tarantinos *Kill Bill* oder Oliver

Stones *Natural Born Killers* vergnügt und Chips knabbernd ansehen.

Lazarus wies aber besonders darauf hin, wie sehr Kognitionen die Emotionen dämpfen können: Er stresste Probanden, indem er ihnen einen Film über rituelle Genitalverstümmelungen bei Aborigines zeigte. Spielte er den Film mit verharmlosenden Kommentaren ab, fiel die Reaktion moderater aus. Lazarus zeigte damit den Einfluss dessen, was er *cognitive coping* nannte: Wir können Stress und Emotionen beinflussen. Wir tun dies, indem wir unsere Beziehung zur Umwelt neu bewerten.[29]

In eine solche Bewertung fließen als Erstes immer eigene Erfahrungen mit ein. Was uns zugestoßen ist, was wir persönlich wissen und sogar all das, was die Amygdala unbewusst gespeichert hat, bevor wir selbständig denken konnten: Solche Faktoren machen aus einem potenziellen einen aktiven Stressor. Oder ermöglichen uns umgekehrt, cool zu bleiben, trotz des Massakers auf der Leinwand, des verlorenen Jobs oder des blockierten Fahrstuhls im 46. Stock.

Schon wenige Tage nach der Geburt sind die Menschen nicht mehr gleich: Reagiert ein Säugling mit besonders heftigem Stress auf fremde Gesichter, ist er als Erwachsener schlechter gewappnet gegen Schicksalsschläge. Langzeitstudien der University of Maryland ergaben: Schreien Babys lange, wenn man ihnen den Schnuller wegnimmt, reagieren sie später im Leben tendenziell empfindlicher auf Stress.[30]

»Die frühe Umwelt hat einen sehr starken Einfluss darauf, wie sich das Stress-Antwort-System im Körper entwickelt«, sagte Katie McLaughlin, Professorin für Psychologie an der New Washington University. 2015 veröffentlichte sie eine Studie über rumänische Waisenkinder aus der Ära des Diktators Nicolae Ceauşescu. Deren Werdegänge hat sie bis in die frühesten Jahre zurückverfolgt. Wer lange in Heimen belastenden Stress erfahren hatte, litt noch als Erwachsener darunter. Immerhin zeigten Kinder, die vor ihrem zweiten Geburtstag aus den Waisenhäusern genommen wurden und in die Obhut von Pflegeeltern kamen, später ein genauso stabiles Stressreaktionssystem wie der Nachwuchs aus stabilen Elternhäusern.

Vermutlich findet die Stressprägung noch früher statt, pränatal. Denn ein Teil der mütterlichen Stresshormone kommt beim Fötus an. Zwar puffert die Plazenta das meiste ab, doch der Rest des mütterlichen Cortisols reicht aus, um Einfluss auf das Kind im Bauch zu haben. Chronischer Stress hebt auch im Ungeborenen den Hormonspiegel an. Dies beschleunigt die Reifung von Lunge und Gehirn. Wie schädlich diese beschleunigte Entwicklung sein kann, ist umstritten. In einigen Untersuchungen zeigten Stresskinder bessere kognitive Leistungen, in anderen schlechtere. Das eigentliche Problem sieht der Neurologe Matthias Schwab vom Universitätsklinikum Jena eher woanders. Massiver Stress während der Schwangerschaft steigere das Risiko für spätere Depressionen. Außerdem interpretiere der Körper den erhöhten Pegel als normal: »Diese Kinder werden bereits im Mutterleib darauf programmiert, Zeit ihres Lebens mehr Stresshormone auszuschütten.«[31] Womöglich kommt der auf diese Weise vorbelastete Nachwuchs später schneller an seine Belastungsgrenzen.

Bis zu dem Zeitpunkt, in dem ein Mensch als Erwachsener plötzlich einem Stressor gegenübersteht, kommen immerhin über zwei Jahrzehnte hinweg weitere Einflüsse hinzu. Auch sie entscheiden mit, wenn die zuständigen Zentren abwägen müssen, ob wir zu Stress oder Lockerheit tendieren sollen. Dieser Moment des Geschehens interessiert Lilianne R. Mujica-Parodi von der Stony Brook University im US-Bundesstaat New York. Die Neurobiologin weiß, wo die Debatte darüber geführt wird: Über den direkten Draht zwischen Amygdala und Stirnhirn (dem Frontallappen). Die beiden Stressprotagonisten schicken sich gegenseitig ständig Bilder und Meinungen zu. Mujica-Parodi vermutet, dass die Dynamik zwischen diesen beiden Arealen entscheidend ist für das Verständnis, mit dem eine Person auf

Stress reagiert. Wenn die (eher emotional veranlagte) Amygdala eine potenzielle Bedrohung entdeckt, aber der (rationalere) Frontallappen nach seriöser Analyse der Daten zu dem Schluss kommt, dass keine aktuelle Bedrohung vorliegt, wird er die Amygdala anweisen, sich wieder zu beruhigen. »Die Amygdala reagiert auf alles, was neu ist«, sagt Mujica-Parodi. »Wenn ich Ihnen ein ausdrucksloses Gesicht zeige, sagt die Amygdala: ›Hoppla, was ist denn das? Ist das gefährlich?‹ Und dann tritt der frontale Cortex als inhibitorische Komponente in Kraft und sagt: ›Weißt du was? Das ist es nicht. Also mal ganz ruhig.‹«[32]

Man kann sich die beiden wie ein keifendes, manchmal kühl verhandelndes, immer wieder sich neckendes altes Ehepaar vorstellen. Die gefühlige Amygdala und der nüchtern abwägende Frontallappen pflegen eine Kommunikationskultur, die Charme hat, aber auch Gefahren birgt. Berechenbar ist der Ausgang des Zwiegesprächs selten. Das macht die Sache kompliziert und spannend – und die Erkenntnisse der Wissenschaftler äußerst vielfältig.

Nur etwas ist immer gleich. Bei allen. Herausgefunden haben dies Forscher der McGill University in Montreal. Den Neurologen Jeffrey Mogil hatte irritiert, warum seine Labormäuse mal mehr, mal weniger schmerzempfindlich waren. Wie kam es zu diesen Schwankungen? Tatsächlich stießen seine Kollegen Robert Sorge und Loren Martin auf einen Stoff, der immunisiert – indem er Stress auslöst und so nicht nur Mäuse, sondern auch Ratten unempfindlich macht.[33] Ein olfaktorischer Stressor, der jede Memme in einen Indianer verwandelt, quer durch das Säugetierreich. Alle – auch Giraffe, Maus, Tapir, Homo sapiens oder Kuh – müssen nur an diesem einen bestimmten Duft schnuppern. Es gibt ihn auf der ganzen Welt. Er ist schnell verfügbar. Er stresst und wirkt so indirekt gegen Schmerz: Männerschweiß. Und das ist wissenschaftlich bewiesen!

2.8 Stress und Gedächtnis

Ist der Wutausbruch eines Freundes zu Ende, heißt es danach: Er war »außer sich«, »außer Fassung«. Er stand »neben sich«, und was er tat, war »jenseitig«. Wo dieser andere Ort liegt, an dem der tobende Freund sich befunden hat, kann Andreas K. Engel relativ genau sagen: Er war gerade im Salienz-Netzwerk.

Da es sich bei Engel um einen renommierten deutschen Hirnforscher handelt, lässt sich ausmalen, wo dieses Netzwerk seine Standorte hat: in der Schädelhöhle. Und bevor ich aufzähle, wer sich an diesem Netzwerk beteiligt, muss ich verraten, dass Andreas Engel zu den Menschen gehört, die Dinge verkomplizieren, damit sie am Ende deutlich werden. Engel leitet am Universitätsklinikum Hamburg-Eppendorf (UKE) das Institut für Neurophysiologie und Pathophysiologie. Seine Domäne sind Netzwerke im Gehirn. Denn die Vorstellung, dass einzelne Bereiche unseres Denkapparats autonom agieren, ist überholt. In unseren Köpfen ist Team Spirit angesagt. Das Handeln und Fühlen wird nicht von einzelnen Neuronenhaufen dirigiert, sondern von kompetenten Gruppen, die sich aus vielen Fachkräften zusammensetzen.

Wie die Absprachen in unseren Köpfen zustande kommen, untersucht der von der Deutschen Forschungsgemeinschaft geförderte Sonderforschungsbereich 936. Engel leitet ihn, zusammen mit dem Neurologen Christian Gerloff. Der SFB 936 heißt offiziell »Multi-site communication in the brain«, was fast leichter zu verstehen ist, als der in Pressemitteilungen mitgelieferte deutsche Titel »Funktionelle Kopplung neuronaler Aktivität im Zentralnervensystem«.

Wenn Andreas K. Engel erklärt, wie ein Netzwerk funktioniert, wird er lebhaft metaphorisch. Es arbeitet im Kleinen mit Kurzzeitschwingungen und im größeren Rahmen mit 10-Sekunden-Takten. Gehören Regionen im Hirn zum selben Netzwerk, gehen ihre Aktivitäten »in riesigen Fluktuationen gemeinsam rauf und runter«. Es gibt Wechselwirkungen, intrinsische Muster, Amplituden schwanken und korrelieren. Ich solle mir, sagt Engel, einen DJ am Mischpult vorstellen: »Mehrere Tonspuren, der DJ reguliert die Bässe, stellt die Höhen ein, fährt mit seinen Reglern auf und ab.« Wo wir nun eine Kakophonie erwarten würden, ertönt das wohldosierte Zusammenspiel vieler Hirnareale. Als Subnetzwerke bilden sie ein Orchester, das aus Tönen und Rhythmen einen hochkomplexen Soundteppich auslegt.

Ein solches Konzert erleben wir im Stress.

Und im Orchester dominieren nun die Stimmen, die das Salienz-Netzwerk ausmachen. Es ertönt, sobald der Stressor uns entgegentritt. Andreas K. Engel zeichnet ein Diagramm mit einer Zeitachse. Eine rote Linie geht steil nach oben, flacht ab und senkt sich nach einigen Minuten wieder. Sie zeigt die Aktivität des Netzwerks. Und weil wir mit den Hochleistungsgeräten der Tomographie heute das Geschehen in der Schädelhöhle verfolgen können, wissen wir, welche Hirnteile des Salienz-Orchesters in diesen Momenten ihre Instrumente aufnehmen. Der Locus coeruleus erhöht die Aufmerksamkeit: Wir scannen die Umgebung mit geschärften Sinnen. Der Nucleus accumbens startet sein Belohnungszentrum. Hypothalamus, Hippocampus und Amygdala sind zugeschaltet. Die Inselrinde sensibilisiert den Gleichgewichtssinn. Und der inferotemporale Cortex, ein Teil des Schläfenlappens, steigert die Formwahrnehmung, was uns zum Beispiel Gesichter messerscharf erkennen lässt.

All diese Systeme spielen zusammen. Sie sorgen dafür, dass wir im Akutstress fast nur noch wahrnehmen, was wichtig ist, bedrohlich ist oder Freude erregt. »Ich suche in diesem Moment nach Auffälligem«, sagt Engel. Allerdings bleibt als Folge davon die übrige Hirnarbeit liegen: »Gleich nach dem Crash bin ich nicht fähig, das Unfallprotokoll auszufüllen.«

Der Grund liegt darin, dass nicht nur die Einzelteile korrelieren, sondern ihr Netzwerk mit einem anderen Verbindungsnetzwerk antikorreliert – der zentralen Exekutive. Engel greift nach einem blauen Stift und zeichnet eine zweite Kurve. An exakt denselben Stellen der Zeitachse, an denen die rote Kurve ihre Richtung ändert, macht die blaue Kurve das Gegenteil. Und das erklärt, warum unser Freund in seiner Wut »neben sich« steht, sich »abseitig« verhält, »außer sich« ist: Die zentrale Exekutive hat die Kontrolle verloren – und das Salienz-Netzwerk lässt ihn toben.

Im Juni 2014 konnte eine niederländische Forschergruppe im Detail demonstrieren, was die Aktivität dieser Systeme mit den Hormonen in unserem Körper zu tun hat. Erno J. Hermans von der Radboud-Universität in Nijmegen beobachtete mit Kollegen die Aktivität von Salienz-Netzwerk und zentraler Exekutive, während sie die ausgeschüttete Menge der Stresshormone Noradrenalin und Cortisol dokumentierten.[34] Die Parallelen verblüffen: Kaum stressten sie die Probanden, stieg der Noradrenalinpegel, und das Salienz-Netzwerk, das für Angst und Wachsamkeit sorgt, lief auf Hochtouren. Gleichzeitig zog sich die Exekutive zurück. Erst nach rund einer halben Stunde kehrten sich die Verhältnisse langsam wieder um. In der Zwischenzeit war die zweite Stressachse aktiviert worden. Cortisol hatte dafür gesorgt, dass die Exekutive wieder die Kontrolle übernahm. Das Noradrenalin verschwand, das Salienz-Netzwerk zog sich zurück.

»In diesem Moment wäre ich wieder fähig, das Unfallprotokoll zu schreiben«, sagt Engel. Dank der verzögerten zweiten Stressantwort, die die Sinne auf ihre Weise geschärft hat. Zuerst die ultraschnelle Stressantwort mit Noradrenalin, dann die zweite Phase mit Cortisol: »Mit den beiden Hormonen werden zwei wichtige Netzwerke gegenläufig reguliert.«

Der temporäre Ausfall des Kontrollnetzwerks erklärt, warum wir manchmal plötzlich nicht mehr rechnen können und warum wir vielleicht die Eine-Million-Frage im Scheinwerferlicht des TV-Studios falsch beantwortet hätten: weil exakt in diesem Moment ein Blackout den Zugang zur richtigen Antwort versperrte.

Wenn einzelne Bereiche unseres Gehirns andere zwischenzeitlich nicht arbeiten lassen, erklärt dies besondere Phänomene. In den akuten Stressmomenten speichern wir primär Dinge ab, die später in ähnlichen Phasen wieder wichtig sein könnten. Unser Gedächtnis ist daher voller Lücken.

Damit wird klar, warum Reinhard sich nicht erinnert. Reinhard erzählte mir kürzlich von einer Begebenheit, die lange zurückliegt. Damals übernahm sein Salienz-Netzwerk die Steuerung. Es war der Moment, in dem er mit ansehen musste, wie drei Männer auf seinen Bruder losgingen. Sie prügelten auf ihn ein. »Was dann passiert ist, daran habe ich keine Erinnerung«, sagt Reinhard. Er weiß nur, dass er irgendwie Wahnsinnskräfte mobilisiert und seinen Bruder rausgehauen hat. Einzig *dass* er dies tat, ist ihm bewusst. Aber nicht, *wie* er es tat. Während seiner Rettungstat bekam er keinen einzigen Schlag auf seinen Schädel. Allein der Stress erklärt, warum er die Fakten zum Ablauf der Geschehnisse nicht gespeichert hat – aber dennoch in der Lage war, den Bruder zu retten.

»Im Akutstress ist das Gehirn im rudimentären Modus unterwegs«, erklärt Lars Schwabe, Psychologe an der Universität Hamburg, die Erinnerungslücke. Das sei kein Nach-, sondern im Gegenteil auch »auf kognitiver Ebene« ein Vorteil. Wir fokussieren uns auf das, was den Stress ausgelöst hat, und handeln effizient. »Das hat sich im Lauf der Evolution als extrem vorteilhaft herausgestellt«, bekräftigt Schwabe. Sein Bochumer Kollege Oliver T. Wolf beschreibt das Vorgehen unseres Gehirns im emotionalen Extremzustand als »Wechselspiel« zwischen fördernden und hemmenden Elementen des Stresses: »Das hilft uns, nur die zentralen Dinge im Gehirn zu verfestigen, der Rest würde stören.«

Der Stress ist ein vorsorgender Partner. Er unterstützt den Mut zur Lücke, wo immer wir gerade Wichtigeres zu tun haben.

Diese wunderliche Wirkung der Hormone demonstrieren auch Frauen im Vorgeburtsstress. Und oft noch während der Stillzeit. Sie vergessen ständig Termine, wissen nicht, wo Hausschlüssel, Handy und Geldbeutel liegen, machen Fehler, die ihnen sonst nie passieren: Schwiegermutter nicht angerufen, Basmati Reis angebrannt. Der dafür kursierende, despektierliche Begriff »Schwangerschaftsdemenz« unterstellt den Frauen Abbauprozesse im Gehirn – und belegt nur, dass das Phänomen missverstanden wird. Auf Schäden weist das plötzlich nachlassende Erinnerungsvermögen (normalerweise) nicht im Geringsten hin. Im Gegenteil: Das Hirn der werdenden Mutter weiß bei der Denkarbeit effizient zu gewichten.

Laut einer Studie der Universität Bristol von 1993 erwischt es 81 Prozent der Schwangeren: Zuvor gelernte Vokabeln konnten sie schlechter aufzählen als die Nichtschwangeren der Kontrollgruppe. 2007 bestätigten zwei australische Psychologen die Befunde. In einer Metastudie analysierten sie die Resultate von 14 Arbeiten aus 17 Jahren. Bei komplexen Aufgaben, stellten Julie Henry und Peter Rendell fest, seien Schwangere und Frauen nach der Geburt ihres Kindes in ihrer denkerischen Leistungsfähigkeit beeinträchtigt.[35] Das Arbeitsgedächtnis, das kurzzeitig Inhalte speichert, hat große Mühe – das Hantieren mit Zahlen wird zur Schwerstarbeit. Auch das prospektive Gedächtnis, mit dessen Hilfe man sich an künftige Termine erinnert, scheint in der Schwangerschaft nur mit halber Kraft zu laufen.

Die Cortisolschwemme sorgt für eine Art Tunnelblick wie in Bedrohungssituationen. Schließlich zählt das Ereignis, das bevorsteht, zu den größten Herausforderungen im Leben – besser, wenn da keine Rechenaufgaben, Wörterlisten und Friseurtermine ablenken. Dies vermutet Anette Kersting, Direktorin der Klinik und Poliklinik für Psychosomatische Medizin und Psychotherapie am Universitätsklinikum Leipzig: »Die Aufmerksamkeit richtet sich auf das Kind. Andere Dinge, die eher unwichtig sind, werden dann ausgeblendet.«[36]

Nur auf den ersten Blick erstaunlich ist, dass am Ausfall des Gedächtnisses auch ein Gegenspieler des Cortisols beteiligt ist: Oxytocin. Dieses Hormon kommt am Ende der Stressreaktion zum Einsatz, es fährt das System quasi wieder herunter, indem es dafür sorgt, dass weniger Cortisol ausgeschüttet wird. Oxytocin senkt den Blutdruck, verstärkt soziale Bindungen, weckt Lustgefühle und schafft Vertrauen. Deshalb wird es selten als »Stresshormon« und häufig als »Kuschelhormon« bezeichnet. Gegen Ende der Schwangerschaft beginnt es, die Stressreaktion aktiv zu kontrollieren. Vor allem stillende Mütter produzieren es in großen Mengen – kaum hören sie ihr Kind schreien, schütten sie Oxytocin aus. Aber obwohl Cortisol und Oxytocin quasi »Gegenspieler« sind, kommen sie sich in dieser Funktion nicht ins Gehege. Eher arbeiten sie Hand in Hand. Denn beide verfolgen zielstrebig das in dieser Phase wichtigste Ziel: den Bruterfolg.

Die Vergesslichkeit der jungen Mütter ist ein Schutz vor Reiz*über*flutung. »Sie könnte ihnen helfen, sich in der neuen und stressigen Situation auf das Kind zu konzentrieren und eine enge Bindung zu ihm aufzubauen«, vermutet Ulrike Ehlert, Psychologieprofessorin an der Universität Zürich. Dieser Fokus sei wichtig – wichtiger als die Forderung, dass die Frau alles andere bewältige.[37]

Aus evolutionärer Perspektive (und im Vergleich mit tierischen Verhaltensweisen) betrachten die kanadischen Psychologen Marla Anderson und Mel Rutherford das Phänomen. Sie haben in ihren Arbeiten einerseits festgestellt, dass schwangere Frauen plötzlich eine Reihe von Tätigkeiten ausüben, die man als »Nestbau« verstehen kann – vor allem suchen sie nach einer sicheren Geburtsstelle.[38] Andererseits verstärken sie den Schutz für ihren Nachwuchs mit flankierenden Maßnahmen: Sie erkennen viel schneller, ob ihnen aus der eigenen Spezies jemand gefährlich werden könnte und wo mögliche Krankheitsquellen lauern. Außerdem gründen sie Allianzen. Laut Anderson und Rutherford entwickeln Schwangere »eine höhere Aufmerksamkeit, um den Fötus auch in Bereichen zu schützen, die evolutionär neu sind – sie fahren weniger Auto«[39]. Sogar die verminderte Fähigkeit, sich im Großstadtdschungel zurechtzufinden, sei eine »adaptive Funktion«. Diese Anpassungsleistung erhöhe den Schutz: »Wenn Frauen aufgrund ihrer schlechten Leistungen in räumlichen Aufgaben die Distanzen verringern, die sie von ihrem ›Nest‹ aus zurücklegen, dann verhilft auch das zum Fortpflanzungserfolg.«

Anton Tschechow war weder Psychologe noch Hirnforscher, aber in einer seiner schönsten Erzählungen hat der russische Schriftsteller der stressbedingten Wahrnehmungsstörung eine zentrale Rolle zugewiesen. Er lässt seine beiden Protagonisten sogar mit ihr spielen.

Ein Scherz heißt die Geschichte.[40] Und Nadenka ist die Person, die ihre Umwelt stressbedingt nicht richtig wahrnimmt. Der Ich-Erzähler steht mit ihr an einem klaren Wintertag an einem Hang und bittet sie, mit ihm hinunterzurodeln: »Nur einmal! Ich versichere Ihnen, wir bleiben heil und unversehrt.« Nadenka hat Angst – gibt aber endlich nach. Der Schlitten saust »wie eine Kugel dahin (…). Der Druck des Windes lässt uns kaum noch atmen«. Und während der Schussfahrt sagt der Mann plötzlich halblaut zu seiner panischen Rodelpartnerin: »Ich liebe Sie, Nadja.«

Sie kommen heil unten an. »Nadenka ist halb tot. Sie ist blass und atmet kaum … Ich helfe ihr beim Aufstehen.

›Auf keinen Fall fahre ich noch einmal‹, sagt sie und schaut mich mit großen Augen entsetzt an. ›Um nichts in der Welt! Ich bin fast gestorben!‹

Kurze Zeit darauf kommt sie wieder zu sich und schaut mir fragend in die Augen: Habe ich diese vier Worte zu ihr gesagt, oder war es nur das Heulen des Windes? Und ich stehe neben ihr, rauche und betrachte aufmerksam meinen Handschuh.«

Nadenka weiß nicht, ob die Liebeserklärung wirklich von ihrem Begleiter kam. War es der Wind?

»Das Rätsel lässt ihr offensichtlich keine Ruhe. Wurden diese Worte gesagt oder nicht? Ja oder nein? (…)

›Wissen Sie, was?‹, sagt sie, ohne mich anzusehen.

›Was?‹, frage ich.

›Lassen Sie uns noch einmal … rodeln.‹«

Wieder die panische Angst, wieder die zärtlichen Worte, wieder die Ungewissheit. Nadenka möchte unbedingt herausfinden, ob es Einbildung war oder ihr Begleiter tatsächlich zu ihr flüsterte.

»›Aber mir … mir gefällt das Rodeln‹, sagt sie errötend. ›Wollen wir nicht noch einmal herunterfahren?‹«

Blass und zitternd vor Angst setzt sie sich erneut auf den Schlitten. Immer wieder, Tag für Tag, und schafft es doch nicht, ihre Wahrnehmung während der Schussfahrt zu schärfen, der Stress verhindert es. Und als wir Leser Nadenka ihr Unwissen langsam nicht mehr glauben, da dreht der Autor Tschechow das Stressgeschehen weiter. Nadenka wird süchtig, verlangt immer wieder nach der Bewusstseinserweiterung, die den Worten »Zauber« verleihen. Sie wird: zum Adrenalinjunkie!

»Bald hat sich Nadenka an diesen Satz gewöhnt wie an Wein oder Morphium. Sie kann ohne ihn nicht mehr leben. Allerdings hat sie nach wie vor Angst, den Berg hinunterzusausen, aber die Angst und die Gefahr verleihen den Liebesworten, den Worten, die noch immer ein Rätsel sind und die Seele quälen, einen besonderen Zauber.«

An dieser Stelle könnte man die Geschichte natürlich längst so interpretieren, dass Nadenka im Grunde genommen längst weiß, wer flüstert: Sie will nur weiterrodeln, weil sie das Bekenntnis ihres Begleiters immer wieder hören will. Von der Liebe getrieben süchtig auf Adrenalin.

Dagegen wiederum spricht, dass sie später allein auf den Schlitten steigt – während der Ich-Erzähler sie heimlich beobachtet: »»Ob Nadenka jene Worte hört, weiß ich nicht … Ich sehe nur, wie sie erschöpft und schwach vom Schlitten aufsteht. Und an ihrem Gesicht sieht man, dass sie selbst nicht weiß, ob sie etwas gehört hat oder nicht. Die Angst während der Fahrt hat ihr die Fähigkeit genommen, die Laute zu unterscheiden und zu verstehen.«

Trotzdem hält sich unter Literaturwissenschaftlern der Verdacht, dass Nadenka den Flüsterer natürlich längst identifizierte. Aber aus Lust auf das Liebesgesäusel sich der Panikattacke entgegenstellte.

Die Hirnforschung wiederum stützt die wörtlich genommene Darstellung des Ich-Erzählers: Nadenka kannte den Urheber der Liebesbotschaft nicht. Schließlich, so hat uns Andreas K. Engel erklärt, verliert die zentrale Exekutive im Stress die Kontrolle. Von den Nebengeräuschen nahm die gestresste, todesängstliche Nadenka, auf das Überleben fixiert, höchstens noch den Wortlaut wahr. Bestimmt war sie nicht mehr in der Lage, die Stimmen von Wind und Begleiter auseinanderzuhalten.

Andererseits: Hat die schöne, die romantische Interpretation nicht doch noch eine Chance? Könnte sein. Denn ausgerechnet in Exremsituationen kommt es darauf an, wie sehr uns die Inhalte emotional berühren. Stressforscher können heute, 140 Jahre nachdem Tschechow seine Erzählung geschrieben hat, erklären, warum Nadenka (wer weiß?) doch geflunkert haben könnte.

2.9 Doping fürs Hirn

Die brennende Frage war, ob Nadenka während der rasanten Fahrt auf dem Schlitten nicht doch realisiert haben könnte, dass der Verehrer zu ihr halblaut sprach: »Ich liebe Sie, Nadja.«

Die Gedächtnislücken, die der Stress in der Erinnerung klaffen lässt, sind nämlich nur das eine. Unser Denkorgan kann unter Stress auch ein Speicherwunder sein. Ich weiß das aus eigener Erfahrung. Als Meister der Prokrastination entwickelt man schließlich Tricks. Meiner bestand darin, mich als Schüler mit Stress zu dopen. Im letzten Moment erst lernte ich jeweils den Prüfungsstoff: Französischvokabeln, lateinische Deklinationen, Lösungswege in Physik. In Rekordzeit am Vorabend, oft sogar erst in den Pausen vor dem Test. Dadurch war ich aufgeregt, aber hoch konzentriert. Randvoll mit den Stresshormonen Adrenalin, Noradrenalin, Dopamin und Cortisol, brachte ich passable Leistungen zuwege.

Ich frage die Stressforscherin Eva Peters von der Berliner Charité, was sie vom Kick hält, den ich mir als Jugendlicher vor Prüfungen verpasst habe. »Ein logisches Vorgehen, Cortisol und Adrenalin machen das Gedächtnis scharf«, sagt sie. Lampenfieber habe genau diesen Effekt. Sie erinnert an Tänzer und Schauspieler: »Die verlieren es nie, sie wären sonst nicht mehr gut.«

Folglich hilft der Stress beim Lernen, während er gleichzeitig unser Aufnahmevermögen torpediert. Klingt nach einem Widerspruch – ist es aber nicht. Die erstaunlichen Gepflogenheiten des gestressten Gehirns beim Speichern haben zwei Kognitionspsychologen gemeinsam erforscht: Oliver T. Wolf von der Ruhr-Universität Bochum und der heute in Hamburg lehrende Lars Schwabe. Sie untersuchten, wie gut wir uns Inhalte in Stressphasen merken. Im Wesentlichen kommt es auf die Inhalte an – und darauf, was diese Inhalte mit dem Stress zu tun haben.

Grundsätzlich beflügelt die Erregung nicht nur den physischen Bewegungsapparat, sondern auch den Intellekt. Ist jemand direkt nach dem Lernen Stress ausgesetzt, speichert das Gehirn die zuvor über die Sinnesorgane aufgenommenen Inhalte besser ab. Lars Schwabe vermutet, dass die Stressreaktion im Körper eine indirekte Botschaft ans Gehirn beinhaltet: »Achtung, die Informationen, die gerade hereinkamen, sind sehr wichtig!« Es kann daher tatsächlich von Nutzen sein, sich nach dem Lernen zu streiten. Das Cortisol hilft Neuronen und Synapsen, die Fakten im Gedächtnis zu verankern. Oliver T. Wolf empfiehlt seinen Studenten trotzdem nicht, sich jeden Abend mit ihrem Partner zu zanken. »Aber eine gewisse physische Erregung nach dem Lernen kann durchaus positive Effekte haben.«[41]

Der Blick auf die Evolution hilft, dies zu erklären: Situationen, in denen die Stressreaktion ausgelöst wurde, waren meist wichtig für das Überleben in der Wildnis. Übersteht man eine Attacke heil, ist es günstig, sich bei Gelegenheit wieder daran zu erinnern, wie man das Kunststück geschafft hat. »Gefährliche Momente sind Lernphasen, da kommen die wichtigsten Erfahrungswerte rein«, sagt Schwabe.

Das bedeutet allerdings nicht, dass sich der Lerneffekt zwingend erhöht, wenn man jemanden *während* des Lernens unter Stress setzt. Denn das Gehirn unterscheidet offenbar sorgfältig, mit welchen Inhalten es gerade zu tun hat. »Nur die Fakten, die unmittelbar mit dem Stressereignis zusammenhängen, werden dann verbessert aufgenommen«, sagt Schwabe. Will ich die Namen von Hauptstädten oder geologischen Zeitaltern büffeln, hilft mir ein paralleler Stressor, der inhaltlich nichts mit der morgigen Prüfung in Geographie oder Geologie zu tun hat, nicht weiter. Im Gegenteil, unser wählerischer Denkapparat ist dann nicht bereit, Ouwagadougu (die Hauptstadt von Burkina Faso) oder Kreide (das Erdzeitalter, in dem die Dinos begannen, sich wichtig zu machen) abzuspeichern.

Meine früheren Schulerfolge konnten nur gelingen, weil Stoff und Stress eng verzahnt waren. Prüfung, Fakten, Zeitnot – ein einziger stressrelevanter Komplex. Deswegen konnte ich das Wissen effektvoll in mich hineintrichtern. Was dagegen nicht mit dem Stressor verknüpft ist, blenden wir aus. »Ist die Aufmerksamkeit beim Lernen für eine Klausur nicht auf das Material gerichtet, sondern eher auf negative Gedanken wie ›O Gott, werde ich es schaffen?‹, dann lenkt der Stress eher ab«, sagt Oliver Wolf. Was direkt mit dem Stressor zu tun hat, berührt uns emotional und brennt sich gut ins Gedächtnis ein. Auch darin liegt möglicherweise ein evolutionärer Vorteil: »Emotional wichtige Dinge sind in Stresssituationen schlichtweg bedeutender als neutrale«, sagt Wolf. Verantwortlich dafür, dass uns diese Unterscheidung gelingt, ist die Amygdala. Sie drückt den emotionalen Erinnerungssplittern quasi einen Stempel auf: »Wichtig, nicht vergessen!«[42]

Allerdings erklärt dies auch, warum meine frühe Turbo-Lerntechnik langfristig ineffizient war, wenn nicht sogar wirkungslos. Denn der »Wichtig«-Aufdruck kann verblassen. »Sie haben das Kurzzeitgedächtnis aktiviert, und dort bleibt nix hängen«, sagt Eva Peters. All die in Schulzeiten mit Unmengen ausgeschütteter Fettsäuren, Glukose und Hormonen in Minutenschnelle ins Hirn gepowerten Vokabeln und Lösungswege: längst wieder weg. Warum? Weil sie mich nur so lange emotional berührten, bis ich das Prüfungsblatt abgegeben hatte. In der Phase danach, in der ich die Inhalte ins Langzeitgedächtnis hätte hinüberschaufeln müssen, kehrte die Gleichgültigkeit zurück. Da waren dann, ich gebe es gern zu, andere Dinge emotional packender.

Schauen wir uns an diesem Punkt Nadenkas Erlebnis noch einmal an. Nach jetzigem Wissensstand ist klar, dass sie den Rodelpartner als Flüsterer identifiziert haben muss – noch emotionaler als diese Schussfahrt geht es ja wohl nicht. Also hat Nadenka geflunkert. Sie wollte einfach das Flüstern immer und immer wieder im Ohr haben. Und ich höre die Literaturwissenschaftler aufatmen. Ihre romantische Sichtweise ist bestätigt.

Wenn auch nicht ganz. Denn es gibt da noch Carmen Sandis Versuche mit Ratten. Die erbrachten im Jahr 1997 in Lausanne zweierlei Erkenntnisse. Die Nager fanden den rettenden Weg aus dem Wasserlabyrinth gestresst besser – bis zu einem gewissen Grad. Erhöhte Sandi den Kältestress, ließ die Konzentration der Tiere deutlich nach. Folglich verbessert nur moderater Stress das Erinnerungsvermögen. Starker Stress schadet, genauso wie chronischer Stress. Im Extremfall sorgt ein Blackout dafür, dass wir weder speichern noch abrufen können.

Es läge nun am Dichter selbst, die Debatte zu beenden. Er müsste präzisieren, wie groß der Angststress seiner schlittenfahrenden Protagonistin Nadenka wirklich war. Leider ist Anton Pawlowitsch Tschechow seit mehr als hundert Jahren tot. Und er hätte sich eh geweigert, hier Rede und Antwort zu stehen. Welcher Schriftsteller interpretiert schon seine eigene geheimnisvolle Geschichte – und nimmt ihr damit den Zauber?

Dafür kommen wir bei anderen brennenden Fragen weiter. Das Gehirn setzt noch weitere Prioritäten. Zu den Dingen, die es in Stresssituationen besonders gern lernt, gehört das habituelle Verhalten. Zum Beispiel körperliche Bewegungsabläufe. Was aufgrund dieser Information ein Großteil der Menschheit sofort wissen will: Kann der Fußballsport von dieser Erkenntnis profitieren?

Selbstverständlich. Wie jedes Gehirn tendiert auch das Fußballerhirn im Stress dazu, keine allzu komplexen kognitiven Prozesse ablaufen zu lassen. Mit solchen Inhalten kann es sich getrost später herumschlagen. Viel lieber greift es, um anstehende Probleme zu lösen, auf Automatismen zurück: bewährtes, eingeübtes, habituelles Verhalten. Für einen Stürmer von Borussia Mönchengladbach bedeutet dies: Wenn er nervös ist, weil 54 000 Zuschauer ihm beim Dribbling in den Strafraum zusehen, dann bedient sich sein Kopf erst einmal jener Fähigkeiten, die er bereits verinnerlicht hat. »Unter Druck fällt das Gehirn auf Gewohnheiten zurück«, sagt Lars Schwabe.

Dem Trainer (und Ausbilder) der Borussia-Fussballer, André Schubert, kommt nun eine besondere Tatsache zugute. Nicht nur beim Abrufen, sondern auch beim Abspeichern sind dem Gehirn in schwierigen Situationen die habituellen Dinge lieber. Es ist in diesen Momenten so hochgradig wie nie bereit, Automatismen zu verfestigen. Die wichtige Information, die der Kognitionspsychologe Schwabe daher dem Fußballlehrer Schubert geben kann, ist folgende: Lass Talente spielen, auch dann, wenn es um sehr viel geht. Die größten Fortschritte macht nämlich jener Fußballer, der in wichtigen Spielen auf dem Rasen steht und deshalb im Stress die Bewegungsabläufe mit größter Nachhaltigkeit abspeichert. Er wird das Gelernte später – in der nächsten wichtigen Partie – umso sicherer abrufen.

Dies ist die hirnphysiologische Erklärung von Routine: Der Routinier hat dank früherem Stress in künftigen Stresssituationen mehr bewährte Automatismen, die er abrufen kann. Wer den Ernstfall dagegen nicht kennt, wer kaum spielerische Praxis aufweist, ist gezwungen nachzudenken. Er muss nach einer Lösung suchen. Genau diese Denkarbeit funktioniert, wenn die Amygdala den Notfall ausgerufen hat, denkbar schlecht. Man kann es auch salopp ausdrücken: Ein guter Stürmer darf nicht denken müssen.

Einen Nachteil gilt es jedoch zu beachten. Hat das stresserfahrene Gehirn Automatismen besonders nachhaltig programmiert, droht Stagnation. »Je länger einer einen Stil pflegt, desto schwieriger wird es, ihn zu verändern«, sagt Schwabe. Wenn folglich der Routinier auf dem Platz kein Rezept hat, dann schlägt die Stunde des ungestümen, unbeschwerten Youngsters, der mit neuen Lösungsansätzen die Kugel ins Netz befördert.

3
Grenzerfahrungen

3.1 Die große Lust auf Angst

Sie können gern behaupten, Sie möchten angstfrei leben. Doch das glaube ich Ihnen nicht. Würden Sie sich nach einem Leben ohne Angst sehnen, wären Sie Teil einer verschwindend kleinen Minderheit – wenn es sie denn überhaupt gibt, diese Minderheit. In der Welt wimmelt es von Belegen dafür, dass jeder ab und zu Lust auf Angst hat. Ich kann sie Ihnen in der Buchhandlung zeigen oder im Kinoprogramm. Wir können gemeinsam eine Ausstellung besuchen, oder wir gehen irgendwohin, wo Kirmes ist und kleine und große Abenteurer Geld nicht für Schleckereien ausgeben, sondern für Todesangst. Wir können durch den Zoo schlendern. Dort zeige ich Ihnen die tierische Lust auf Angst. Angst ist überall, zum Glück.

Angst und Stress sind ein unzertrennliches Paar. Im Prinzip ist die Angstreaktion deckungsgleich mit der eigentlichen Stressreaktion, die körperlichen Vorgänge sind in beiden Fällen identisch. Wer Angst hat, ist im Stress, wer in akuten Stress gerät, hat Angst, dass ihm etwas zustoßen oder misslingen könnte. Er könnte irgendeiner Situation nicht gewachsen sein oder etwas verursachen, was er nicht möchte. Kontrollverlust ereignet sich oder droht – bei Angst genauso wie bei Stress. Und beide Zustände können Euphorie auslösen, daran sind das Adrenalin und die Endorphine schuld.

Angstlust ist daher nichts anderes als: Bock haben auf eine bestimmte Form von Stress. Friedrich Schiller mag sein Leben lang nie die Vokabel Stress vernommen haben (sie wurde erst später für diese Reaktion von Geist und Körper in den Wortschatz eingeführt), aber als er im 18. Jahrhundert eine Kombinaton aus Lust- und Unlustempfindungen mit dem Begriff »gemischtes Gefühl« beschrieb, da meinte er nichts anderes als eine Form von Freude am Stress. Dieselbe Freude etwa, der wir nachgehen, wenn wir uns ein wenig Angst im Kino holen oder sie aus dem Thriller zwischen zwei Buchdeckeln herauslesen.

Wissenschaftlich erklärt wird das von der psychologischen Ästhetik. Und die lebt mit einem vordergründigen Widerspruch, wie der Marburger Literaturprofessor Thomas Anz feststellt: »Der Widerspruch besteht darin, dass bei der Wahrnehmung von Kunst negative, mit Unlust verbundene Emotionen mit Lustgefühlen kombiniert sind. Neben Traurigkeit, Ekel oder auch Ärger gehört vor allem Angst zu jenen Emotionen, die einerseits gemieden werden, andererseits unter bestimmten Bedingungen Vergnügen bereiten, denen man sich gern freiwillig aussetzt und die man zuweilen sogar suchtartig genießt.«[1]

Der aus Ungarn stammende Psychoanalytiker Michael Balint hat sich bereits in den 1950er Jahren intensiv mit der Neigung der Menschen zu freiwilligen Mutproben auseinandergesetzt (»Thrills and Regressions«)[2]. Diese Menschen setzen sich auf Jahrmärkten in Schiffschaukeln und Achterbahnen, sie fühlen Schwindel und Angst. Dabei gehe es letztlich beim »Thrill« darum, Sicherheit erst aufzugeben und danach zurückzugewinnen.

Unlust und Lust sind nah beieinander, wenn Menschen aufs Hochseil steigen oder sich mit dem Fallschirm aus einem Flugzeug werfen. Der im Deutschen gebräuchliche Begriff Angstlust betont die Wechselbeziehung zwischen den meist entgegengesetzten Gefühlen – die allerdings durchaus eine Synthese eingehen können. Thomas Anz stellt fest, dass Ängste positiv bewertet werden, wenn man sie als »Bewährungsprobe, als aktivierende Stimulanz oder Hilfe gegen Langeweile« interpretiert.[3]

Aus diesem Grund verschaffen wir uns mit Hilfe von Unterhaltungsangeboten ausgerechnet jene Emotionen, die wir normalerweise zu verhindern versuchen. Die wir negativ bewerten. Die explizit nicht für Lust, sondern für Unlust stehen. Wir schauen im Kino Horrorfilme an, um uns zu fürchten, und lesen Skandinavienkrimis, in denen auf abscheulichste Art gemordet wird. Diese beliebten Formen der Zerstreuung sind nicht etwa exklusive Produkte einer verrohten Gegenwart; Schauerromane, Gespenstergeschichten und Märchen haben eine lange Tradition. Außerdem befriedigt nicht nur Unterhaltungsliteratur die Angstlust – Franz Kafka beherrschte das Metier genauso. Wer sich dessen Erzählung *In der Strafkolonie* zu Gemüte führt, der leidet zwangsläufig (während er liest, wie die Bestrafungsmaschine den Häftling foltert und tötet).

Als es noch keine Achterbahnen gab, nutzte der Mensch andere Stressoren zu seinem Vergnügen. So wurde im 18. Jahrhundert über die Lust auf Schreckliches unter dem Stichwort des »Erhabenen« philosophiert. Der französische Literaturtheoretiker Jean-François Lyotard beschreibt das Gefühl des Erhabenen wie folgt: »Das Schöne gewährt eine positive Lust. Aber es gibt eine andere Art der Lust, und diese ist an etwas gebunden, das stärker ist als die Befriedigung: an den Schmerz und das Nahen des Todes. (…) Diese ganz und gar geistige Leidenschaft heißt (…): Schrecken.«[4]

Auf der Suche nach Motiven, die diese intensiven Gefühle auslösen, fanden Kreative wie der »Alpen«-Autor Albrecht von Haller oder der Maler Caspar David Friedrich (»Der Wanderer über dem Nebelmeer«) – in ihren Werken zurück zu jenen archaischen Gefahren, die schon unsere Ahnen jahrmillionenlang gestresst hatten. Der Philosoph Immanuel Kant erstellte 1792 in seiner »Kritik der Urteilskraft« eine ganze Liste von Naturgewalten, die die Lust am Erhabenen provozieren: »Kühne überhangende gleichsam drohende Felsen, am Himmel sich auftürmende Donnerwolken, mit Blitzen und Krachen einherziehend, Vulkane in ihrer ganzen zerstörenden Gewalt, Orkane mit ihrer zurückgelassenen Verwüstung, der grenzenlose Ozean, in Empörung gesetzt, ein hoher Wasserfall eines mächtigen Flusses.«[5]

Das Erhabene wirkt, weil es in einem ersten Schritt klein und verletzlich macht. »Erhaben ist, was uns zu überwältigen droht«, beschreibt Literaturprofessor Thomas Anz das anfängliche Gefühl der Ohnmacht, das uns ereilt. Ein ordentlicher Lustgewinn stellt sich also ein, wenn wir es schaffen, »dieser Bedrohung etwas entgegenzusetzen, uns über sie zu erheben«.[6]

Es braucht also eine Art von Erfolgserlebnis. Zuerst begegnen wir dem Furchterregenden, das die Stressreaktion auslöst. Ins Moderne übertragen: Wir begegnen im Kino zum Beispiel *Alien*. Erst einmal fühlen wir uns dem Filmmonster, das im Raumfrachter Nostromo schrittweise seine Präsenz erhöht, komplett unterlegen: Weil wir es lange nicht sehen können, und als wir es sehen, mit den Sinnen nicht fassen können. Außerdem haben wir gerade eben noch beim Eingang einen Spruch auf dem Filmplakat gelesen, der uns eher defensiv stimmte: »Im Weltraum hört dich niemand schreien.«

Doch dann, nach mehr als sieben erfrischend quälenden Viertelstunden, finden wir zu dem Gefühl, der Herausforderung doch noch gewachsen zu sein und über uns selbst hinauszuwachsen. Wir dürfen miterleben, wie stellvertretend für uns Ellen Ripley (glänzend gespielt von Sigourney Weaver), Lichtjahre vom Planeten Erde entfernt, die glibberige Bestie ins Jenseits befördert. Lebendig, endorphingetränkt, selig vor Glück treten wir aus dem dunklen Kinosaal ins Tageslicht.

In seiner Schrift *Über den Grund des Vergnügens an tragischen Gegenständen* hat Friedrich Schiller knapp zwei Jahrhunderte vor Ridley Scotts Meisterwerk dieses emotionale Wechselbad skizziert: »Das Gefühl des Erhabenen besteht einerseits aus dem Gefühl unserer Ohnmacht und Begrenzung, einen Gegenstand zu umfassen, andererseits aber aus dem Gefühl unsrer Übermacht, welche vor keinen Grenzen erschrickt und dasjenige sich geistig unterwirft, dem unsre sinnlichen Kräfte unterliegen.«[7]

Dass zunächst meine (nach Schiller) »sinnlichen Kräfte« einem Monstrum unterlegen sind, habe ich häufig erfahren. Am intensivsten wohl, soweit ich mich erinnere, bei meiner Begegnung mit *The Big One* vor rund zwanzig Jahren. In dem Moment, als ich mich im Vergnügungsstädtchen Blackpool im

Westen Englands in die damals höchste, schnellste und steilste Achterbahn der Welt setzte, war mir jegliches Gefühl des Erhabenen sehr, sehr fern. Denn *The Big One* ist sehr, sehr groß. Das Unterlegenheitsgefühl erreichte seinen Höhepunkt, als der Rollercoaster die 65 Meter hohe Rampe emporkletterte. In dem Moment realisierte mein Gehirn, dass es kein Zurück gab, die Amygdala veranlasste partiellen Kontrollverlust. Ich hatte richtig Schiss, ein pochendes Herz, eine staubtrockene Zunge. Ich sah hinaus aufs Meer, während ich die letzten Meter aufwärtsruckelte, und war überzeugt, gleich an Herzversagen sterben zu müssen. Zumindest ein wenig.

Drei Minuten später aber fühlte ich mich wie ein Held. Diese Einschätzung entspricht nicht nur der Schillerschen Theorie vom »Gefühl unsrer Übermacht«, sondern auch den Befunden, zu denen Philosophen kamen, die sich mit dem Thema der antiken und modernen Formen der Angstlust befassten. Michael Balint spricht sogar von einem »Gefühl der Allmacht«, das den Menschen nach dem Angstkick erfasst. Und aus der Tatsache, dass ich mich umgehend noch einmal der Todesangst aussetzen wollte, schließe ich, dass auch der Marburger Philologe Thomas Anz mit seiner Analyse richtig liegt: »Kann man sich über den Schrecken des Todes erhaben fühlen, wird er zu einer Quelle der Lust. Da letztlich jede Angst eine Angst vor dem Tod ist, ist jede Angstlust ein lustvolles Spiel mit dem Tod.«[8]

Der Nervenkitzel, der uns erfasst, wenn der Sensenmann an unsere Seite oder vor uns auf die Bühne tritt, hat bereits in der Antike die Unterhaltungsindustrie boomen lassen. Gladiatoren starben im Kampf gegen ihresgleichen oder wildes Getier reale Tode. In Spanien begeistert die rituelle Tötung eines Stiers in der Arena bis heute. Ohne die weit verbreitete Faszination am Spiel mit dem Tod, lohnte es sich für den Brausenhersteller *Red Bull* nicht, als Sponsor (manchmal tödliche) Spektakel im Gebirge oder zwischen Häuserschluchten inszenieren zu lassen. Wenn ein Unglück passiert, sind Gaffer umgehend zur Stelle. Als im

Jahr 1938 erstmals die Nordwand des Eigers – die sogenannte »Mordwand«, in der bis heute 69 Alpinisten gestorben sind – bestiegen wurde, war dies bereits ein mediales Großereignis. Die Schaulust rund um den Tod sorgte in Europa noch bis ins 18. Jahrhundert dafür, dass Exekutionen nicht in versteckten Todeskammern, sondern wie ein Jahrmarktsvergnügen in der Öffentlichkeit vollzogen wurden. Johann Wolfgang von Goethe war als Kind Zuschauer mehrerer Hinrichtungen. Den dabei entstehenden »Thrill« hat er treffend in *Wilhelm Meisters theatralische Sendung* in Worte gefasst: »Wie viel Tausende werden unwiderstehlich nach einer Exekution, die sie verabscheuen, hingerissen, wie ängstet sich die Brust der Menge für den Übeltäter, und wie viele würden unbefriedigt nach Hause gehen, wenn er begnadigt würde und ihm der Kopf sitzen bliebe? Das sprudelnde Blut, das den bleichen Nacken des Schuldigen färbt, besprengt die Einbildungskraft der Zuschauer mit unauslöschlichen Flecken; schaudernd, lüstern blickt die Seele wieder nach Jahren zu dem Gerüst hinauf, lässt alle fürchterlichen Umstände wieder vor sich erscheinen und scheut es, sich selbst zu gestehen, dass sie sich an dem grässlichen Schauspiele weidet.«[9]

Immerhin verdanken wir unseren Einbildungskräften, dass normalerweise allein die Erzählung, das Abbild oder das Nachspielen dramatischer Ereignisse unsere Angstlust befriedigen kann. Der Sportpsychologe Siegbert A. Warwitz bezeichnet authentische Erfahrungen als »Live-Thrill«, was wir uns über die Medien an Spannungserlebnissen verschaffen, gehört zum »medialen Thrill«. Während man sich beim Live-Thrill auch persönlich und physisch in das Angst-Lust-Erleben einbringe, erfolge der mediale Thrill aus sicherer Distanz. Aber beide schaffen es, uns im wahrsten Sinn des Wortes auf eine »Achterbahn der Gefühle« zu schicken.[10]

Eine Mischung aus medialem und Live-Thrill bescheren uns Computerspiele. Horrorgames bieten Action plus ungefährliches Schauererleben – der Spieler ist zwar der Handelnde, das Abenteuer aber tangiert erst einmal nur den Kopf. Den Körper komplett entspannen können wir hingegen, wenn wir Kriminalromane lesen, uns Schauergeschichten anhören oder uns mit Freunden zum Kriegsfilm im Popcornkino treffen: Volle Konzentration auf den psychischen Stress ist dann angesagt.

Warum der uns überhaupt ereilt, obwohl wir doch (zumindest am Anfang) uns komplett entspannt im Sessel räkeln, dafür hat Elisabeth Bronfen, Professorin für englische und amerikanische Literatur an der Universität Zürich, eine Erklärung. Der »dramaturgische Einsatz von Spannung«, vermutet sie, bringe auch für den Zuschauer »das Fundament der eigenen Selbstversicherung« ins Wanken: »Wir können gar nicht anders, als uns mit der auf der Leinwand zur Schau gestellten Angst zu identifizieren.«[11] Diesen Zustand begrüßen wir nicht nur. Er ist der Grund, warum wir zehn Euro ausgeben, um uns dem unterhaltungsindustriellen Stress auszusetzen: »Wir wollen uns gar nicht daran erinnern, dass es doch nur ein Film ist, genießen wir doch die Erfahrung eines Verlustes des sicheren Bodens. (...) Wir lassen uns auf den Genuss einer radikalen Hilflosigkeit ein, sind von dieser selber affiziert.« Was sich letztlich im Kino in uns an emotionalem Aufruhr zusammenbraut, bezeichnet Bronfen als »Angst zweiter Ordnung. Beim Begreifen der Angst der anderen sind wir selber von Angst ergriffen.«

Von Vorteil für die Menschen ist auch das Prinzip der »Katharsis«, wie es Aristoteles in Bezug auf die antike Tragödie einst formulierte und der Philologe Thomas Anz in jüngeren Produkten kulturellen Schaffens wiederfindet: Wir erleben, wenn wir dem Schrecklichen beiwohnen, eine Reinigung der Seele, eine »befreiende, orgiastische und sozial unschädliche Affektentladung, ein Gewitter der Gefühle, dessen reinigende Kraft lustvoll ist.«[12]

Dass die Gefahr, aus der wir den Nutzen ziehen, nicht existieren muss, verschafft uns fast unbeschränkte Möglichkeiten, den unterschiedlichsten Inszenierungen von Gefahr beizuwohnen und uns trotzdem überfordern zu können. Die alten Hirnteile tun uns den Gefallen der »sozial unschädlichen Affektentladung«. Brav setzen sie die Stressreaktion im Körper in Gang, obwohl wir wissen, dass auf der Achterbahn nichts passieren kann. Normalerweise.

3.2 Achterbahn statt Wildnis

Ein bisschen Stress beschert einem die Katapult-Achterbahn *Kingda Ka* im US-Bundesstaat New Jersey bereits auf ihrer Website. Wenn man die Nase nah an den Bildschirm rückt, dann auf den Startknopf des kurzen Videos klickt und als entfernter medialer Zeitzeuge mit der Bahn in 139 Meter Höhe »katapultiert« wird: Es kann einem flau werden in der Magengrube. Der *Kingda Ka Roller Coaster* ist nicht nur die höchste Achterbahn der Welt, sondern mit 206 km/h auch die schnellste. Der Wahnsinn ist die senkrechte Abfahrt, nachdem der Zug den »Top-Hat« überwunden hat: In einer 270-Grad-Drehung schießt man dem Boden entgegen, wird dort mit 4,5 g in den Sitz gedrückt, bevor man noch in gefühlter Schwerelosigkeit über einen Hügel fährt.

In Deutschland sind die Bahnen kleiner. Aber immer noch groß genug, damit viele sich nicht trauen – und andere nicht genug bekommen können. Zu meinem Glück gab es innerhalb meiner Verwandtschaft eine »Nie und nimmer«-Fraktion. Aus diesem Grund lag es an mir, nicht nur mit meiner Tochter, sondern auch mit allen Neffen und Nichten früher oder später den Heidepark in Soltau aufzusuchen. Ich muss zugeben, schlimme Angstzustände erlebt zu haben, wenn die Hydraulik der Anlage namens *Scream* mich in Begleitung Halbwüchsiger auf eine Höhe von 71 Metern hievte und meine Amygdala ausrastete, weil ihr die Sinnesorgane nicht nur unnatürliche Höhe vermittelt hatten, sondern auch die Botschaft: Es gibt kein Zurück. Zurück geht's nur im freien Fall.

Aber spätestens, als ich ganz oben mit 39 Schicksalsgenossen einige Sekunden auf das Unausweichliche wartete und dann plötzlich der »größte Gyro-Drop-Tower der Welt« uns einfach zu Boden fallen ließ – da dankte ich Schwester und Schwager (und danke ihnen heute noch dafür), dass nicht sie mit ihren Kindern von Adrenalinkick zu Adrenalinkick hetzten, sondern diese pädagogische Aufgabe stets mir übertrugen. Denn im Heidepark gibts auch noch eine Bobbahn, die wunderbar rumpelige Holzachterbahn *Colossos* und die Hängeloopingbahn *Limit* mit »Roll-over«, »Sidewinder« und »Double Spin«.

Aber ein bisschen wundert man sich schon, warum der Mensch sich das antut. Unersättlich erkauft er sich Angststress, obwohl ihm dort schlimmste Übelkeit droht: Die Einrichtungen im *Total Thorpe Park* im englischen Surrey, wo man sich nach der Horrorfahrt erleichtern kann, stehen dort jedenfalls nicht nur zur Zierde.

Die Hamburger gehören zu den Schlimmsten. Dreimal im Jahr einen Monat lang tagt auf dem Heiligengeistfeld neben dem Stadion des FC St. Pauli der Dom. Dort wühlt die *Wilde Maus* den Vergnügungssüchtigen den Magen auf mit ihrer zügigen Fahrt über wilde Serpentinen. Das Kettenkarussell *Skydance* dreht sich nicht friedlich knapp über dem Boden, sondern an einem Turm, 55 Meter hoch im Himmel. Auf dem *Voodoo Jumper* sitzt der Gast in einer rotierenden Zweiergondel, dreht sich über Kopf und um die eigene Achse. Wer danach noch immer nicht genug Kontrollverlust hat, springt in den Loopingflieger *Flasher*, um sich an dessen rotierendem Arm in 70 Meter Höhe zu überschlagen.

Um uns Menschen zu verstehen, hilft der Blick zurück in die Vergangenheit. Wir sehen dort unsere Urahnen und dürfen sie uns als glückliche Hominiden vorstellen. Jahrmillionenlang hatten sie sich keinen Kopf machen müssen, wie sie mit Hilfe kultureller Ersatzevents ihre regelmäßige Ration Stress und die reinigenden Emotionen bekommen. Adrenalin, Noradrenalin und die Flut der Endorphine halfen nicht nur beim Überleben, sondern sie erzeugten im Nachgang der Krisen wohlige Räusche. Der prähistorische Hominide lebte mit den schönen Gefühlen, die ihm die Stressreaktion wiederholt bescherte, Tag für Tag. Denn in seinem Lebensumfeld waren die Auslöser der Hormonkaskaden ausreichend vorhanden. Wie eine nachhaltig genutzte Ressource haben sie als Stressoren in der Steinzeit, in der Bronzezeit, in der Eisenzeit und auch danach noch zuverlässig Leib und Leben bedroht, immer wieder.

War die Gefahr gebannt, gab's Zufriedenheit satt: leben im Endorphinparadies.

Heute jedoch sind viele Stressoren entweder ausgestorben (Höhlenbär), zurückgedrängt (Grizzly) oder von uns gezähmt (Flüsse). Oder wir haben uns vor ihnen weitgehend abgeschirmt (Schneestürme), indem wir stabile Unterkünfte konstruierten. Da wir im Informationszeitalter leben, sind hierzulande mehr Menschen von Nachrichtenfluten bedroht als von Wasserfluten und Gewitterblitzen.

Gegen die äußeren Unbilden des Lebens haben wir vielfältige technische Lösungen entwickelt. Auf das mit Stress verbundene Wonnegefühl möchten wir trotzdem nicht verzichten. Einen Rausch, das zeigt nun mal die Erfahrung, wollen wir immer wieder erleben. Angenehme Geisteszustände besitzen Abhängigkeitspotenzial, das wissen wir aus der Suchtforschung. Deshalb beschert uns das Verschwinden der Wildnis nichts anderes als Entzugserscheinungen. Sie sind es, die uns in schwindelerregende Höhen, in finstere Kinosäle und manchen unentwegt zur Arbeit treiben.

Die Liebe zum Stress ist als Veranlagung genauso in den Genen abgelegt wie viele Neigungen, deren Sinn und Zweck wir in unserem heutigen Alltag nicht mehr unmittelbar erkennen. Wir müssen schon in der Menschheitsgeschichte blättern, um deren

Ursachen zu entdecken. Die Lust auf Fett ist ein solches Beispiel. Heute macht sie Menschen krank, im Pleistozän war sie lebensrettend. Karge Zeiten übersteht eher, wer sich lustvoll alle verfügbaren Energieträger einverleibt. Da wir uns aber heute kaum mehr bewegen, während wir industriell gefertigte Fett- und Zuckerbomben futtern, schaffen wir es nicht mehr, die gut gefüllten Depots zu verbrennen. Die Vorräte bleiben in Hüften, Hintern und Bäuchen eingelagert und ruinieren unsere Gesundheit. Zwar weiß der Frontallappen aufgrund seiner Denkfähigkeit längst, dass wir die heute üblichen Fett- und Zuckermengen nicht brauchen. Trotzdem essen wir sie instinktiv und zwanghaft, weil es in grauer Vorzeit einen Überlebensvorteil bedeutete, sich die Energiespeicher anzulegen.

Was aber bringt die Lust auf Angst? Worin liegt ihr Überlebensvorteil? Dass die Stressreaktion uns in der Not helfen kann, leuchtet ein. Aber warum beschert sie uns gleichzeitig Wohlgefühl und Abhängigkeit?

Dazu erst einmal folgende Feststellung: Die Lust auf die körpereigenen Drogen Adrenalin oder Endorphin lässt sich nicht von unserer Neigung zu anderen Rauschsubstanzen trennen. Es ist kein Zufall, dass Ekstase auch »Rausch der Sinne« heißt. Egal ob es sich um religiöse Raserei, schamanistische Trance oder ein intensives Glücksgefühl nach einer überstandenen Hängebrückenüberquerung in den Alpen handelt: Unsere Biologie versorgt uns mit Substanzen, die den von außen zugeführten Psychotropica in nichts nachstehen. Qualitativ ist die Euphorie, hervorgerufen durch Endorphin, dem Kick zum Beispiel durch das Stimulans Theobromin aus der Kakaofrucht mindestens ebenbürtig.

Es stellt sich allerdings die Frage, warum es diesen genussreichen Moment nach dem Energiekick überhaupt gibt. Warum gefällt er uns so gut, dass wir ihn suchen – so sehr, dass unsere Gesellschaft Menschen hervorgebracht hat, die wir unter dem Sammelbegriff Adrenalinjunkies zusammenfassen? Die Antwort:

Der Körper brauchte eine Technik, um nach einer Gefahrensituation zu regenerieren. Wir sind zwar wieder auf der sicheren Seite, wenn wir der Gefahr entronnen sind. Aber der Körper steckt dann noch immer voller Stresshormone. Er könnte sie abbauen, indem er uns noch zwei Stunden durch den Wald joggen ließe. Aber im Lauf der Evolution hat sich eine zweite Möglichkeit etabliert, um den Spannungszustand zu reduzieren: Das Gehirn versorgt uns mit Glücksgefühlen. Wir relaxen zufrieden, erholen uns und sind gewappnet für den nächsten Kick.

Die Entzugserscheinungen des Menschen sind früh zum Geschäft geworden. Die Römer organisierten Nervenkitzel in den Arenen, im Mittelalter sorgten Messerwerfer für hormonelle Schübe, und an den ersten Achterbahnen tüftelten russische Ingenieure im 17. Jahrhundert in St. Petersburg und Moskau. Das Bungeespringen soll auf der Südseeinsel Vanuatu erfunden worden sein. Einmal im Jahr stürzen sich dort junge Männer, festgebunden an einer Liane, von einer dreißig Meter hohen Plattform.

Heute kann man das südpazifische Initiationsritual für 99,90 Euro im Hamburger Hafen genießen. Gummiseil statt Liane: Ein Angebot des ehemaligen Stuntmans und Abenteurers Jochen Schweizer, der Bungeespringen in Deutschland populär machte und dessen Firma mit Dingen, die dem Menschen Angst machen, 70 Millionen Euro Jahresumsatz erwirtschaftet.

Die Aufregungsindustrie lebt davon, dass sie Gefahr verkauft, ohne dass etwas passiert. Unfälle sind schlecht für das Geschäft. Die Angstlust ist zwar ein »lustvolles Spiel mit dem Tod«, aber reale Tode würden dem Spiel das Spielerische rauben. Jochen Schweizers Unternehmen geriet zwischenzeitlich in arge Nöte, als sich am Dortmunder Fernsehturm ein tödlicher Unfall ereignete – das Bungeeseil war gerissen.

Parkbetreiber kommunizieren daher offensiv, wie sicher ihre Bahnen sind. Aber nur bis zu dem Zeitpunkt, an dem der Gast in der Schlange steht. Spätestens dort beginnt das Schüren der Angst als professionelles Spiel.

Damit im Europapark Rust, dem beliebtesten und erfolgreichsten Freizeitpark Europas, die stressfreudigen Gäste nicht zu kurz kommen, haben Psychologen und Regisseure mitgearbeitet. Wer sich bei der Holzachterbahn Wodan anstellt, wird mit hochdramatischer Musik bearbeitet. »Der Besucher sollte ungefähr eine halbe Stunde warten müssen, damit er sich so richtig eingrooven kann« , sagt Miro Gronau. Der Parkleiter kennt die kleinen Details der Inszenierung. Sie machen den Erfolg seiner Anlagen aus: »Die Menschen müssen immer den drop point, die Fallhöhe, sehen, das stachelt sie an.«[13]

Parkbetreiber sind nichts anderes als professionelle Stressoren. Jahr für Jahr hecken sie neue Tricks aus, um ihre Gäste auf möglichst eindrucksvolle Weise fertigzumachen. Deren aufkeimende Angst ist zwar stets unbegründet – aber nicht dafür zahlt der Mensch Eintritt, sondern für die Illusion des Gegenteils.

3.3 Die Süchtigen von Lauterbrunnen

Ein Horizont ist nicht in Sicht. Nur Felsmassive, bedrohlich hoch, kratzen am Himmel. Warum stehen hier so viele Berge herum? Mein Vater hat mir die Frage einst beantwortet: Die Schweizer hätten so viel Land geklaut, bis sie nicht mehr wussten, wohin damit. Also haben sie gestapelt ...

Vor mir erhebt sich Diebesgut von der Größe Niedersachsens. Der Stapel heißt Jungfrau. Er ist 4158,2 Meter hoch, großartig gebaut, von gleißender Sonne bestrahlt. Mit Eiger und Mönch bildet die Jungfrau das berühmteste Dreigestirn der Alpen. Löst man den Blick von den himmelstrebenden Riesen, fällt er dreieinhalbtausend Meter tiefer in den Trog des Lauterbrunnentals. Senkrecht stürzen sich Bäche von den Klippen ins Tal. So viel wilde Schönheit an einem Ort! Die Erde ist nicht gerecht. Der 300 Meter hohe Staubbachfall beeindruckte schon Johann Wolfgang von Goethe so sehr, dass er sich ans Verseschmieden machte, während er dem »Gesang der Geister über dem Wasser« lauschte.

Manchen ist der bloße Anblick der ungestümen Landschaft noch nicht wild genug. Sie nutzen die einzigartige Topographie im Berner Oberland für ein besonderes Spektakel. Sie fahren mit der Jungfraubahn hoch oder steigen zu Fuß bergan, um zu einem der sogenannten Exits zu gelangen, die es an den Kanten der schroffen Wände zuhauf gibt. Von dort springen sie.

Einer, der immer wieder hierherkommt zum Basejumpen, weil er nirgendwo bessere Bedingungen findet für seine Leidenschaft, ist Timm Krüger. Bevor er mir jedoch erzählt, warum er schon 3500-mal aus dem Himmel, von den Bergen und von Antennen gesprungen ist, will er etwas klarstellen: »Ich bin kein Adrenalinjunkie.«

Auf die Idee wäre ich, hätte ich ihn ohne Vorabinformationen getroffen, nie gekommen. Ein unauffälliger großer Mann, der lebhaft erzählen kann, in einer offenen Art und mit dezenter Neigung zum Weltanschaulichen. Er wird mir gleich verraten, wie es ist, über einer 600 Meter hohen Felswand zu stehen und sich dann abzustoßen in den Luftraum.

Als ich Tage zuvor Freunden verriet, was für einen Menschen ich treffen werde, antworteten sie mit vorgefertigten Meinungen. Wer von Bergen springt, sei entweder wahnsinnig, lebensmüde, durchgeknallt oder auf andere Art »irgendwie krank«. Es ist die übliche Reaktion: Wer sich selbst nicht traut und nur davon liest, wenn Schlimmes passiert ist, wird selten zum Fürsprecher. Das Basejumpen hat einen schlechten Ruf unter Nichtspringern, das Lauterbrunnental den besten unter den Springern.

Seit dreißig Jahren kommen sie hierher, seit 26 Jahren gibt es Tote. 20 000 Sprünge pro Jahr und insgesamt 42, die hier ihren

Sport nicht überlebten. Einige von ihnen kann man sich ansehen. Im *Horner Pub*, Lauterbrunnens Dorfkneipe, in der die Szene sich trifft, hängen an der Wand Fotos von Menschen, die den Schirm nicht öffnen konnten. Die sich verhedderten, sich überschätzten. Denen Bäume in die Quere kamen. Die an Felsnasen aufschlugen oder in den Wiesen der einheimischen Bauern. Viele im Dorf sind Zeugen der Unfälle geworden. Auch Kinder. Aus diesem Grund ist der am nächsten am Dorf liegende Exit-Platz – am Staubbachfall, wo Goethe einst dichtete, unweit des Friedhofs – gesperrt worden. »Wenn Kinder zuschauen müssen, wie die Jumper an der Felswand zerschmettert werden und anschließend tot in ihrem Garten liegen, sind die Eltern nicht immer erfreut.« Im »Großen und Ganzen« kämen aber nur »wenige Reklamationen«, verriet der Gemeindepräsident dem Hamburger Journalisten Bastian Henrichs.[14]

»Es gibt viele Idioten«, sagt Timm Krüger. Idioten sind für ihn die Adrenalinjunkies, die es nur auf den Kick anlegen und denen es zuerst darum geht, andere zu beindrucken. Er kann sich maßlos über Ego-Typen ärgern, die geltungssüchtig mit ihrem Handy herumfuchteln, um möglichst vielen Anfängern »die Videos zu zeigen, in denen sie wie ein nasser Sack vom Berg springen«.

Krüger ist Profi. Er bildet Fallschirmspringer aus. In Neustadt-Glewe, südlich von Schwerin, hat er seinen Sprungplatz und arbeitet als selbständiger Instruktor. Er macht auch Materialwartung, Reparaturen und Tandemsprünge. Und nebenbei das Basejumpen, »nur für mich«. Sogar die waghalsigste Variante: springen mit Wingsuit. Der Ganzkörper-Anzug hat Flächen aus Stoff unter den Armen und zwischen den Beinen, die von Luft durchströmt als Flügel wirken. Wie *Superman* kann man damit durch die Lüfte steuern. Sieben von acht Piloten, die beim Basejumpen starben, sind mit einem Wingsuit geflogen – »ein extrem riskanter Bereich«. Umso wichtiger ist es Krüger, »das Restrisiko zu minimieren«. Er tut dies, indem er nicht wie viele, deren spektakuläre Videos man auf Youtube bewundern kann, wenige Meter an den Felswänden vorbeiflitzt.

Den wohl extremsten Film hat im Juli 2015 der Italiener Uli Emanuele ins Internet gestellt, aufgenommen im Lauterbrunnental. Mit 160 Stundenkilometern raste er durch ein Felsloch, das an seiner weitesten Stelle zwischen 2,60 und 2,70 Meter misst. Es ist die kleinste Öse, die je ein Mensch im Flügelanzug passiert hat. Bei einem solchen Stunt entscheiden Zentimeter über Leben und Tod.[15]

Krüger hält Abstand. Er weiß, wie schnell etwas passiert. Dieses Risiko will er nicht eingehen. Ihm geht es um etwas anderes.

Manchmal macht er mit Schülern eine Übung. »Ich sage: Überlege, was dein größtes Problem ist. Ich sage dir, du wirst es nicht schaffen, daran zu denken, wenn du abgesprungen bist.« Er behält immer recht, wissend, dass wir keine Vögel sind. Springt das Säugetier Mensch aus einem Flugzeug oder von der Wand über Lauterbrunnen, dann zählt, was nun kommt, nicht zum bekannten Fortbewegungsrepertoire. Der freie Fall bringt ihm den Boden mit 55 Metern pro Sekunde näher. Das Gehirn erhält von den Sinnesorganen so viele Informationen, dass es kaum hinterherkommt. »Es schaltet in den Modus ›Lebensgefahr‹, will Panik machen. Schließlich weiß das Kleinhirn ja nicht, dass ich auf dem Rücken einen Fallschirm habe«, sagt Krüger. Im Alarmzustand blendet der Kopf alles aus, was fürs Überleben in den nächsten Sekunden unwichtig ist: Geldnot, Geschäftstermine, Liebeskummer. »Du bist gedanklich in einem Bereich ohne Sorgen.«

Sein geballtes technisches Wissen und seine Erfahrung als Instruktor kann auch Krüger nicht so schnell hervorkramen, wie die Stressreaktion abläuft. Das hat den Effekt, dass auch im Körper des Routiniers Adrenalin und Noradrenalin in den Kreislauf schießen und er »extrem fokussiert« ist.

Worauf?

Das sei für ihn eine »halb esoterische Geschichte«, sagt er. Wenn alles andere weggefallen sei, dann frage er sich: »Was kann ich, wer bin ich, und was will ich sein.« Man glaubt es ihm. Krüger nutzt die Stresshormone nicht primär für den Kick, sondern zur Bewusstseinserweiterung. Manchmal sei es so, als säße er in einem dunklen Raum. »Und wenn ich springe, dann dämmert es. Es fühlt sich an, als blicke ich über den Tellerrand.« Unter anderem sieht er dort: den Tod. Aber nicht als Bedrohung, nicht als Ziel. »Man spürt eine gewisse Kontrolle über das Leben. Etwas, was man sonst nicht hat.« Er denkt einen Moment nach. Der nächste Satz, man merkt es ihm an, soll treffen, so genau wie möglich. Es bedeutet ihm viel, einen guten Grund für seine 400 Basejumps gehabt zu haben, davon 120 mit dem lebensgefährlichen Wingsuit. Er kramt in seinem Kopf herum und greift den Gedanken auf, den er gesucht hat. Ja, sagt er, das sei es: »Die Kontrolle, zu bestimmen, ob man stirbt.«

Timm Krüger ist 34 Jahre alt. Natürlich weiß er, dass auch ihm diese Kontrolle entgleiten kann. Er macht sein Handy an und zeigt mir einen Sprung, den er hier in Lauterbrunnen mit seiner Helmkamera aufgenommen hat. Er fliegt und fliegt und fliegt mit seinen künstlichen Fledermausflügeln und zieht extrem spät, zehn Meter über dem Boden, den Schirm. »Eine Sekunde später, und ich hätte mir die Beine gebrochen.« Damals hatte er die Gefahr selbst heraufbeschworen. »Ich wollte noch diese eine Wiese überqueren.« Sich überschätzt und das Schicksal auf seiner Seite gehabt: Es soll nicht wieder passieren. Falls ihm doch etwas zustoßen sollte, dann hoffentlich nicht aus Leichtsinn. Pech, ja, das könnte er akzeptieren. Dass er zum Beispiel von der Exit-Plattform hinausspringen will und abrutscht, wie es ihm schon einmal geschah. Es wäre Pech. Bisher hatte er Glück.

Im Internet gibt es eine Liste, die häufig nachgeführt werden muss. Die Base Fatality List führt alle auf, die bei diesem Sport umkommen.[16] An 256. Stelle steht der Name Dean Potter. Im

Mai 2015 hatten er und ein Freund versucht, im kalifornischen Yosemite Nationalpark eine wenige Meter schmale Schlucht im Wingsuit zu durchqueren. Sie verfehlten den Spalt. Potters Begleiter knallte gegen den Fels, er selbst vermutlich gegen einen Baum.[17]

Potter war ein Star, galt sogar unter Extremsportlern als extrem. Er war nicht nur Basejumper, sondern auch Seiltänzer und Speedkletterer. Er erfand Free Base – eine Kombination aus den gefährlichsten Disziplinen im Extremsport: Basejumping und Free-Solo-Klettern. Man klettert ohne Sicherungsseil sogar am überhängenden Fels. Für den Fall, dass man abstürzt, hat man einen Fallschirm im Rucksack.

Verspürte er bei seinen wilden Abenteuern Todesnähe, empfand er dies als »höchste Form von Spiritualität«. Da überraschte es viele, als Potter auch über seine Angst sprach. 2014 erzählte er von seiner angeblich ersten Kindheitserinnerung, einem Traum, in dem er fliegt und abstürzt. Er habe sich später gefragt, ob dieser Traum eine Prophezeihung seines Todes gewesen sei. Aber statt das Risiko danach zu meiden, attackierte er seine Angst: »Ich fing an, äußerst schwierige Routen zu klettern und zu fliegen, um so die Kontrolle über die Angst des Absturzes zu gewinnen.«[18]

Der Schriftsteller Hunter S. Thompson hat zu dieser Form der Risikowahrnehmung das vielleicht treffendste Zitat geliefert: »Schneller, schneller, immer schneller, bis der Geschwindigkeitsrausch die Angst vor dem Tod besiegt.« Thompson bezog sich dabei auf das Motorradfahren. Aber die Worte erklären darüber hinaus, warum Menschen, was andere für leichtsinnig halten, so sehr fasziniert, dass sie für den Kick ihr Leben aufs Spiel setzen. Die meisten machen sich zuerst Gedanken darüber, was dabei schiefgehen, der Risikosportler darüber, was gelingen könnte. Zwar packt auch Basejumper die Angst, und sogar unter ihnen gibt es Sicherheitsfanatiker. Allerdings halten sie den Nervenkitzel für so aufregend, dass sie bereit sind, die Gefahr an den Rand ihrer Gedanken zu drängen. Der Rausch marginalisiert den sofort möglichen Tod.

Harte Drogen schaffen dies nicht besser. Dem Adrenalin folgen als Belohnung das Endorphin mit seiner schmerzlindernden Wirkung und eine lang anhaltende Euphorie. Ein halbes Jahr nach Dean Potters letztem Flug stehen bereits 18 neue Namen auf der Base Fatality List. Opfer einer Sucht, vermutlich, aus der viele Extremsportler keinen Hehl machen.

Das müssen sie auch nicht. Süchtige sind keine Minderheit am Rand der Gesellschaft. Ihre Lust auf die körpereigenen Drogen Adrenalin, Endorphin oder Dopamin lässt sich im Prinzip nicht von der Neigung zu anderen Rauschsubstanzen trennen.

Diese genussreichen Momente gefallen uns so sehr, dass die Gesellschaften Adrenalinjunkies hervorbringen. Und weltweit Milliarden, die nicht die körpereigene Apotheke öffnen, um das Belohnungszentrum im Kopf anzudrehen, sondern regelmäßig nach Glas, Spritze, Joint oder gerolltem Geldschein greifen.

Unsere heiße Liebe zu berauschenden Substanzen dokumentiert die lange Drogengeschichte, auf die wir zurückblicken können. Dokumentiert ist, dass vor rund 10 000 Jahren Menschen Getreidesäfte, Honig und Trauben vergären ließen, um sich mit Bier, Met und Wein zu vergnügen. Fliegenpilz, Stechapfel und Weihrauch haben eine ähnlich lange Tradition. Tabak, Marihuana, Opium sind genauso »Kulturgut« geworden, wie später LSD oder Ecstasy. Und nichts spricht dagegen, dass sich schon in der Altsteinzeit unsere Ahnen mit leichten (oder heftigen) Psychedelika befassten.

Das Verlangen nach Drogen hält sich seit Millionen Jahren in unserem Genpool. Die Kardiologin und Psychiaterin Barbara Natterson-Horowitz, Koautorin des Buchs »Wir sind Tier«, hat dafür eine scheinbar paradoxe Vermutung: »Obwohl Sucht zerstören kann, könnte ihre Existenz das Überleben gesichert haben.«[19]

Für diese These spricht, dass der Hang zum Exzess deutlich

älter ist als die Spezies Mensch. Suchtverhalten besitzen wir nicht exklusiv. Tiere sind keinen Deut »besser«. Zwar baut kein Mitglied der Fauna, was sich mit Achterbahnen vergleichen ließe, und dass Lemminge aus Lust, Laune oder Suizidabsicht über Klippen springen, ist nicht mehr als ein jahrzehntelang kolportierter Blödsinn.

Trotzdem steht der Mensch mit seinem Drang nach Rausch nicht allein da. Tiere fressen sich genauso gern Räusche an, wie wir es mit bewusstseinserweiternden Elixieren tun. Wenn die Seidenschwänze im Spätherbst aus der kühler werden Taiga nach Mitteleuropa fliegen, machen sie sich nach der Ankunft sofort über die ausgereiften Weintrauben und Ebereschenbeeren her.[20] In den Mägen der Vögel gärt die zuckersüße Naschkost nach. Natürlich futtern die Tiere die Früchte auch wegen der Kalorien – ähnlich wie der Mensch das Bier einst den Wöchnerinnen als kohlenhydratreiche Nahrung verabreicht hat. Leidenschaftlich konsumieren aber sowohl Mensch als auch Seidenschwanz ihren stärkenden Trunk wegen des geistreichen Inhaltsstoffs Ethanol.

In Tasmanien brechen Känguruhs in Mohnplantagen ein und tanzen schließlich wild im Kreis. Dickhornschafe in den Rocky Montains sind so sehr auf eine seltene Flechtenart aus, dass sie auf Kosten der eigenen Zähne die Felsen abnagen, auf denen die Pflanze wächst: Sie besitzt keinen Nährwert, aber einen narkotisierenden Effekt. Gorillas naschen halluzinogene Beeren. Rentiere kennen entsprechende Pilze. Elefanten fressen Käferlarven aus der Rinde des Marula-Baums, deren Gift sie in Trance versetzt. Und in Sibirien kommen Braunbären in Scharen angerannt, wenn Wildhüter ihre Hubschrauber tanken – in der Hoffnung, dass es wieder Kerosin zu schnüffeln gibt, wie sie es sich mit leeren Kanistern angewöhnt haben.[21]

Sogar quasi rituelle Drogensessions wurden im Tierreich mehrfach beobachtet. Große Tümmler lassen Kugelfische wie einen Joint herumgehen. Jeder kaut einmal drauf rum, bis alle ein bisschen vom Nervengift Tetrodotoxin abbekommen haben. In Trance lassen sie sich dann an der Wasseroberfläche treiben.[22] Die Rauschmittel wirken im zentralen Nervensystem der Tiere ähnlich wie beim Menschen. Offenbar haben wir in den Zellwänden die gleichen Eingänge, durch die erregende Stoffe ins Innere gelangen. Wir sind nicht die einzigen Lebewesen mit Opiatrezeptoren: Uralte Knochenfischarten, Amphibien und Insekten tragen sie ebenso in sich. Und Marihuana wirkt über Rezeptoren für Cannabinoide bei Vögeln, Amphibien, Blutegeln oder Seeigeln.[23] Konsumierte Drogen aktivieren das ausgeklügelte biochemische Belohnungssystem genauso wie körpereigene Stoffe. Warum? Und wann tritt diese Reaktion im normalen biologischen Alltag auf? Schließlich gab es auch ein Leben mit Kick vor Basejumping und Dreifachlooping und fernab von Drogenumschlagplätzen. Bei welchen Gelegenheiten lieferten die Abgabestellen im Körper Opioide gegen Schmerz, motivationssteigernde Dopamine oder eine ordentliche Dosis des sexuell erregenden und entspannenden Oxytocins? Die Antwort: Immer dann, wenn Mensch und Tier etwas tun, um das Überleben zu sichern. Was aus biologischer Perspektive wichtig sein könnte, dafür belohnt uns das Belohnungssystem mit angenehmen Empfindungen: den Geier, wenn er reichhaltiges Aas gefunden hat; den Storch, wenn er ein stabiles Nest gebaut hat. Konnte sich das Karnickel vor dem Adler in Sicherheit bringen, bekommt es eine biochemische Prämie. Seine Angst muss belohnt werden. Angst ist positiv. Sie macht uns aufmerksam, so dass wir Gefahren aus dem Weg gehen.

Harvard-Professorin Natterson-Horowitz hält den Wunsch, Zugang zum Giftschrank im eigenen Kopf zu bekommen, für extrem motivierend: »Doch statt einen Zahlencode einzugeben, muss ein Tier ein bestimmtes Verhalten zeigen, um die Substanzen freizusetzen. Die Verhaltensäußerungen sind die Codes. Tu etwas, das evolutionär von Vorteil ist, und du bekommst den Stoff. Wenn du es nicht tust, musst du trocken bleiben.«[24]

Das Gefühl der Vorfreude, das uns ganz hibbelig, aufgeregt, singend und fröhlich macht, kennt auch das Tier: Hundchen hat einen Riesenstress, wenn Herrchen die Leine holt, um Gassi zu gehen. Dieses Gefühl, sagt Natterson-Horowitz, fördert Initiative, Risikobereitschaft, Neugier und Erkundungsverhalten bei Tieren. »Bei Menschen sehen die lebenserhaltenden Aktivitäten ganz ähnlich aus, wir nennen sie nur anders: Einkaufen. Kochen. Geld zurücklegen. Den Bund fürs Leben schließen. Bauen. Sich häuslich einrichten.« Wenn wir diese Dinge tun, steigt in uns der Pegel des stimulierenden Hormoncocktails. »Einige Botenstoffe«, schreibt der US-amerikanische Evolutionsmediziner Randolph M. Nesse im Fachblatt *Science*, »spielten sehr ähnliche Rollen in sehr verschiedenen Organismen. Dopamine motivieren zum Füttern, die Nacktschnecke genauso wie den Primaten. Und über ein ähnliches Molekül, Octopamin, belohnt sich die Biene, wenn sie Zucker auftreibt.«[25] Nicht der Hunger bringt sie dazu, sondern die Aussicht auf Belohnung in Form einer gediegenen Drogenwirkung.

Wenn wir uns heute mit Heroin oder Morphium pushen, geschieht dies über Stoffwechselwege und Opioidrezeptoren, die schon Wirbeltiere aufwiesen, die vor den Dinosauriern die Erde bevölkerten. »Überlebensschaltkreise« nennt der New Yorker Neurowissenschaftler Joseph LeDoux die Anlagen, die letztlich den Menschen dazu brachten, die Landwirtschaft zu erfinden, auf Entdeckungsfahrt zu gehen oder das Fliegen zu erlernen. Über diese Schaltkreise organisieren wir Ernährung, Fortpflanzung, Verteidigung.[26]

Beim Drogenmissbrauch, sagt Randolph Nesse, produzieren wir im Gehirn ein Signal, »das fälschlicherweise einen großen positiven Effekt auf die biologische Fitness ankündigt«.[27] Mit Schnaps und Joint gaukeln wir unserem Organismus vor, wir täten etwas für seine Stärke. Der Süchtige kann da nicht so genau unterscheiden, ob die hohen Dopaminmengen in den Synapsen auf natürlichem Weg im Mittelhirn freigesetzt wurden oder eine Folge sind von Kokain, Heroin, Nikotin, Ecstasy, LSD, Cannabis oder Alkohol (die auf unterschiedliche Weise wirken, direkt oder indirekt).

Im Gegensatz zum Junkie holt sich der Extremsportler seinen Belohnungscocktail, den jeder Mensch sucht, auf natürlichem Weg. Noch sauberer ist Drogenkonsum nicht möglich. Von wenigen Ausnahmen abgesehen, bewirtschaftet der Basejumper seinen »Überlebensschaltkreis« also nachhaltig, nach Bio-Richtlinien und nicht auf Kosten anderer.

Timm Krüger will als Instruktor Vorbild sein. Eine moderate Sucht verhehlt auch er nicht: 30 Prozent Kick – und 70 Prozent das »halbesoterische Moment«. An manchen Tagen, wenn er in Lauterbrunnen fünf bewusstseinserweiternde Sprünge an einem Tag macht, dann steigen die Hormonwerte in seinem Körper dramatisch an. »Ich bin dann auf einem Hochaufmerksamkeitsspiegel, als ob ich fünf Liter Kaffee getrunken hätte.« Wenn er sich an solchen Tagen zwischendurch mit einem Buch zurückzieht, erlebt er sogar dies als Hochgeschwindigkeitstrip: »Ich habe das Gefühl, so schnell zu lesen wie das Licht.« Womit auch immer er sich dann beschäftigt, er macht es »gefühlt bei 100 Prozent«.

Diese aufwühlende Kraft der Hormone mag er nicht missen. Er geht sogar so weit, dass er die extremsten Stresserlebnisse seines Lebens – schwere Krankheiten und frühe Todesfälle innerhalb der Familie – am Ende in einer Positivliste unterbringen kann.

Punkt 1: Diese belastenden Momente sind es, die mich weitergebracht haben. Weil dann der Kopf in eine Richtung denken muss, in die er sonst nicht denkt.

Punkt 2: Ohne Stress hätte ich weniger Ehrgeiz entwickelt.

Punkt 3: Man nimmt Dinge gelassener, wenn man extreme Erfahrungen gemacht hat.

Punkt 4: Stress hat dafür gesorgt, dass ich weniger anfällig bin für Stress.

Punkt 5: Ich wäre nicht der, der ich heute bin.

3.4 Eingeschlossen

Damien Butaeye passierte, was für jeden Klaustrophoben der ultimative Alptraum ist. Der französische Fotograf war 37 Jahre alt, als er mit sechs weiteren Speläologen an Weihnachten 2009 in den Pyrenäen in die Höhle Romy stieg, um sie zu kartographieren. Wegen der Schneeschmelze schwoll plötzlich ein unterirdischer Fluss an, überflutete Teile der Höhle, schnitt ihnen den Rückweg ab. Zu dritt waren sie eingeschlossen, 700 Meter unter der Erdoberfläche. Es gab in diesem Moment kein Zurück.

Ich erinnere mich an die Schlagzeilen von damals. Die *Tagesschau* berichtete von dem Unglück. Niemand wusste, ob die Männer lebten. Die andern vier aus der Gruppe, die sich vor den Wassermassen hatten retten können, wussten nur, dass ihre Freunde lebendig eingeschlossen waren. Sie konnten sich noch kurz durch einen Felsspalt verständigen. Danach brach der Kontakt ab. Achtzehn Helfer stiegen in die Höhle hinab und machten sich auf die Suche, mit Proviant, Taucherausrüstung und Sprengstoff.

Damals kannte ich Damien noch nicht. Ich begegnete ihm Jahre später.

Bei unserem Treffen legte er die Bücher über Höhlen auf den Tisch, die er in der Zwischenzeit veröffentlicht hat: eines über die Geologie von Höhlen, ein zweites über Höhlen mit archäologischen Befunden, in denen Spuren aus der Steinzeit zu finden sind. Und ein drittes mit seinen schönsten Fotos, eine Auswahl. Damien ist ein herausragender Fotograf; wie kaum ein anderer versteht er es, unterirdische Räume auszuleuchten, sie in Szene zu setzen, ihre Schönheit spürbar zu machen. Dass er so viel publiziert hat, ist nicht nur ein Beleg dafür, dass er das Unglück vor mehr als sechs Jahren überlebt hat. Seine Bücher sind auch ein Beleg, dass er erneut und immer wieder in die unwirtlichen Tiefen hinabgestiegen ist.

Hatte er damals nicht unglaubliche Angst? Zweimal kroch der schlimme Gedanke durch seinen Kopf, dass die Höhle Romy sein Grab werden könnte. Kurz nach dem Einschluss, als die drei nicht wussten, ob jenes Nadelöhr, das sie passieren mussten, jemals wieder frei sein würde. Und dann noch einmal, als sie später durch ebenjenes Nadelöhr hindurchtauchen mussten – durch eiskaltes Wasser und ohne Sicht.»Panik kam trotzdem nie auf«, sagt Butaeye. Sie saßen da, bei vier Grad Celsius, in absoluter Dunkelheit. Sie rationierten stramm das Essen, schonten die Batterien und dachten nach, wie sie aus eigener Kraft der Gefangenschaft entkommen könnten, falls die Retter es nicht schaffen würden, zu ihnen vorzudringen. Sie versuchten sogar, ein wenig mit Gregoris Anastasopoulos zu feiern, dem Griechen, der nicht vorgehabt hatte, seinen 31. Geburtstag in diesem finsteren Berg zu verbringen.

Die Helfer waren währenddessen bestrebt, zu ihnen durchzukommen. Ein erster Rettungsversuch, die Eingeschlossenen über einen Felsspalt zu bergen, scheiterte. Der Fluss war weiter angeschwollen und hatte auch den Spalt überflutet.

Am dritten Tag aber ging das Wasser zurück. Damien Butaeye und seinen beiden Kollegen gelang es, durch die überflutete Stelle zu tauchen und sich bis auf 450 Meter unter Tag vorzuarbeiten. Dort fielen sie den Rettern in die Arme, frierend und ausgehungert, wie die Nachrichtenagentur AFP noch am selben Tag berichtete.[28]

In den 72 Stunden, in denen er gefangen war, erlebte Butaeye den Stress der Lebensgefahr. Trotzdem beginnt er von innen zu leuchten, wenn er heute von seinen Touren danach berichtet. Oder von den unzähligen Plänen, die er noch hat. Schließlich fehlen ihm noch viele Höhlen. Er kennt nicht einmal alle in Frankreich.

Ich habe Damien gefragt: Wie war es möglich, auch aus einer solchen realen Angst eine positive Einstellung zu gewinnen? »Das Entscheidende war, dass wir es selbst geschafft haben, da rauszukommen«, sagt Damien. Wäre er bewusstlos aus dem Loch getragen worden, hätte er das Ereignis womöglich als Trauma in seinem Kopf abgelegt. So aber geschah es nur zweimal, dass er nachts aus einem Alptraum erwachte. Da er ohne fremde Hilfe sein Leben retten konnte, blieb die psychische Belastung überschaubar. Schon wenige Monate nach jenem Weihnachtsfest im Dunkeln stieg er wieder in die Tiefe hinab. Auch in engste Löcher. Und nur zwei Jahre nach dem Unfall auch wieder in die Romy-Höhle. Er bleibt oft tagelang unter der Erde. Und erfährt wieder Stress. Auch weil er nun weiß, welche realen Gefahren dort drohen.

Er genießt jeden Moment in der Unterwelt. Denn dank der Erfahrungen, die er damals gesammelt hat, ist ein Augenblick zu etwas Besonderem geworden: »Der Augenblick, in dem ich wieder aus der Höhle ans Tageslicht trete.« Da durchströmt ihn reine Freude. Butaeye ist sich sicher: Hätte er die Gefahr nicht real kennengelernt und würde er sich nicht an die Angst erinnern, könnte die Rückkehr nicht diese ungeheure emotionale Wucht entfalten. »Gehe ich mit anderen Menschen in eine Höhle, dann sage ich ihnen: »Nehmt diesen Moment des Rauskommens mit. Es ist ein Augenblick, in dem euch sehr bewusst wird, dass ihr lebt.«

3.5 Jagdszenen

Ein schönes gefahrloses Hochgefühl: Wir modernen Menschen können Rezeptoren mit Stresshormonen bespülen, ohne Risiken eingehen zu müssen. Das ist ein klarer Gewinn an Lebensqualität. Wir leisten uns gut organisierte Abenteuerreisen – auf denen wir rundum versichert sind. Aber die gute alte Mutprobe gibt es trotzdem noch, sogar als eine Art Gegentrend. Manchen reicht die bloße Nähe zur Realität nicht, sie möchten sie authentisch erleben. Dem Rummelplatz mit Sicherheitsgarantie ziehen sie echte Gewalt, echte Bedrohung, echten Ekel, echte Flucht vor. Eine Art »Vintageversion« der Stresskultur, in der zumindest eine gewisse Nähe zu steinzeitlichen Stressoren angestrebt wird – nur Inszenierungen zwar, potenziell, aber trotzdem tödlich. Pamplona bietet jeden Sommer während der Sanfermines, der Feierlichkeiten zu Ehren des heiligen Firmin des Älteren, die Möglichkeit für Authentizität. Beim Stierlauf werden Bullen durch die Straßen zur Arena getrieben. Es sind fast ausnahmslos Männer, die sich vor der wilden Herde einreihen. Ein Held, wer möglichst nah an den spitzen Hörnern der Bullen durch die Straßen hetzt. Ein Held aber auch, wer mit Schrammen, gebrochenen Rippen und Blutverlust auftrumpfen kann. Das sind die Trophäen der Tapferkeit vor dem ungezähmten Stressor.

Zwischen 1924 und 2009 sind dabei 15 Menschen gestorben. Verletzte gibt es jedes Jahr. Läuft die Veranstaltung aus dem Ruder, erwischt es besonders viele, manchmal mehrere hundert. Im Jahr 2015 zählten die Sanitäter 57 Versehrte, von denen sie zahlreiche nicht mehr ambulant behandeln konnten und ins Hospital überwiesen. Seit Ernest Hemingway mit dem Roman *Fiesta* die Stierhatz im angelsächsischen Raum bekannt machte, sind immer viele Amerikaner mit dabei. Auf die Frage, was er dabei empfinde, verriet einer dem TV-Reporter: »Erst Angst, dann Freude, und am Ende eine Mischung aus beidem, dafür gibt es keinen Vergleich.«[29] Eugene Sing aus Michigan war mittendrin und noch voller körpereigener Drogen, als ihn ein Journalist zu seinen Eindrücken befragte: »Das ist einfach aufregend, der Adrenalinkick! Alle um dich rum drängeln, schubsen, es ist eng; ich versuche einfach, so schnell zu sein wie der Stier.« Sein Landsmann Christopher Benson fühlt »denselben Rausch wie beim Bungeejumpen oder Skydiven (...). Man fühlt sich sehr lebendig ... Es ist wie Flirten mit dem Tod.«[30]

Um nicht immer als Stresstouristen nach Europa reisen zu müssen, bieten die Amerikaner mittlerweile selbst diese Art von Nervenkitzel. Anders als in Pamplona endet ihre Stierhatz ohne das anschließende rituelle Töten der Tiere in der Arena. Und die Verletzungen der Menschen: nur geringfügig. Original iberisch ist dafür die Tomatenschlacht im Rahmenprogramm. Allerdings war das Nachtschattengemüse bei der ersten Austragung 2013 in Petersburg im US-Bundesstaat Virginia noch nicht reif genug und das Resultat für erfahrene Spanienreisende daher unbefriedigend.[31]

Gelegenheiten, um archaischen Stress zu erleben, sind selten geworden. Aber wer erfinderisch ist, findet sie mitten im deutschen Großstadtdschungel. Ich treffe mich mit Elli, 17 Jahre, asymmetrischer Kurzhaarschnitt. In Wahrheit heißt sie anders. Weil sie mir Dinge verraten wird, von denen nicht jeder wissen muss, dass sie sie getan hat, wählt sie diesen Namen.

Sie sagt: »Wenn du schwarzvermummte Menschen mit den vertrauten Fahnen, Aufnähern und Frisuren um dich herum siehst, weißt du, dass du unter Gleichgesinnten bist und man sich aufeinander verlassen kann.« Schwarzrote Sturmtücher in der Stadt – das bedeutet Demo mit Schwarzem Block. Elli ist überzeugte Antifaschistin. In Hamburg, so findet sie, gibt es ausreichend Gelegenheit für sie und ihresgleichen, Aktivität zu zeigen. In der jüngeren Vergangenheit gingen sie für eine soziale Nutzung der Essohäuser, gegen Nazis (inklusive Pegida und AfD) und gegen ein kommerzorientiertes Olympia auf die Straße. Oder sie demonstrierten für die besetzte Rote Flora oder für Flüchtlingsrechte. Elli sind diese Themen so wichtig, dass sie sich möglichst »mit aller Kraft« dafür einsetzen will.

»Mit aller Kraft« bedeutet »sportliches Engagement«, das ruhig »ein bisschen Spaß« machen dürfe, und gleichzeitig ein Kämpfen für »Werte und Ziele« sei. Sie ist daher doppelt aufgeregt, wenn sie an einem Samstagmorgen vor einer Demo das Gefühl hat: »Heute könnte es eskalieren.« Erfüllt dann nach und nach der Klang der Martinshörner die Stadt und steht sie mit ihren schwarzvermummten »Freund*innen« einer Armada behelmter Polizisten gegenüber – eine gerechtere, solidarische Welt fordernd –, dann ist die Motivation groß. Wenn dann noch die Wasserwerfer auffahren: »Yeah. Jetzt geht's los!«

Wünscht sie sich die Eskalation herbei?

Sie grinst: »Es gibt so Stufen.« Das bedeute, sie wünsche sich die Action ab und zu herbei. Manchmal sei aber auch der Schwebezustand spannend, in dem man nicht wisse, ob gleich die Post abgehe oder es friedlich bleibe. Einmal stellten sich sogenannte Riot Cops provozierend vor den Demonstrierenden auf und gaben ihnen zu verstehen, dass sie »richtig Bock hatten, uns auf die Fresse zu geben«. Die Antifas zeigten ihre Selbstsicherheit, indem sie Ketten bildeten: Einhaken verleiht Stabilität, wenn die Polizei angreift. Und vermittelt Gefühle: »Die bist Teil einer Einheit, geborgen in einer Gruppe von Gleichgesinnten.«

Damals drohte die Polizei weiter. Sie drückte sogar gegen die »Kette«, aber sie griff weder zu Schlagstock noch zu Tränengas. »Das war gut: Wir waren beschäftigt und hatten Adrenalin, ohne dass es knallte.«

Oft schwanke sie »zwischen Hoffnung auf Action und Angst vor einer gebrochenen Nase«. Am meisten Stresshormone spüre sie, wenn sie selbst eine nicht bewilligte Spontandemo organisiere. »Du weißt, was du machst, ist illegal. Du trittst auf die Straße, um den Verkehr zu blockieren. In diesem Moment ist der Kick am größten.« Sehr »lustig« seien Verfolgungsjagden. Katz und Maus spielen mit der Polizei. »Ich gehe nicht auf Demos, weil ich Krawall machen will, sondern weil mir die Themen wichtig sind. Aber wenn es dazu noch Action und Spaß gibt, ist es natürlich noch besser.«

Nach geschlagener Schlacht sammelt man sich. Vor der Roten Flora oder auf einer Kreuzung. Dann seien »immer alle aufgedreht«, aber auch »glücklich«. Und vor allem gehe keiner nach Hause. »Man will ja nichts verpassen, falls es noch mal losgeht.«

Ist sie allein unterwegs, geht Ellis politisches Engagement weiter. Wichtig sind ihr Infoveranstaltungen und das Helfen in Flüchtlingsunterkünften. Sie reißt auch konsequent jedes Wahlplakat der AfD herunter und genießt diese Aktivität »in der rechtlichen Grauzone«. Manchmal, nachts, dunkelt diese Zone noch kräftig nach: Sticker kleben, Graffiti sprühen und ab und zu »im Vorbeigehen« einen Mercedesstern »konfiszieren«. Sie sagt: »Es gibt viel zu tun, um Deutschland zu verschönern …«

In jüngster Zeit nahm der Spaß bei den Demos ab. Der Auslöser dafür waren die »Freunde und Helfer«. Sie haben die Taktik geändert. »Wenn wir früher auf die Straße rannten und ›Kein Mensch ist illegal‹ riefen, haben sie uns noch mit Schlagstöcken auseinandergetrieben«, sagt Elli. Mittlerweile ist die Taktik der Ordnungskäfte eine andere. Wenn die Antifa losläuft, marschieren die Bereitschaftspolizisten nur noch nebenher. Sie nehmen sogar den Helm ab. »Sie dulden uns.« Die Folge davon ist sichtbar, die Beteiligung an den Spontandemos ist zurückgegangen. Elli sagt: »Ohne Gefahr ist es langweilig.«

Elli und ihre antifaschistischen Freund*innen bilden einen Kreis von Gleichgesinnten. Ihre Überzeugungen liefern zusätzlichen sozialen Kitt. Ihr Verhalten erinnert aber auch stark an Initiationsrituale. Mut zu zeigen, ist nicht nur ein altbewährter Trick, um sich einen realen Kick zu verschaffen, sondern auch ein probates Mittel, um den Zusammenhalt zu stärken. In Jugendbanden werden oft Mutproben verlangt. Besonders beliebt ist es, ein Verbot zu übertreten, um der Gruppe zu zeigen, wozu man bereit ist: etwas klauen, etwas zerstören.

Ein Initiationsritual kann aber ebenso gut legal sein. An die Stelle des Regelverstoßes tritt dann eine andere Handlung, die das Nervenkostüm strapaziert. Zum Beispiel die Ekelprüfung, einen Regenwurm zu essen. Oder sich von anderen erniedrigen zu lassen, eventuell sogar Gewalt hinzunehmen. Oder in dunkler Nacht Angst auszuhalten. All diese Rituale verbindet eine Gemeinsamkeit: Wer sich aufeinander einschwört, verlangt einen Solidaritätsakt, der beim Betroffenen Stress auslöst. Die Reaktion des Alarmsystems fördert tatsächlich diesen Geist. Sie intensiviert im Nachgang zum Adrenalinkick das Zusammengehörigkeitsgefühl. Und längst wissen wir, welcher Stressbotenstoff dabei seine Wirkung im Spiel hat – Oxytocin. Aber vermutlich möchten die harten Kerle einer Jugendgang gar nicht so genau wissen, dass sie sich mit Hilfe eines Kuschelhormons zusammenkitten. Genauso wenig wie die großen Jungs, die sich zu verbrecherischen Rockerbanden vereinigen. Die funktionieren hormonell nach demselben Prinzip. Wer mit seinem Auftreten und seinem Treiben Stress verursacht, gehört dazu. Wer am meisten Stress produziert und aushält, wird unter »Höllenengeln« und »Mongolen« meist zum hohen Tier.

Die großen Meister der Mutprobe aber sind die kleinen Jungs. Die Elfjährigen sind laut einer Studie in Nordrhein-Westfalen die »mutprobenaktivste« Bevölkerungsschicht.[32] Und allgemein setzen sich Jungs doppelt so vielen Mutproben aus wie Mädchen. In der Untersuchung wurden Jugendliche zwischen 9 und 17 Jahren gefragt, ob sie in jüngster Zeit eine Mutprobe erlebt hätten, laut Definition eine »Inszenierung der Beweisführung der Überwindung unangenehmer Gefühle, vor allem der Angstüberwindung«. Dazu zählten sowohl »spektakuläre riskante«, als auch »unauffällige konventionsbrechende Mutproben«. Wer sich mit S-Bahn-Surfen oder Gleis-Roulette beweist, riskiert eine Verletzung und eine Strafe. Wer seine Mutprobe im »sexuell-erotischen Interaktionsbereich« stattfinden lässt, also etwa jemanden anbaggert, dem droht höchstens die Blamage samt Scham.

Nicht überrascht hat die Wissenschaftler, dass Jungs zu gefährlicheren Aktionen neigen als Mädchen. Sie balancieren in großer Höhe oder springen vom Fünfmeterbrett: In 55 Prozent der Fälle beweisen sie sich in der Kategorie »Verletzungs-/Schmerzmutproben«. Mädchen kennen sich da auch aus, tun es aber seltener. Sie pflegen vor allem die »konventionsbrechenden« Mutproben (aus Spaß klingeln, Streiche spielen) und die Schammutproben wie Jungs ansprechen.

Wer in Deutschland, egal in welchem Alter, etwas wagt, hat einen professoralen Fürsprecher. Siegbert A. Warwitz lehrte als Experimentalpsychologe und Wagnisforscher an der Pädagogischen Hochschule Karlsruhe: »Wenn man Wagnis richtig versteht, dann singe ich ein Loblied. Denn ein Wagnis ist ethisch fundiert, hat wertvolle Zielsetzungen und kann die Entwicklung der Persönlichkeit fördern.«[33]

Weniger übrig hat er allerdings für Hasardeure. Das sind für ihn Leute, die das Risiko als Selbstzweck lieben und keine Werte verwirklichen möchten, die über das Risiko hinausgehen: »Hasardeure gehen Risiken ein, auf die sie nicht vorbereitet sind, die sie nicht verantworten können, die sie nicht überschauen oder einfach ignorieren. Nicht der, welcher Extremleistungen vollbringt und Erstaunliches leistet, ist ein Hasardeur. Ein Hasardeur ist vielmehr, wer sich mit Unvernunft sinnlos in Gefahren begibt.«[34]

Dosiert aber, in Form von Wagnissen bereichere der Umgang mit Risiken das Leben, sagt Warwitz. »Das hat auch einen ganz konkreten Sinn: Eine Persönlichkeit reift erst, wenn sie sich der unsicheren Realität stellt. Wir sind noch keine Persönlichkeit mit der Geburt, wir müssen uns erst dahin entwickeln. Dazu gehören Mut und Wagnisbereitschaft, und zwar in jedem Alter.«[35]

Kinder, die frei aufwachsen dürfen, lernen ganz natürlich, mit Risiken umzugehen. Wer ihnen diese Freiheit nimmt, entmündigt sie, nimmt ihnen die Chance, viel über das Leben und sich selber zu lernen:»Wagnis ist ein Impulsgeber für Höchstleistungen. Wagnisverweigerung ist eine Charakterschwäche.«[36] Unter den jungen Leuten sieht er einige, die sich in der von Sicherheit geprägten Gesellschaft langweilen. Sie tendieren dazu, Wagnisse einzugehen:»Sie brauchen diesen positiven Stress, und sie brauchen den Flow.«

Hier sieht der Jugendforscher Jürgen Raithel den offensichtlichsten Unterschied zwischen den Mutproben europäischer Jugendlicher und den Initiationsriten in traditionellen Gesellschaften. Die Mutprobe sei mehr als»Selbstbeweis und Gruppenintegration«, mehr als ein Freizeitverhalten, das»nur aus Spaß ausgeübt« werde. Es ist die»Suche nach Reizerlebnissen«.

Die Parallelen zu archaischen Formen der Initiation bleiben jedoch offensichtlich. Der Forscher erkennt in den modernen Formen des»Reiferitus« eine»anthropologische Konstante«. Es ist die»geschlechtsidentitätsreproduzierende Funktion« der Mutprobe. Mit dem pädagogischen Fachjargon ist gemeint: Das Mädchen bringt sich als Frau, der Junge als Mann in Stellung. Im Schwimmbad, auf dem Schulhof, im schwarzen Block. Der ganze Stress soll nicht vergebens gewesen sein. Er darf ruhig die Chancen erhöhen, dass man bald seine Gene weitergibt.

3.6 Stress stimuliert

Aus dem deutschen Wald heraus dringen im Herbst bedrohliche Laute. Wenn die Nächte kälter und die Tage kürzer werden, gerät der größte Säuger Mitteleuropas in einen hormonellen Ausnahmezustand. Seine Gemütsverfassung signalisiert der liebestolle Rothirsch mit dröhnender Akustik. Er röhrt, orgelt, trenzt und knört. Diese Lautäußerungen sollen die Konkurrenten erschauern lassen. Denn wer am lautesten rufen kann, der macht präzise Angaben über seine physische Durchschlagskraft.

Je lauter einer über den Brunftplatz ruft, desto größer sein Resonanzraum, desto größer folglich sein Brustkorb. Diese Information interessiert das andere Geschlecht genauso, wie- Andreas Kinser von der Deutschen Wildtier Stiftung verrät: »Den Weibchen macht der tiefe und langgezogene Ruf klar, wer auf dem Brunft-Parkett der Stärkste ist.«[37]

Trotz des amourösen Röhrens bleiben Fragen. Sie werden mit körperlicher Gewalt ausdiskutiert. Vom Junghirsch bis zum alten Haudegen misst die ganze Schar ihre Kräfte im Duell. Der beste Freund ist nun Rivale, jeder protzt mit dem, was er hat: Brunftmähne, Riesengeweih und bis zu vier Zentner Körpergewicht. Und um nach gewonnenem Kampf die Gunst des paarungswilligen Kahlwilds (sprich: der weiblichen Tiere) zu erobern, hat der Platzhirsch sich nicht nur schön gemacht, sondern er trägt auch viel von seinem betörenden moschusähnlichen Parfüm auf, indem er sich im eigenen charaktervollen Urin wälzt.

Paarungszeit ist Stresszeit. Um in der Fortpflanzung Erfolge zu feiern, verlangt die Natur den Lebewesen alles ab. Kräfte müssen gemessen, die eigene Schönheit muss herausgearbeitet, das andere Geschlecht bezirzt werden. Es ist die hohe Zeit von Angeberei und Kraftmeierei. Trotzdem denken viele beim Stichwort Liebe erst einmal an sanftes Verhalten und zärtliche Berührung. Dies ist ein Trugschluss. Die Liebe mag ihre romantischen Momente haben – doch die kommen erst später. Am Anfang beschert sie uns und einem Großteil der Fauna Konkurrenzkampf, Zeitdruck, schlaflose Nächte, hohen Blutdruck – all das, was doch angeblich auf direktem Weg in das Burnout führt.

Man könnte die Zeit der Brunft daher aus einer völlig anderen Perspektive betrachten. Die Sexualhormone führen zwar Regie, aber sie tun dies nicht allein. Liebe und Fortpflanzung sind so zentral im Leben, dass die Natur dafür ihre beste Kraft aufbietet: jenes Instrument, das am meisten Leistung aus uns rauskitzelt – den Stress. Er ist der eigentliche Antreiber hinter der Brunft.

Wir merken es bei jeder Verliebtheit. Das Herz klopft stärker und schneller, im Bauch drehen Flugzeuge ihre Kreise, die Hände sind schweißnass, wir schalten auf Tunnelblick, und nachts lässt uns das Adrenalin nicht schlafen. Verliebte haben keinen Appetit – daher die Redewendung, sie lebten von Luft und Liebe. Stresshormone erschweren Konzentration und klares Denken – daher die Redewendung vom verliebten Koch, der das Essen versalzen habe. Der Ausnahmezustand sorgt dafür, dass wir die Vernunft abschalten und »blind vor Liebe« sind. Biochemisch lassen sich die Erregungszustände von Gestressten und Verliebten nicht unterscheiden, beide macht die Alarmbereitschaft impulsiv und aktiv.

Dieselben Hormone wie bei der Stressreaktion dirigieren auch das weitere Geschehen. Endorphin und Dopamin machen das Verliebtsein zu einem positiven Gefühl. Und Oxytocin hilft, in Kuschellaune zu kommen. Besonders auffällige Auswirkungen hat der niedrige Serotoninspiegel. Er ist schuld am Rausch – die Hemmschwelle sinkt. Aus diesem Grund gelten Verliebte gemeinhin als unzurechnungsfähig. Sie tun Dinge, auf die der »normale Mensch« nicht käme.[38]

Dem brünstigen Säuger, der vor dem Turteln erst noch ein paar Rivalen ausschalten muss, hilft vor allem, dass der Körper mit Hilfe der Stressreaktion die verfügbaren Energiereserven anzapft. Schließlich muss er erst angreifen – und dann noch erobern. Da wird manchem tierischen Männchen eine extreme physische Kraftanstrengung abverlangt. Von Amor getroffene Wildschweine liefern sich brutale Keilereien, paarungsbereite Feldhasen treffen sich zum Boxen. Brunft erzeugt eben jenes Schauspiel, das Naturfilmer besonders mögen. Adrenalingetriebene Steinböcke produzieren mit der Wucht ihrer 120 Kilogramm schweren Körper und ihrer massiven Stoßwaffen einen so schweren Aufprall auf dem Kopf des Rivalen, dass schon ein Sechzigstel der dabei wirkenden Kräfte ausreichen würde, um einen Menschenschädel zu spalten.[39] Dieser extreme mechanische Stress hinterließ deutliche evolutionäre Spuren: Eine besondere Knochenkonstruktion sorgt dafür, dass sich hinter den Hörnern das Schädeldach zusammenstaucht. Wie ein Sturzhelm federt der Kopf des Steinbocks die Stöße ab. So verhindert das verliebte Tier ein schweres Hirntrauma.

Der unter dem Selektionsdruck entstandene Stress hat die Evolution dermaßen auf Trab gebracht, dass wir nicht nur großartige Balzspektakel, sondern auch eine ungeheure optische Vielfalt bewundern können. Auffälligste Merkmale werden nur deshalb zur Schau getragen, weil Tiere keinen Aufwand scheuen, um beim Lieswerben mit Schönheit aufzutrumpfen. Der Pfau ist dafür das beste Beispiel. Keiner denkt bei diesem Vogel an dessen Schnabel. Der ist hochgradig praktisch, er dient der Futteraufnahme – eindeutig gebaut nach dem Nützlichkeitsprinzip. Stattdessen entzückt alle, Menschen wie Pfauenweibchen, der unpraktische Schwanz. Dieser ist gebaut nach dem Handicap-Prinzip, wie die beiden Biophilosophen Matthias Uhl und Eckart Voland in ihrem Buch »Angeber haben mehr vom Leben« schreiben.[40] Die Federn kann der Pfau zwar zu einem glänzenden Fächer aufrichten, aber abgesehen von diesem Schauspiel ist der Schwanz eine reine Bewegungsbremse. Für eine schnelle Flucht denkbar ungeeignet. Männliche Pfauen sind »aufgrund ihres schmückenden Ornats weder hervorragende Läufer noch gewandte Luftakrobaten«. Man könnte fast annehmen, Beutegreifer hätten den Pfauenschwanz erfunden, um die Jagd nach dem Leckerbissen so leicht wie möglich zu gestalten.

Trotzdem erfüllt die Pracht ihren Zweck: Sie ist ein fälschungssicherer Nachweis für körperliche Fitness, ein sexuelles Signal. Der Vogel bringt sich in Gefahr und investiert einen großen Teil seiner Ressourcen für ein Fitness-Handicap. Die Evolution hat den angeberischen Pfau trotz dieser Ausstattung nicht aussortiert. Indem der Hagestolz sein ausladendes Gefieder in ein »hocheffizientes Werkzeug der sozialen Interaktion« verwandelt, demonstriert er den Weibchen, dass er gute Gene anzubieten hat – und pflanzt sich weiterhin fleißig fort.

Ohne die verschiedenen natürlichen Beigaben zum Liebeswerben wäre die Natur ärmer. Der Mensch lässt sich genauso wenig davon abhalten, im Balzstress höchsten Aufwand zu betreiben – bis hin zum Irrsinn. Er verbringt Stunden im Badezimmer oder Wochen in der Schönheitsklinik, um Signale über seine Reproduktionsfähigkeit und körperliche Fitness zu versenden. Wie beim Pfau ist diese Eitelkeit durchaus mit Risiko (und physiologischem Stress) verbunden: Frauen vergiften sich freiwillig mit Botox, Männer misshandeln sich mit Anabolika, um der Schönheitskur im Fitnessstudio Nachdruck zu verleihen.

Die Analogie von Stressreaktion und Verliebtheit hat aber noch einen besonderen Effekt. Dieser entlarvt die Mär vom Stress als Lustkiller. Mag sein, dass chronischer Stress die Libido nicht befördert. In seiner Funktion als erotische Alarmanlage aber ist der Effekt gegenteilig: Er erregt. Dies hat damit zu tun, dass der Körper nicht unterscheidet, ob Angst das Kribbeln im Bauch ausgelöst hat oder die Person, die ihm gegenübersteht.

Diesen Zusammenhang wies das berühmte Brücken-Experiment der US-amerikanischen Psychologen Donald Dutton und Art Aron nach.[41] Sie ließen in Anwesenheit einer Frau männliche Probanden einen Fragebogen ausfüllen. Die einen standen dabei auf einer stabilen Brücke, die anderen auf einer wackeligen Hängebrücke. Anschließend überließ die Frau den Probanden die Telefonnummer – für den Fall, dass sie noch Fragen hätten. Von den Männern, die der Frau auf der stabilen Brücke begegnet waren, riefen nur 12 Prozent an. Von den Kandidaten auf der Wackelbrücke meldete sich die Hälfte. Die Männer hatten offenbar ihre zittrigen Knie mit der Frau in Verbindung gebracht. Derselbe Effekt lässt sich per Injektion erzielen: Männer, denen Adrenalin gespritzt wird, finden Frauen attraktiver als die Unbehandelten aus der Kontrollgruppe.

Aus den Erkenntnissen lässt sich eine Empfehlung ableiten. Wer es auf eine Frau abgesehen hat, sollte sie nicht in ein gemütliches Lokal einladen. Mehr Balzerfolg garantieren Bungeejump und Achterbahn.

Notfalls könnte auch eine gemeinsame Matheprüfung stimulierend wirken, vorausgesetzt, sie ist schwer genug, um Stress auszulösen. Meg Mankins, Autorin des internationalen Lifestylemagazins *Vice*, erging es so. Sie beschreibt in einem Artikel, wie Stress sie »geil« gemacht habe: »Plötzlich läutet die Glocke und ich habe noch fünf Aufgaben zu bearbeiten. Mein Stresspegel hat seinen Höhepunkt erreicht, genauso wie meine Klitoris. Ich beende die Prüfung und erlebe einen heftigen Orgasmus.« Seither sei Stress ihr »größter Turn-on«. Als Top 3 ihrer erotischen Situationen zählt sie auf: Verkehrsstaus, schlechte Unterhaltungen, aus denen es kein Entkommen gibt, und Zuspätkommen.[42]

3.7 Experimentelle Erkundungen der Identität

Das Paddelboot schaukelt flussaufwärts. Über den winzigen Volp gelangen wir in Unterwelt und Vergangenheit. Die Höhle verschluckt alles Tageslicht, die Stirnlampen werfen drei schwache Kegel auf das gespenstische Gewölbe über unseren Köpfen. Nach 50 Metern legen wir an. Unter den Stiefeln knirscht der Kies. Ein kurzer Fußmarsch, dann die rostbewachsene Leiter hoch bis zu einem Eisengitter. Robert Bégouën kramt nach den Schlüsseln. Er ist der Besitzer der Gemächer, die wir besuchen wollen. Es knackt im Schloss. »Hereinspaziert«, sagt er zu mir. »Willkommen vor 17 000 Jahren!«

Andreas Pastoors, Archäologe vom Neanderthal Museum in Mettmann, ist der Dritte in der Gruppe. Er ist als Forscher regelmäßiger Gast in dieser Höhle namens Tuc d'Audoubert, am französischen Nordrand der Pyrenäen. Die Grotte war einst das Heim von Jägern. Sie hinterließen, in der Steinzeit, hier ihre Spuren. Der Raum öffnet sich zu einem Entrée, dann zu einer riesigen Halle. Tausende weiße Stalaktiten stängeln von der Decke. »Wir sind im Hochzeitssaal«, sagt Robert Bégouën. Kalkablagerungen zauberten in Jahrzehntausenden die bizarre, märchenschlossartige Kulisse in diese Kaverne. Dann gelangen wir in die Wohnküche. Und dahinter der Ort, an dem Familie Feuerstein ihre Beute zerkleinerte: »Die Schlachterei«, sagt Archäologe Pastoors. Die herumliegenden Knochenreste haben ihm auch verraten, was für eine Proteinquelle die Metzger hier mit Silexklingen zu Steaks und Geschnetzeltem verarbeiteten: Rentier.

Im »Atelier« braucht mein zeitgenössisches Auge ein wenig Zeit, bis es den millimetertiefen Kerben im Fels folgen kann und sich im Kopf die Linien zu exakten Darstellungen von Löwe, Pferd, Wisent und einem Rentierkopf mit Geweih verdichtet haben. Dann geht es eine Leiter hoch – diesen Aufstieg mussten die damaligen Besucher als wagemutige Freeclimber bewältigt haben.

Im Obergeschoss des Labyrinths verändern sich plötzlich die künstlerischen Motive. Nun befinden wir uns in der *Passage des Monstres*. Hier (und nirgendwo sonst) haben die Zeichner die Tiere nicht mehr realistisch dargestellt, sondern ausdrucksstark verfremdet. Fratzenhafte Wesen und bucklige Monster empfangen uns. Sie erschrecken und sie amüsieren zugleich. Umgehend fragt man sich, was die Beweggründe gewesen sein könnten für dieses seltsame Werk an diesem Ort, erschaffen am Ende der Eiszeit.

In der Monsterpassage beginnt das nervenaufreibendste Stück des Streifzugs durch die Höhlengefilde; Tuc d'Audoubert verengt sich zu einem angsteinflößenden dünnen Schlauch. Teils auf allen vieren, teils auf dem Rücken robbend, zwänge ich mich mit eingezogenen Schultern durch eine lichtlose, 30 Meter lange und an manchen Stellen nur kürbisbreite Röhre. Schlimme Gedanken queren meinen Kopf: der Berg über mir, dieses Nadelöhr als einziger Fluchtweg, die Reste meiner Knochen und daneben ein zerfleddertes Notizbuch mit »Passage des Monstres« als letztem Eintrag. Klaustrophobiker sollten sich hier nicht einmieten.

Andreas Pastoors ist sich sicher, dass die fratzenhaften Monster, geritzt mit Silex (Feuerstein), nicht zufällig den gefährlichsten Bereich dieser Höhle zieren: »So wie sie plaziert sind, stehen sie in Bezug zu diesem Ort.« Wer weiß: Vielleicht spürten die steinzeitlichen Kletterer im unwegsamen Untergrund hier plötzlich ihr rasendes Herz. Der Mund trocknete aus, die Knie wurden weich. Hier hatten sie Stress.

Dann schufen sie dieses Bildwerk. Bewältigte der Homo sapiens schon vor Jahrtausenden seine Ängste mit Hilfe einer Maltherapie? Indem die Höhlenbesucher eine spielerische Methode fanden, Bedrohung zu thematisieren und psychisch zu verarbeiten, lernten sie, mit dieser Passage umzugehen. Eine für Pastoors durchaus schlüssige Erklärung. Dieser Ort in den Pyrenäen könnte der früheste Beleg dafür sein, dass Menschen Phobien kunsttherapeutisch in den Griff bekamen. Die Höhlenbewohner krochen fortan entspannt durch die Stelle, die dank der teuflischen Fratzen ihren wahren Schrecken verloren hatte.

Berücksichtigt man, dass die damaligen Menschen freiwillig dieses Labyrinth erkundigten, dann könnte die Erklärung noch ein wenig anders lauten. Bis ans Ende der Höhle in 800 Metern Tiefe drangen sie vor, obwohl sie den Ort zum nackten Überleben gar nicht brauchten. Sie kamen hierher aus Neugier und Abenteuerlust. Aus Spaß. Und als sie diese besonders unheimliche Stelle passierten, mit trockenem Mund und rasendem Herzen, da spürten sie nach dem Schrecken die Wirkung der Glückshormone. Euphorische Gefühle, katalysiert von der Angst. Plötzlich standen sie über dieser Angst und wollten den Kick wiederholen, kehrten mit Silex zurück. Im flatternden

Licht der Fettfunzeln, das an jedem Felsvorsprung gespenstische Schatten wirft, ritzten sie die Fratzen in den Stein. Die Künstler machten den Schrecken noch schrecklicher, sie strichen die Unheimlichkeit bewusst heraus – weil es so schön gewesen war. Sie schufen einen Raum, wo man sich wieder einfinden konnte zum Gruseln.

Wer sich die Monster hier anschaut, kann darin deutlich die Freude am Schrecken entdecken. Die Darstellungen erinnern zwar an die Angst, haben aber eine karikaturistische Note. Man muss nicht einmal kühn spekulieren, um in diesem Ort vom Prinzip her dasselbe zu sehen wie in einer der Anlagen, die in Hamburg dreimal im Jahr mitten auf dem Dom stehen. Es fehlen zwar die Schienen, kein rumpelndes Kirmesgefährt käme hier durch, man muss kriechen und klettern im Lehm. Trotzdem ist diese Passage in der Höhle Tuc d'Audoubert nichts anderes als eine Art Geisterbahn. Die vielleicht älteste der Menschheitsgeschichte. Offensichtlich haben schon altsteinzeitliche Gesellschaften erkannt, wie Vergnügungskultur herzustellen ist. In der Monsterpassage des Tuc d'Audoubert erfährt der Besucher realen Schrecken und begegnet gleichzeitig dessen Karikatur – genau wie in den gruseligen Fahrgeschäften der Neuzeit.

Der alten Leidenschaft frönen wir heute im institutionalisierten Rahmen. Schließlich wollen nicht einzelne Menschen, sondern ganze gesellschaftliche Schichten beglückt werden. Jahrmärkte mit Geisterbahn und Achterbahn sind etablierte Geschäftsstrukuren, Gruselkino und Halloweenparty gehören zum Eventalltag. Die Lust auf ein wenig Aufregung befriedigen kommerzielle Angebote wie Riverrafting. Oder der städtische Hochseilgarten. Oder die Kletterwand am ehemaligen Weltkriegsbunker. Vom Thrill leben Casinos und die Hersteller von Computerspielen.

Der Extremsportler mag sich sogar – den Besuchern der Höhle Tuc d'Audoubert nicht unähnlich – freiwillig in risikoreiche Situationen begeben, um »in der Auseinandersetzung mit zum

Teil lebensgefährlichen Bewegungsaufgaben die Sinnhaftigkeit des eigenen Daseins unmittelbar zu bekräftigen«, wie der Flensburger Sportwissenschaftler Jürgen Schwier einst bemerkte.[43] Die »experimentelle Erkundung der eigenen Identität« sei vielen ein Anliegen. So sehr, dass der Alpenverein in seinem Jahrbuch von 2012 sogar ein eigentliches »Recht auf Risiko« formulierte.[44] Der Bergtourismus lebt davon, dass viele von diesem Recht Gebrauch machen.

Die meisten Menschen bevorzugen es, die Stressreaktion mit überschaubarem Risiko zu erzeugen. Dazu besuchen sie Großversammlungen an speziell dafür ausgestatteten Orten. Regelmäßig treffen sich dort Zehntausende zum kollektiven Kick. Ich meine damit nicht erneut den Hamburger Dom, sondern zum Beispiel das Stadion unmittelbar daneben: das weltberühmte Millerntor. Dort wird Fußball gespielt – vor 29 000 Zuschauern. Die Teams sind nicht zum friedlichen Spielen verabredet, sondern sie streben gegen den Widersacher einen Sieg an. Mit einem Seitenblick auf die Evolutionsgeschichte lässt sich über das Millerntor sagen: An diesem Ort wird periodisch absichtlich eine Stresssituation herbeigeführt. Stellvertretend für die Zuschauer messen sich ihre Teams – den Stress haben beide. Im Unterschied zum Duell Fressfeind gegen Beute in der Wildnis ist auf dem Rasen der Gestresste meist ebenso der Stressor. Außerdem hat der Gestresste auf dem Rasen von den Alternativen Flucht, Totstellen oder Angriff faktisch nur die letzte zur Verfügung. Die Fans hätten wenig Freude, gäbe ihre Mannschaft in der 67. Minute Fersengeld. Totstellen käme auch nicht gut an.

Pro Spieltag finden 80 000 solcher Konfrontationen allein in Deutschland statt.[45] Die »schönste Nebensache der Welt« lockt Woche für Woche 400 000 Menschen in die Stadien. Mehr als 45 Millionen Menschen geben in diesem Land an, Fan eines Fußballvereins zu sein. Der Sport ist nicht nur ein bedeutender gesellschaftlicher, sondern auch ein wirtschaftlicher Faktor. In der Saison 2012/13 machten die 18 Bundesligavereine einen Umsatz von mehr als zwei Milliarden Euro.[46] Der Fußball, sagt Lars Riedl, Sportsoziologe an der Universität Paderborn, sei damit »zu einem kaum noch wegzudenkenden Kulturgut geworden«. In Rom schauten sich die Freunde der Erregungskultur Gladiatorenkämpfe an, in der Neuzeit ist das Fußballstadion das größte Theater.

Die nochmalige Vergrößerung des Ereignisses findet medial statt. Das nervenkitzelnde Finale der Weltmeisterschaft 2014 zwischen Argentinien und Deutschland sahen sich 1013 Millionen Menschen an.[47] Die Vorstellung erscheint absurd, ist aber real: Ein einziger Akteur tritt mit seinem Fuß gegen ein rundes Spielgerät aus Polyurethan, und weil er damit eine bestimmte Stelle trifft, steigen bei einer Milliarde Menschen der Blutdruck, die Herzfrequenz, die Cortisolwerte im Speichel.

Manchmal, wenn ich mich eine Stunde vor Anpfiff mit anderen St.-Pauli-Fans vor dem Fanladen zum Einstimmen treffe, dann frage ich gerne, was jeder denn heute so von dem Spiel erwartet. Der gemeine Fußballfreund behauptet normalerweise, er wünsche sich einen klaren, entspannten Sieg der eigenen Mannschaft. Frage ich fünf Minuten nach Anpfiff noch mal, wünscht er sich ein frühes Tor. Frage ich vor der Halbzeitpause, verlangt er ein zweites oder drittes oder viertes Tor, damit der Sack zu ist und die drei Punkte sicher auf dem Konto.

Aber ich verdächtige ihn der Lüge. Zumindest ist der gemeine Fußballfan nicht so ehrlich wie sein Unbewusstes. Denn zumindest in der Retrospektive räumt er ein, dass der »Thrill« das Wichtigste ist. Den Beweis liefert das Fußball-Fachblatt *11 Freunde*. Die Redakteure haben eine Liste der 100 besten Fußballspiele erstellt.[48] Natürlich finden sich darin einige Kantersiege. Und fragt man die Deutschen nach dem besten Spiel ihrer Nationalmannschaft, dann erinnern drei von vier an das mit 7 zu 1 gewonnene WM-Halbfinale gegen Brasilien. Das Gros der Spiele auf der 11-Freunde-Bestenliste allerdings sind Partien, die bis zum Schluss auf der Kippe standen. Nicht sichere Verhältnisse, sondern möglichst lange Unsicherheit machen Spiele zu großen Spielen. Das Champions-League-Finale von 2005 etwa, das der FC Liverpool im Elfmeterschießen für sich entschied, obwohl der Gegner aus Mailand zur Pause noch 3:0 vorn gelegen hatte.

Der FC St. Pauli taucht ebenfalls in der 11-Freunde-Liste auf. Natürlich nicht mit dem 7:1 gegen Eintracht Braunschweig im Jahr 2002, an das sich viele heute gar nicht erinnern. Nein, als das beste Spiel der Vereinsgeschichte gilt kein hoher Sieg, sondern das legendäre 4:3 nach Verlängerung im Pokal-Achtelfinale gegen Hertha BSC im Jahr 2005. Es handelt sich um eine Partie, in der der Drittligist St. Pauli gegen den Bundesligisten aus Berlin fast permanent im Rückstand lag – es also eigentlich über weite Strecken schlecht lief für den FC. Erst nach 108 Minuten ging er erstmals in Führung.

Was also machte die Qualität dieser Partie aus? Die Tatsache, dass es für jeden Zuschauer die Hölle war, den Spielern beim Spielen zuzusehen. Der Stress sorgte für Genuss in der Anhängerschaft. Er tat dies so nachhaltig, dass die Erinnerung an dieses 4:3 noch heute elektrisiert. Im Dezember 2015 führte die Kneipe Knust im Hamburger Schanzenviertel die Partie in ihrem Konzertsaal erneut auf, zehn Jahre danach. In voller Länge und mit Originalkommentar. 250 Menschen saßen und standen Schulter an Schulter da.[49] Sie verzweifelten, sie sprangen auf, sie fieberten mit, verzweifelten erneut und lagen sich am Ende in den Armen. Jeder kannte zwar das Resultat im Voraus. Aber jeder wollte es noch einmal authentisch erleben: diesen einen ultimativen Kick, jene besten Minuten der Vereinsgeschichte, als der mittlere Blutdruck der Kiezfans in lebensgefährlicher Höhe bei 240/180 lag.

»Solche Spiele beinhalten eine deutlich stärkere emotionale Komponente als ein 7:0 von Bayern München im Pokal gegen einen Viertligisten«, sagt Lars Schwabe, Psychologe der Universität Hamburg. Das Ausflippen der St.-Pauli-Fans bestätigt dem Wissenschaftler, was Menschen offenbar suchen, wenn sie ins Stadion gehen: emotionale Erregung. Die erreichen sie in einem Höchstmaß, sagt Schwabe, »wenn die Erwartungshaltung erst verletzt wird und die Sache dann doch noch einen positiven Ausgang nimmt«.

In einem Essay für die Bundeszentrale für Politische Bildung streicht der Paderborner Sportsoziologe Riedl das »hohe Maß an Emotionalität« als markantes Merkmal des Spitzenfußballs heraus: »Ganz zentral ist das Erleben von Spannung. Die Ergebnisoffenheit der geregelten Wettkämpfe bedeutet, dass man zwar weiß, *wann* ein Spiel entschieden sein wird, aber niemand von den Zuschauern oder den beteiligten Spielern weiß, *wie* es entschieden wird.« Sowohl das ungewisse *Wie*, als auch das definierte *Wann* sorgen in ihrem Zusammenwirken für Aufregung: Zerrinnen bei einem Rückstand der eigenen Mannschaft die Minuten, geraten Akteure und Fans in immer mehr sich steigernden Zeitstress.

Darüber hinaus biete der Fußball Anlass für eine extrem breite Palette an Emotionen, sagt Riedl: »Aus Siegen resultieren Freude, Stolz, Begeisterung; mit Niederlagen verbinden sich Ärger, Wut und Trauer.«[50] Die Rituale der Fans tun dabei ein Übriges. Sie sorgen dafür, dass die kollektiven Emotionen sich bis zu einem »Enthusiasmus über den eigenen Enthusiasmus« steigern.

Grundsätzlich weiß der Fußballfan, dass er *nur* einem Spiel beiwohnt; es geht nicht um Leben und Tod. Da er tief in seinem Innersten aber nach der schlimmsten Tortur verlangt, die möglich ist, bedient er sich eines Katalysators: Er identifiziert sich mit der Mannschaft. Somit schafft er für sich Situationen, in denen es scheinbar um alles geht: Es steht sprichwörtlich mehr auf dem Spiel. Und jede Partie auf der Kippe – jeder Moment, in dem seine Stellvertreter auf dem Rasen am Abgrund stehen – kann so ein Höchstmaß an Stress auslösen. Lars Riedl glaubt, dass die »Konfliktlogik des Sports« den Drang unterstützt, sich zu identifizieren. Sie dränge den Zuschauer »nahezu zwangsläufig auf die eine oder andere Seite, erfordert gewissermaßen die Parteinahme: ›Wir‹ gegen ›die Anderen‹«.

Die gepushten Emotionen sorgen schließlich für eine fast religiöse Nähe vieler Fans zu ihrem Club – auch der härteste Ultra spürt nach geschlagener Schlacht die Wirkung der Kuschelhormone. Insofern hat Bill Shankly, der legendäre Trainer des FC Liverpool, vielleicht doch nicht übertrieben, als er folgende Sätze für die Ewigkeit sprach: »Es gibt Leute, die denken, Fußball sei eine Frage von Leben und Tod. Ich mag diese Einstellung nicht. Ich kann Ihnen versichern, dass es noch sehr viel ernster ist.«[51]

Trainern und Managern ergeht es nicht anders als den Zuschauern auf den Rängen. Je mehr eine Partie an ihren Nerven kitzelt, desto euphorischer bewerten sie das Ereignis. Unter dem Titel »Bayer bleibt dem Wahnsinn treu« beschrieb die *Hamburger Morgenpost* im Oktober 2015 die Gefühlslage der Verantwortlichen des Bundesligisten Bayer Leverkusen, während sich die Mannschaft ein nervenaufreibendes Champions-League-Spiel mit der AS Roma lieferte. In einer irrwitzigen Begegnung hatte Bayer 2:0 geführt, geriet 2:4 in Rückstand, glich zum 4:4 aus und hätte in der Nachspielzeit um ein Haar den Siegtreffer markiert. Sportchef Rudi Völler stand »kurz vor dem Kollaps«, Trainer Roger Schmidt war »total geflasht« und Vereinsboss Michael Schade »einem Herzinfarkt nahe«. Alle fast gestorben – alle außerordentlich glücklich.[52]

Vier Tage danach lieferte die Mannschaft ein ähnliches Spektakel und gefährdete erneut das Leben der Beteiligten. Nach einem 1:3-Rückstand gegen Stuttgart drehte Bayer das Spiel innerhalb von 20 Minuten. Extremzustand auf den Rängen. Trainer Schmidt kommentierte die nervenaufreibende Tortur: »Für so ein Spiel gehen die Leute ins Stadion.«[53]

Die Spieler selbst versuchen zwar von der ersten Minute an

Tore zu schießen. Gelingt der Sieg erst auf den letzten Drücker, ist der Genuss auch für sie nachhaltiger. Als Ende Oktober 2015 der FC St. Pauli den SC Freiburg im Spitzenspiel der zweiten Bundesliga erst in der Nachspielzeit besiegte, meinte Lasse Sobiech, Innenverteidiger der Kiezkicker: »Das Tor in letzter Minute – geiler geht's nicht!«[54]

Die gesamte Welt des Sports ist darauf angelegt, permanent Stress zu erzeugen. Durch Inszenierung werden Stadien zu Stresstempeln, besonders deutlich zu erleben bei Eishockey und Handball. Spielunterbrechungen werden dazu genutzt, die Stimmung zusätzlich anzuheizen: mit lauten, rhythmischen Rockmusikklängen. Die haben zwar nichts mit dem Sport zu tun, aber sie erhöhen nachweislich die Hormonflut im Körper.

Hätte der Mensch gern seine Ruhe, würde er nicht ständig Leistungen vergleichen und Entscheidungen über Sieg oder Niederlage provozieren. »Es gibt keine systeminterne Stoppregel, keinen Grund, sportliche Leistungen zu begrenzen, denn es würde ›sportlich‹ keinen Sinn machen, zum Beispiel die zulässige Höchstleistung beim Hundertmeterlauf auf 10,23 Sekunden zu begrenzen«, sagt der Sportsoziologe Riedl. »Daher entstehen im Sport Prozesse, die in ihrer Logik und Dynamik mit der Spirale militärischen Wettrüstens vergleichbar sind.«

Auf den Konkurrenzdruck, den wir einst in der Wildnis hatten, wollen wir offensichtlich nicht verzichten. Wir holen ihn uns bei jeder sich bietenden Gelegenheit zurück. Es reicht nicht, dass sich unsere Fußballer Woche für Woche in nationalen Meisterschaften Überlebenskämpfe liefern. Nein, es müssen noch Champions League und Euro League dazu kommen, und in den Sommerpausen Europameisterschaften oder Weltmeisterschaften. Sie dürfen mir glauben: Viele meiner Freunde halten es kaum aus, wenn alle zwei Jahre ein toter Sommer ansteht. Damit sind EM- und WM-freie Sommer gemeint: So viele unnütz zu verbringende Wochen ohne ein schönes, spannendes Turnier.

4
Zumutungen

4.1 Der Mörder und ich

Zum Glück für die Hamburger Presse füllte am 17. Juli 1975 ein grausiger Fund das lokale Sommerloch. Nachdem im Stadtteil Ottensen ein Feuer ausgebrochen war, gab es viel zu schreiben. Nicht wegen des Feuers. Nein, was die Brandbekämpfer nach dem Löschen fanden, lieferte wochenlang Stoff für Schlagzeilen. »Vier Frauen – von Nachtwächter geköpft und zerhackt«, schrieb die Bild-Zeitung und konnte danach lange darüber mutmaßen, ob der Täter sie erschlagen hatte, »mit seinen riesigen Schaufel-Händen erwürgt« oder »bei lebendigem Leibe zersägt«.[1]

Auf diesen Leckerbissen für die Sensationspresse waren die Feuerwehrleute zufällig gestoßen. Bei ihrer Suche nach weiteren Brandnestern schlug ihnen unter dem Dach des Gebäudes Zeißstraße 74 Verwesungsgeruch entgegen. In Müllsäcken verfaulten dort abgeschnittene Arme und Beine. Schließlich entdeckten die Männer in der Mansardenwohnung, deren Mieter der Nachtwächter Fritz Honka war, weitere Überreste von Frauen: Rümpfe, abgeschnittene Brüste, eine Nase, Ohren. Die Hansestadt hatte ihren Ripper.

Die Lokaljournalisten bereiteten genussvoll jedes Detail auf, das die Abgründe im Leben Fritz Honkas offenbarte. Seine vier Opfer waren in die Jahre gekommene, alkoholabhängige Gelegenheitsprostituierte (die nach ihrem Verschwinden niemand vermisste). Er hatte sie in üblen Kaschemmen auf St. Pauli aufgegabelt, sich mit ihnen betrunken, und schließlich brachte er sie um, wenn sie sich ihm verweigerten oder beim Sex »wie ein Brett« auf der Matratze gelegen hatten.[2] Honka war schmächtig, er litt an einem Sprachfehler, ein Unfall und Prügel hatten sein Gesicht entstellt, er schielte durch eine dicke Hornbrille, so dass sich unter Zuhilfenahme seiner Physiognomie das perfekte Bild eines sadistischen Triebtäters zeichnen ließ. Fotos zeigten die Fuchsschwanzsäge, mit der Honka die Opfer verstümmelt hatte, das triste Interieur der mit Pin-up-Girls gepflasterten Wohnung und seine Gummipuppe. Zwischen den Spuren schlimmer Besäufnisse des Alkoholikers mit seinen weiblichen Gästen lagen parfümierte Klo-Steine – sie sollten den Gestank überdecken.

Als im Dezember 1976 der Prozess nahte, kauten die Zeitungen alles noch einmal durch. Der Volksmund hatte da längst die Spelunke *Zum Goldenen Handschuh*, in der der Mörder seine Opfer fand, in *Honka-Stube* umbenannt. In den Clubs sangen die Leute vergnügt mit, wenn Harry Horrors schmissiger Hit »Gern hab ich die Frau'n gesägt« aus den Boxen dröhnte. Und an Verhandlungstagen drängten sich Scharen in den Verhandlungssaal der Großen Strafkammer 21 beim Hamburger Landgericht, um ein Auge auf den Killer zu werfen. Die Bevölkerung war elektrisiert von diesem Geschehen, das jahrelang unbemerkt geblieben war, obwohl doch andere Mieter im heute denkmalgeschützten Haus längst über Leichengeruch geklagt hatten.

Deutlicher als im Fall Honka kann sich die Faszination des Bösen nicht zeigen. Personifiziert in der Gestalt dieses Triebtäters war es aufgetaucht, und in den Straßen entsetzten sich die Menschen angeregt über die moralischen Fehltaten. Die Beschriftung *Honka-Stube* ziert bis heute publikumswirksam den Eingang des *Goldenen Handschuh* am Hamburger Berg. Wöchentlich, sogar an Weihnachten, lädt das St. Pauli Tourist Office zum Rundgang »Auf den Spuren des Verbrechens« – als dessen Highlight Reverend Roosen seine Grüppchen an den Ort führt, »wo der Psychopath Fritz Honka nach Frauen Ausschau hielt«.[3]

Warum wir uns von Mord und Totschlag so sehr in Bann ziehen lassen, darüber philosophiert die Philosophie, seit es sie gibt. Das Kulturwesen Mensch hat zwar hierzulande den gewaltsamen Tod über weite Strecken aus seinem normalen Leben verbannt: Das Gewaltmonopol liegt in Händen des Staates, Gesetze schützen die Bürger, Waffenbesitz ist stark reglementiert. Aber spätestens wenn ein Mörder wie Honka oder ein Zeitgenosse wie der Österreicher Josef Fritzl auftaucht, der seine Tochter 24 Jahre im Kellerverlies einsperrte, sie vergewaltigte und mit ihr sieben Kinder zeugte, erkennen wir, dass das Böse nicht weg ist – und geraten auf eine befremdliche Art und Weise aus dem Häuschen. Wir reagieren entsetzt, interessiert, erstaunlich fasziniert. Und fragen, ob wir ähnliche Abgründe in uns selbst finden.

Das Ringen des Einzelnen mit dem eigenen Bösen ist eines der Urthemen engagierten Denkens: Johann Wolfgang von Goethe behandelte es meisterhaft in seinem *Faust. Eine Tragödie*. Während nach Ansicht des Christentums das Böse dem Ungehorsam gegenüber Gott entspringt, thematisierte Sigmund Freud es als Regieleistung von Sexual- und Aggressionstrieb. Bei Jean-Jacques Rousseau war der Mensch von Natur aus gut, für den österreichischen Wissenschaftstheoretiker Franz M. Wuketits dagegen ist er alles andere als ein Engel – schließlich habe es keine Ethik geschafft, Kriege, Folter und Mord abzuschaffen.

Evolutionsbiologen überrascht keineswegs, dass Böses in uns ist. Schließlich verheißt Aggressivität einen Überlebensvorteil. »Wer bei der Mammutjagd besonders mutig war, wurde schneller Anführer, bekam die schönsten Frauen und konnte so seine Gene in der Welt verbreiten«, sagt der Psychiater Borwin Bandelow von der Universität Göttingen. »Antisozial zu sein ging mit einem Überlebens- und Fortpflanzungsvorteil einher. Daran hat sich bis heute wenig geändert.«[4]

Da der Körper honoriert, was dem eigenen Überleben hilft, wirft er sein Belohnungszentrum an: »In der Geschichte der Menschheit wurden Dominanz, Macht und Aggressivität immer durch eine Endorphinausschüttung im Gehirn belohnt.«[5] Bandelow ist zwar der Ansicht, dass es Extremsituationen wie Kriege oder Krankheiten brauche, »um ›normale‹ Menschen zu Mördern werden zu lassen«, aber die Kontrolle, die wir uns durch Sozialisation erarbeitet haben, hindert uns nur an der Tat. Sie verhindert nicht, dass uns das Böse erregt. Diese Erregung ist physiologisch messbar. Sie ist nicht von einer Stressreaktion zu unterscheiden.

Der US-amerikanische Literaturwissenschaftler Jonathan Gottschall steuert hierzu ein spannendes Gedankenexperiment bei: »Stellen Sie sich ein magisches Gerät vor, mit dem Sie als unsichtbarer Beobachter in ein Paralleluniversum reisen können. Bereits vor Ihrer Ankunft wissen Sie, welch grauenhafte Dinge Sie sehen werden: Frauen und Kinder, die vergewaltigt und umgebracht werden; gefolterte, geschändete, zerstückelte Körper. Scheinbar anständige Menschen werden sich als Nazis und Irre entpuppen. Während Sie zuschauen, bekommen Sie es mit der Angst zu tun: Ihr Herz wird heftig pochen, Ihr Atem sich beschleunigen, Sie werden Schweißausbrüche haben.«[6]

Dann stellt Gottschall natürlich die Frage, die sich aufdrängt: »Werden Sie Ihr magisches Gerät nun benutzen?« Wer darauf mit »auf keinen Fall!« antworte, der liege falsch. Das fiktive Szenario, erzählt Gottschall, stamme aus Stieg Larssons Krimi *Verblendung*. Und: »Das magische Gerät ist der Roman.«

Tatsächlich bringt uns die Angstlust seit Urzeiten dazu, uns fasziniert Greuelgeschichten zuzuwenden. Nicht das Pflichtgefühl, bei der Mordaufklärung helfen zu können, ist der Grund für die Erfolgsgeschichte der ZDF-Reihe *Aktenzeichen XY*, sondern der Thrill, wenn wir das Wirken menschlicher Monster betrachten. Da wir jedoch in der Realität mit allerlei Sicherheitsvorkehrungen die gefährlichen Begebenheiten auf ein Minimum zusammengestrichen haben, greifen wir zur Fiktion, um unsere Gier nach Nervenkitzel zu befriedigen. Einerseits erleben wir beim Lesen erzählten Stress: In den Kriminalgeschichten begegnen uns Menschen, denen es miserabel geht, sie leiden unter Ängsten und Todesqualen. Andererseits fühlen wir Stress, indem wir uns lesend mit psychischen Extremsituationen befassen. Empathisch versetzen wir uns freiwillig (und immer wieder) in die Gefühlswelt von Figuren, die über mehrere Kapitel hinweg Todesangst aushalten müssen.

Trotz dieser Belastungen ist die Literatur, die das Böse zum Inhalt hat, die beliebteste. Jeder vierte Roman dreht sich um Verbrechen. Und wenn deutsche Fernsehkonsumenten sich Filme oder Serien anschauen, entfällt mehr als ein Drittel dieser Zeit auf Krimis. Im Jahr 2012 waren die zehn meistgesehenen Spielfilme allesamt »Tatort«-Folgen. Als Grund für diesen Run vermutet der Psychiater Borwin Bandelow das primitive Angstsystem des Menschen. Es könne schlichtweg nicht zwischen echter Bedrohung und Fernsehen unterscheiden: »Es denkt wirklich, dass da etwas Schlimmes passiert.« Das Herz beschleunigt, mancher beginnt vor der Glotze zu zittern. Letztlich aber wirke diese Angst anregend.[7] Bandelow vergleicht das Krimischauen mit der Fahrt auf einer Achterbahn: erst der Schrecken, dann Euphorie: »Die Angst zahlt sich aus. Spätestens gegen 21.40 Uhr, wenn der Täter gefasst ist. Aber auch zwischendurch, nach einer Prügelei oder einer Verfolgungsjagd mit gutem Ausgang.«

Der Krimi ist als Genre der Literatur eine relativ neue Gattung, entstanden im 19. Jahrhundert. Aber schon bevor Edgar Allan Poe die Detektivgeschichte erfand, wurde genüsslich von Mord und Totschlag erzählt. Das Shakespearesche Theater feierte wahre Blutorgien. In der Literatur der schwarzen Romantik ist die Angst das zentrale Thema, und Autoren wie E.T.A. Hoffmann *(Die Elixiere des Teufels)* oder auch Heinrich von Kleist *(Das Erdbeben in Chili)* lieferten Texte, in denen das »ganze Arsenal monströser Gestalten, (…) lesbar ist als die sicht- und sagbare Außenseite eines vom Wahnsinn bedrängten Inneren«, wie der Literaturwissenschaftler Roland Borgards schreibt.[8]

Will man noch weiter zurückgehen, kann man die Bibel als Sammelsurium von Geschichten lesen, in denen niederträchtige Mörder Schrecken verbreiten und oftmals Gier und Hass regieren. Schon im ersten Buch Mose, das am Anfang der Bibel steht, wird ein Mord berichtet: Kain erschlägt seinen Bruder Abel (1. Mose 4,1–16) und Gott wird zum Ermittler (dass er danach als Ankläger und am Ende auch noch als höchstrichterliche Instanz fungiert, wäre heute allerdings undenkbar).

Geisteswissenschaftler Gottschall findet, dass wir uns nicht darüber wundern müssen, wenn uns die Messerstecherei eines Psychopathen erregt. »Immerhin haben Menschen die Volksfeste des Blutvergießens und Leidens schon immer geschätzt.« An den Gladiatorenkämpfen im alten Rom, den öffentlichen Folterungen und Hinrichtungen im Mittelalter und noch an den modernen Computerspielen könnten wir dies beobachten: »Gewöhnliche Leute waren schon immer dazu fähig, enormes Vergnügen aus der Pein anderer zu ziehen.«[9]

Trotzdem muss sich der Leser von Schauerroman, Detektivgeschichte oder Psychothriller wegen seiner Leidenschaft nicht elend fühlen. Zwar bestehe der Reiz im »voyeuristischen Nervenkitzel, anderen Leuten beim Scheitern zuzusehen«, wie Gottschall sagt, aber der Wissenschaftler entdeckt bei seiner Analyse auch moralische Pluspunkte, die den Freund des Abgründigen zu einem ehrenwerten Leser machen: »Die Fans von Krimis sind besonders hart arbeitende Konsumenten erfundener Geschichten, sie wollen nichts umsonst.« Ihr Werk ist es, die vom Schriftsteller ausgelegten Puzzleteile zusammenzusetzen. Dafür arbeiten sie fieberhaft: »Eine gute Kriminalgeschichte gibt uns die Befriedigung konventionellen Erzählens, kombiniert mit der Freude am kognitiven Training, die man beim Lösen eines Sudokus empfindet.«[10]

Die Handlung eines Kriminalromans liefert uns fast immer eine Parallele zur Stressreaktion. Erst die intensiven Momente voller Brutalität, Lüsternheit, menschlicher Kälte: Mit diesem Reigen aus den fürchterlichsten Problemen der Menschheit werden beim Leser die Aufregungssysteme hochgefahren. Dann wird dank detektivischer Arbeit die Erregung hochgehalten – und mit ihr der Cortisolspiegel. Schließlich beruhigt sich der Plot fast immer in einem hochmoralischen Schluss: Mit größerer Sicherheit als im Leben wird der Schuldige seiner Strafe zugeführt. Wie am Ende der Stressreaktion kehrt Ruhe ein. Im Körper stellt der Parasympathikus die Ordnung wieder her. Im Roman sind es Jules Maigret, Martin Beck, Carl Mørck, Miss Marple oder Wachtmeister Studer.

Beschreibt ein Autor allerdings nur die nüchterne Aufklärungsarbeit eines Ermittlers in einem vertrackten Fall, reicht dies den Lesern nicht. Die großen Künstler des Genres schaffen es, im Leser beklemmende Vorstellungen von schrecklichen Situationen zu erschaffen, in denen Romanfiguren stecken. Jussi Adler-Olsen liefert mit *Erbarmen* ein besonderes geglücktes Beispiel.[11]

Eine Grundspannung erzeugt der Roman, weil feststeht, dass ein Entführungsopfer an einem bestimmten Datum sterben soll. Fast unerträglich wird das Unbehagen für den Leser aber, weil er erfährt, in was für einem bizarren Gefängnis die verschleppte Politikerin Merete Lynggaard seit fünf Jahren gefangen gehalten wird: In einer gigantischen Druckkammer, in der einst Stahlbehälter für Atomkraftwerke auf ihre Dichtigkeit getestet wurden. An jedem Geburtstag des Opfers erhöhte der Entführer den Druck um 1 bar. Und am nahenden Tag ihres Todes will er den massiven Überdruck von 6 bar im Nu auf 1 bar reduzieren. Die eingelagerten Gase in Gewebe und Knochen würde sich dadurch massiv ausdehnen. Merete Lynggaards Zellen könnten das unmöglich aushalten, sie würde quasi platzen.

Auf über vierhundert Seiten schleppt der Leser den Gedanken an das Opfer in der Druckkammer mit sich herum. Er spürt förmlich den wachsenden Druck im Gefängnis. Er leidet mit dem wehrlosen, nackten Häufchen Mensch, das an dem finsteren Ort vor sich hinvegetiert.

Erbarmen war ein Bestseller und katapultierte seinen Autor in die vorderste Riege der skandinavischen Brutalo-Romanciers. Das Buch sei sowohl »grausam, schön und ergreifend« als auch »anrührend komisch«, fand der Kritiker des WDR.[12] In der Tat habe auch ich selten eine Geschichte gelesen, die mir von der ersten bis zur letzten Seite in so extremem Maß unangenehme Gefühle bereitet hat.

Und jetzt muss ich wohl noch gestehen, was mich mit Honka verbindet. Während ich an diesem Buch arbeitete, zog ich um. Der Zufall wollte es, dass ich seither in Ottensen wohne – in der Zeißstraße. Nicht in der Nummer 74 zwar. Aber wenn ich morgens aus meinem Schlafzimmerfenster blicke, dann sehe ich direkt eine Mansardenwohnung schräg gegenüber. Hinter dem Fenster dort im Dachgeschoss ermordete und zerstückelte der Nachtwächter Fritz Honka damals seine Opfer.

Honka starb 1998 in einem Altenheim. Die Vorstellung jedoch, so nah an einem der grässlichsten Tatorte der Stadt zu wohnen, jagt mir einen dezenten Schauder über den Rücken. Wenn ich nachts heimkomme, werfe ich immer einen schnellen Blick zur Mansardenwohnung an der Zeißstraße 74 hoch. Manchmal brennt Licht hinter den zugezogenen Vorhängen. Ich frage mich dann, wer heute dort lebt. Ob die Bewohner wohl wissen, was hinter ihren Fenstern geschah, vor mehr als 40 Jahren?

4.2 Angst macht Lust

Einen Aushilfsjob anzunehmen bedeutet nicht zwingend Stress. Auch dann nicht, wenn es sich beim Einsatzort um ein Hotel handelt, umgeben von unberührter Natur. Freie Kost und Logis lassen zudem wenig unangenehme Bedingungen vermuten. Das Versprechen des Chefs, dass man Frau und Kind mit zur Arbeit nehmen darf, klingt rundum familienfreundlich.

Jenen Film, in dem es um einen Aushilfsjob dieser Art geht, hat der Regisseur Stanley Kubrick gedreht. Die Romanvorlage lieferte Stephen King. Da verwundert es nicht, dass die familienfreundliche Beschäftigung einen Haken hat.

Es handelt sich um einen Hausverwalterjob – für einen Winter. Der Einsatzort ist von der Außenwelt abgeschnitten. Das komplett zugeschneite Hotel ist geschlossen. Es gibt keine Gäste und keine weiteren anwesenden Mitarbeiter. Das bedeutet, dass der an Schreibstau leidende Autor Jack Torrance, der diesen Job annimmt, monatelang allein mit seiner Frau Wendy und seinem Sohn Danny in dem riesigen Komplex wohnen wird. Damit ist die Grundlage gelegt für einen der besten Horrorstreifen aller Zeiten, der 1980 in die Kinos kam: *Shining*. In diesem Hotel in den Bergen Colorados kommen zwei Faktoren zusammen: die zermürbende Einsamkeit und grässliche Ereignisse (geschehen in der Vergangenheit). Der Film schildert, wie sie den Autor in den Wahnsinn treiben. Das wiederum tangiert Sohn und Ehefrau. Denn Torrance greift zur Axt.

Seine Ziele hatte Regisseur Kubrick schon 1966 formuliert: »Ich will den beängstigendsten Film der Welt machen, mit einer Reihe von Episoden, die mit den alptraumartigen Ängsten des Publikums spielen«, hatte er einem Freund gegenüber verraten.[13]

Bevor er sich zusammen mit der Autorin Diane Johnson ans Drehbuch machte, las er den Essay »Das Unheimliche« von Sigmund Freud. Zur weiteren Vorbereitung analysierten die beiden die Dramaturgietechniken des Schriftstellers Edgar Allan Poe – selber einst ein Meister des gepflegten Horrors. Im Zentrum des Films *Shining* sollte die »Psychologie des Grauens« stehen.[14]

Ein Filmprojekt also zur Stresserzeugung. Damit dies gelingt, arbeitete Kubrick mit bewährten Motiven des Horror-Genres. Die völlige Abgeschiedenheit in einem Haus mit einer tödlichen Vorgeschichte, langen Fluren und vielen Zimmern ist dafür eine solide Basis. Ein Kind, das übersinnliche Fähigkeiten besitzt – ein bewährtes Supplement. Darüber hinaus gerät die Wahrnehmung der Figuren und der Zuschauer vielfältig durcheinander: Es gibt Traumvorstellungen und Wahnbilder, und die Zeitebenen sind auch alle aus dem Lot. Außerdem haben einzelne Bildeinstellungen das Potenzial, schlimmstes magentechnisches Unwohlsein zu erzeugen, etwa die Szene, in der Blut wie ein Sturzbach durch die Fahrstuhltür dringt und als roter Tsunami auf den Kinobesucher zuschießt.

Schließlich griff Stanley Kubrick noch zu einem besonderen psychologischen Trick, um seine Zuschauer an emotionale Abgründe zu führen: Er setzte seine Schauspieler massivem Stress aus. Insbesondere Shelley Duvall war die Leidtragende. Sie spielte die Ehefrau des in den Wahnsinn fallenden Jack Torrance. Der Regisseur machte sie nach Strich und Faden fertig, indem er sie permanent wie ein Stück Dreck behandelte und vom Rest der Crew verlangte, es ihm gleichzutun – die Akteurin sollte das Gefühl der Isolation verinnerlichen. Immer wieder suchte Kubrick Streit mit ihr. Er änderte Szenen und Dialoge. Er verunsicherte sie noch am Set, indem er die Szene, in der sie mit einem Baseball-Schläger bewaffnet vor dem wahnsinnig gewordenen Ehemann (gespielt von Jack Nicholson) die Treppe hoch zurückweicht, angeblich 127-mal drehen ließ. 127-mal musste die Schauspielerin panisch ihre Angst und Verzweiflung hinausschreien und dazu nervös mit dem Baseball-Schläger herumfuchteln. Die Szene hat es ins Guinness-Buch der Rekorde geschafft; kein Regisseur hat je eine Aufnahme häufiger wiederholen lassen.

Shelley Duvall fielen die Haare aus. Im Film sieht man ihr an, dass sie am Rand des Nervenzusammenbruchs spielte. Das Resultat des Psychoterrors aber war herausragend. Indem sie die Angst so eindrucksvoll auf die Leinwand brachte, machte Duvall es den Zuschauern während dieser quälenden Minuten schlicht unmöglich, sich dem Gefühl der Verzweiflung zu entziehen. Sie selber bezeichnete im Nachhinein den Wendy-Torrance-Part als härteste Rolle ihres Lebens.

Auch mit raffinierten filmischen Mitteln entwickelte Kubrick in *Shining* von der ersten Minute an einen ungeheuren Sog. Die Kamerafahrt zu Beginn durch die herbstliche Bergwelt, gedreht von einem Hubschrauber aus, vermittelt eine Idylle, der man nicht trauen kann – zu bedrohlich wirkt die Verbindung von schönen Flugbildern und vom Synthesizer verfremdeter Musik. Im und um das Hotel nutzte Kubrick perfekt die Möglichkeiten der noch jungen Erfindung der Steadicam: Mit dem schweren, tragbaren Schwebestativ kann ein Kameramann sogar im Laufen verwackelungsarme Bilder produzieren. Steadicam-Erfinder Garrett Brown rannte höchstpersönlich mit seiner Apparatur in einer der finalen Szenen durch den verschneiten Irrgarten aus hohen Hecken. Seine bewegten Bilder schufen ein Höchstmaß an Subjektivität, wodurch sich der Schrecken des Jungen, der sich vor dem wahnsinnigen Vater in Sicherheit zu bringen versucht, umso wahrhaftiger vermittelte.

Die Filmkunst ist das ideale Medium, um Ängste zum Thema zu machen, sie darzustellen, sie auszulösen. »Stress zu erzeugen, ist eine kulturelle Praxis«, sagt die Hamburger Filmkritikerin Katja Nicodemus. Jeder im Kino weiß zwar, dass er nur einer Projektion beiwohnt. Trotzdem bleibt den Bildern ihre Wirkung erhalten. Insbesondere im lichtlosen Kinosaal ist (mehr als vor dem Fernsehgerät) jeder mit der Illusion allein und kann sich der Angst, der Hektik, dem Ekel oder der menschlichen Tragik kaum entziehen. Fast schutzlos sind unsere Sinne den Überwältigungstechniken ausgesetzt, mit denen Regisseure, Kameramänner, Schnittmeister und Animationsvirtuosen uns mit der Absicht bearbeiten, die emotionalen Bereiche unseres Gehirns in Aufruhr zu versetzen. Sie filmen in 3-D, zeigen Gewalt in Nahaufnahme oder verspritzen eimerweise Blut, weil dessen Signalfarbe Rot uns seit Urzeiten in besondere Aufregung versetzt – es gibt diese archaische Angst sogar als Störung: Hämatophobie.

Bekanntestes Mittel, um im Zuschauer am Ende den Stresslevel noch einmal in die Höhe zu jagen, ist der Showdown, meist das finale Kräftemessen zwischen Schurke und Held. Meisterhaft hat diesen Spannungshöhepunkt der Italo-Western-Regisseur Sergio Leone zelebriert. In gefühlt jedem seiner Werke kommt es am Ende zum Duell, angekündigt durch ein perfektes, sich in seiner Dramatik steigerndes Zusammenspiel von Musik, Schnitt und näher rückender Kamera. Sobald diese nur noch abwechselnd Detailaufnahmen von Waffen und Händen und den leinwandfüllenden Augenpaaren der Kontrahenten zeigt, spürt jeder im Kino: gleich wird geschossen.

Obwohl Tausende Male in Szene gesetzt, bewährt sich auch weiterhin das Muster »Held findet Lösung in allerletzter Sekunde«. Davon gibt es reichlich Varianten: Bombe entschärft, Attentäter gestoppt, Maschine gelandet, Code geknackt, Bestie ins Jenseits befördert. Die unaufhaltsam einem drohenden Ende entgegentickende Uhr hat es Filmemachern besonders angetan. Manche garantieren dem Zuschauer am liebsten von Anfang an explizit, dass er im Kino nicht auf den Zeitnot-Stress wird verzichten müssen, und schreiben es aufs Plakat: *In letzter Sekunde* heißen ein John Wayne-Film von 1949 und ein deutscher Thriller von 2008. Der Komiker John Cleese machte sich 1986 über diesen Spannungstrick in einer Groteske lustig: *Clockwise – In letzter Sekunde*.

Da wir uns zu gern mit Hilfe kultureller Darstellungen von Gefahr in Stress versetzen lassen und gleichzeitig unverbesserliche Empathiker sind, funktionieren sogar abgedroschene Spielarten der Zuspitzung wie das wilde Gerangel, in dem der Bösewicht den Kopf des Helden wahlweise aus dem Fenster eines fahrenden Autos, aus dem Zug, dem Fahrstuhl oder der Postkutsche drückt – worauf der Held (natürlich in allerletzter Sekunde) seiner Enthauptung durch das näher kommende Schild, den Stahlträger oder das Tunnelportal entgeht. Jeder im Kino weiß, was kommt. Trotzdem hat jeder Angst. Um James Bond zum Beispiel.

Suspense nennen Kulturwissenschaftler jene Art der Spannung, die Zuschauer »in Unsicherheit schweben« lässt. Keiner hat den Begriff so sehr geprägt wie Alfred Hitchcock. Sein Clou: Lass den Zuschauer etwas wissen, was die Protagonisten nicht wissen – und er wird fast sterben vor Aufregung. In einem Interview mit François Truffaut erklärte er dem Regiekollegen dieses Prinzip der Suspense-Erzeugung anhand eines Beispiels: »Wir reden miteinander, vielleicht ist eine Bombe unter dem Tisch, und wir haben eine ganz gewöhnliche Unterhaltung, nichts besonderes passiert, und plötzlich, bumm, eine Explosion. Das Publikum ist überrascht, aber die Szene davor war ganz gewöhnlich, ganz uninteressant. Schauen wir uns jetzt den Suspense an. Die Bombe ist unterm Tisch, und das Publikum weiß es. Nehmen wir an, weil es gesehen hat, wie der Anarchist sie da hingelegt hat. Das Publikum weiß, dass die Bombe um ein Uhr explodieren wird, und jetzt ist es 12 Uhr 55 – man sieht eine Uhr. Dieselbe unverfängliche Unterhaltung wird plötzlich interessant, weil das Publikum an der Szene teilnimmt. Es möchte den Leuten auf der Leinwand zurufen: Reden Sie nicht über so banale Dinge, unter dem Tisch ist eine Bombe, und gleich wird sie explodieren! Im ersten Fall hat das Publikum fünfzehn Sekunden Überraschung beim Explodieren der Bombe. Im zweiten Fall bieten wir ihm fünf Minuten Suspense.«[15]

Die Bandbreite der Elemente, mit denen Regisseure uns Kontrollverluste bescheren, ist gewaltig. Entsprechend unterschiedlich fällt die Wirkung aus. Splatterfilme agieren nach dem Prinzip Schlachtplatte. Sie sind auf den großen Schock abonniert. Der Name dieses Untergenres verrät schon, dass die ekligen Konsequenzen von Gewalt im Vordergrund stehen: »Splatter« heißt auf deutsch »spritzen«. Die Resultate sind meistens Kunstblut-Orgien. Da uns der Anblick versehrter Menschen seit je in Stress versetzt, funktioniert das Muster hervorragend. Gern gesehene Figuren des Splatterkinos sind Psychopathen oder Kannibalen mit hässlichen Fratzen, die mit martialischem Fleischerwerkzeug und Kettensägen Massaker veranstalten.

Wichtiger Wegbereiter dieser Horrorkultur ist der US-Amerikaner George A. Romero, der mit seinen Werken *Die Nacht der lebenden Toten* im Jahr 1968 und *Zombie* 1978 stilbildend wirkte: Tote kriechen aus ihren Gräbern und fallen als Zombies über die Menschen her. Dabei arbeitete Romero nicht nur mit Splatter-, sondern auch eindrücklich mit sogenannten Gore-Elementen. Gore heißt »geronnenes Blut« oder »aufspießen«. Im Film sind damit weniger jene Szenen gemeint, in denen Körper aufgeschlitzt werden. Es handelt sich eher um gewöhnungsbedürftige Aufnahmen, in denen mit Liebe zum Detail Organe herausgerissen werden oder Täter zur Freude der Kinobesucher in Eingeweiden herumwaten.

Aber diese oberflächlichen Zugänge zum Horror wirken meist bloß kurzfristig: »Da bleibt nichts hängen, solange der Regisseur nicht auf einer zusätzlichen Ebene Inhalte verhandelt«, sagt Filmkritikerin Nicodemus. Wirklich eindrückliche Bilder dagegen, die »nimmst du ein Leben lang mit«.

Splatterelemente haben es zwar geschafft, im anspruchsvollen Kino Einzug zu halten: Einige Szenen in *Natural Born Killers* von 1994 (Regie: Oliver Stone) fußen auf der Tradition dieser Inszenierungen. Auch Quentin Tarantino, Regisseur von *Pulp Fiction* oder *Kill Bill*, ließ sich intensiv inspirieren. Doch zu nachhaltigen Klassikern des Horrorgenres wurden viele Filme nicht wegen der Darstellung aufplatzender Blutbahnen, sondern weil sie an tiefsitzenden Ängsten des Publikums rüttelten: *Der Weiße Hai* spielt virtuos mit dem Unbehagen, das uns beim Anblick großer Wasserflächen packen kann – sobald wir uns überlegen, was darunter liegt. Seit 1975 wissen wir es dank Steven Spielberg sehr genau. Tiere mit mächtigen Kiefern und mehreren Zahnreihen warten in der Tiefe auf niemand anderen als uns.

Fast geschlossen wollte sich damals die Fangemeinde des US-Actionkinos freiwillig zu Angstgestörten machen und strömte zur Schnellbleiche ins Kino. Die Angst vor dem Hai war, wie *Die Welt* zum vierzigsten Jahrestag der Romanverfilmung schrieb, »so etwas wie der Werther-Effekt des Horrorfilms. Auf einmal hatten alle diese Angst.«[16] Selten war ein Kinoevent so gewinnbringend. 470 Millionen Dollar spielte der Thriller weltweit ein. Und dies eben gerade, *weil* er reale Ängste, *weil* er realen Stress produzierte und fast jeder, der die zwei Stunden überlebt hatte, in seiner Glückseligkeit nach dem Schock diesen Superstressor wärmstens weiterempfahl.

Die Wirkung war in der Tat beängstigend und vor allem nachhaltig: Wie sich zu Zeiten des Sturm und Drang junge Männer von Goethes Erzählung über den leidenden Werther zum Liebeskummer-bedingten Suizid hatten hinreißen lassen, lieferte Spielbergs Film quasi den Horror-Fertigextrakt, mit dem sich jeder in Panik versetzen konnte. Wer ihn im Kopf hatte, spürte fortan beim Anblick des Meeres umgehend die Angst vor der verschlingenden Bestie. Die Tourismusaktivitäten in Strandnähe gingen zurück. Die Leute trauten sich, nachdem sie den Nervenkitzler gesehen hatten, nicht mehr, aufs offene Meer hinauszuschwimmen. Kaum einer tauchte mehr in düsteren Fluten (obwohl nächtliches Nacktbaden doch gerade populär geworden war). Offenkundig hatte sich ein beträchtlicher Teil der Menschheit nicht davon abhalten lassen, durch den freiwilligen Kinobesuch zu Aquaphobikern zu werden.

Die ökonomische Bedeutung ist mehr als bemerkenswert. Allein in den USA betrug im Jahr 2014 der Umsatz der Film- und Videoindustrie 90 Milliarden US-Dollar. Den beachtlichen Anteil an Werken, die es darauf anlegen, die Psyche des Zuschauers mit voller Breitseite zu attackieren und dem Kinogast einen hohen Blutdruck und einen Adrenalinschub zu verschaffen, offenbart sich beim Blick ins Kinoprogramm und die Filmgeschichte. Solange das Bedürfnis nach Angst nicht gestillt ist, generiert das Genre nicht nur gewaltige Umsätze, sondern bringt auch ständig neue Formen und Erzählweisen hervor. Horrorregisseure können sehr kreativ sein beim Versuch, wirkungsvoll zu stressen.

Dass medialer Schrecken ohne teure Spezialeffekte auskommen kann, bewiesen die Macher von *Blair Witch Projekt*. Das Budget ihres pseudodokumentarischen Spielfilms betrug angeblich gerade mal 60 000 US-Dollar.[17] 1999 kam er in die Kinos und spielte weltweit 250 Millionen Dollar ein, was ihn zu einem der einträglichsten Filme aller Zeiten macht. Seinen Erfolg verdankte er letztlich der Tatsache, *dass* er so billig wirkte. Die Kinobesucher nahmen ihn als realistisch wahr, viele glaubten zudem der absichtlich gestreuten (Fehl-)Information des Filmstudios, dass es sich um eine echte Dokumentation handelte. Genau dies war der Trick.

Der Film beginnt mit einer Text-Einblendung: »Im Oktober 1994 verschwanden drei Studenten in den Wäldern von Burkittsville, Maryland, beim Dreh eines Dokumentarfilms. Ein Jahr später wurden ihre Filmaufnahmen gefunden.« Im Anschluss an diese Erklärung wird 78 Minuten lang nichts anderes gezeigt als die Bilder, die von den Verschollenen angeblich mit einer Video- und einer 16-Millimeter-Kamera aufgenommen worden waren: Die Spurensuche nach der Hexe von Blair, einer legendären Spukgestalt. Interviews sind zu sehen, verwackelte Aufnahmen nächtlicher Streifzüge im Wald und nach und nach Dokumente, die die psychischen Ausraster der Studenten dokumentieren, während sie verzweifelt versuchen, sich aus dem verhexten Wald zu retten.

Blair Witch Project spielt, wie *Der Weiße Hai*, mit einer archetypischen Angst. In diesem Fall: Dass im tiefen Wald, hinter dem Vorhang der Nacht etwas Unsichtbares auf uns lauert. Die Art der Produktion fördert diese Angst mit allen Mitteln. Undefinierbare Geräusche in schlechter Tonqualität, spärliches Licht, unscharfe, verwackelte Bilder vermitteln suggestiv große Authentizität.

Dieses Stilmittel ist eines der Markenzeichen des Found-Footage-Stils. Damit werden Filme aus Aufnahmematerial bezeichnet, das ein bestimmtes Herkunftslabel aufweist: Es stammt angeblich von vermissten oder umgekommenen Personen und wurde im Nachhinein aufgefunden. Umgesetzt wird dieser Stil, indem die Akteure oft selbst die Kamera von Hand führen. Typisches Beispiel dafür ist *Katakomben* aus dem Jahr 2014. Dieser Film spielt mit dem Schrecken einer weiteren Angststörung, der Klaustrophobie. In den kilometerlangen Katakomben von Paris stoßen Archäologen auf ein grauenvolles Geheimnis … Gedreht wurde der Film an den Originalschauplätzen. Die Schauspieler krochen mit Stirnlampen und Handkameras durch die schmalen Gänge und Schächte und schufen so eine beklemmend authentische Atmosphäre.

Gelingt es solchen Filmen, die Grusel-Atmosphäre besonders dicht zu erzeugen, ist es sogar für abgebrühte Cineasten schwierig, sich dieser Wirkung zu entziehen. Die Filmkritkerin Katja Nicodemus hat in ihrem Berufsleben längst so viele Filme gesehen, dass sie davor gefeit sein müsste, auf Illusionen reinzuzufallen. Im vertraulichen Gespräch verrät sie, dass nicht mal ihr das gelinge. Nachdem sie *Blair Witch Project* gesehen habe, flüstert sie mir über den Tisch des Sushi-Restaurants zu, hätte sie auch plötzlich Angst gehabt, nachts ihr abgeschiedenes Ferienhaus in Frankreich zu verlassen, um in der Dunkelheit noch einmal Holz für den Kamin zu holen.

Dass Menschen immer wieder finstere Kinosäle aufsuchen, wo das Grauen auf sie wartet, verwundert Nicodemus nicht: »In vielen großen Horror-Filmen ist eine Ur-Angst geronnen, die in uns ist. Und es gibt eine Lust, diese Ängste zu spüren.« Insofern gibt es eine starke Parallele zwischen modernen Filmen und antiken Tragödien. Deren Funktion war unter anderem die Befreiung der Seele von Erregungszuständen – Aristoteles umschrieb dies mit dem Begriff der »Katharsis«. Auch die moderne Psychologie erkennt darin eine reinigende Kraft: Man durchlebt Konflikte und innere Spannungen und befreit sich von ihnen, indem man sich emotional abreagiert. »So richtig guter Kinostress«, sagt Nicodemus, »ist meist kathartisch.«

Wie groß die Lust der Regisseure ist, den Zuschauer bei dessen Vergnügen möglichst schlimm zu quälen, hat einst Steven Spielberg verraten. Er wünschte sich einen Hebel, um das Publikum direkt unter Strom zu setzen. Da sich dieser Wunsch nicht erfüllen ließ, fühlte er sich herausgefordert, mit etwas subtileren Mitteln das Nervenkostüm des Zuschauers zu malträtieren. Und schuf Meisterwerke wie *Duell*. Der Film ist virtuos inszeniert, seine Handlung allerdings so simpel, dass sie sich in sechs Wörtern erzählen lässt: Truck verfolgt Auto auf Highway, tagelang. Trotz oder wegen dieser Einfachheit ist *Duell* eine der schönsten Oden an die Angst.

Manchmal lässt sich Stress allein durch die reine Form des Films erzeugen. *Victoria* bietet radikales Erleben in Echtzeit. Der Cutter musste kein einziges Mal schneiden. Der Spielfilm des deutschen Regisseurs Sebastian Schipper aus dem Jahr 2015 besteht aus einer einzigen 140-minütigen Kameraeinstellung. Regisseure versuchen dies immer wieder. Bereits Hitchcock realisierte seinen *Cocktail für eine Leiche* mit lediglich fünf harten und fünf unsichtbaren Schnitten. Der Film ist demnach aus gerade mal elf Einstellungen zusammengesetzt.

Victoria jedoch besteht wirklich nur aus einem Stück, und dies, obwohl das Werk Actionfilm, Stadtporträt, Liebesfilm, Thriller, Roadmovie und Milieustudie in einem ist. Das Wissen des Zuschauers, der um die Machart weiß oder diese im Laufe des Films erkennt, macht einen großen Teil der Spannung aus. Erstens bringt die ständig mit der Gruppe junger Menschen mitfahrende Kamera dem Zuschauer nicht nur die Geschehnisse und Charaktere extrem nah, sondern holt ihn mitten hinein. Mehr als zwei Stunden lang folgt der Zuschauer nicht nur gebannt der Handlung des Films, der nach einem gescheiterten Banküberfall zum Psychothriller wird, sondern sieht immer auch dem Verlauf der Dreharbeiten zu.

Auf der Berlinale wurde der Film gefeiert, Sturla Brandth Grøvlen erhielt zurecht den Silbernen Bären für die beste Kamera. Er hatte es tatsächlich geschafft, sein Aufnahmegerät die gesamten 140 Minuten über nicht fallen zu lassen. Auch körperlich war dies grenzenloser Stress.

Zu guter Letzt noch ein Wort zu *The Walk*. Der Film, uraufgeführt im Herbst 2015, erzählt die Geschichte des französischen Artisten Philippe Petit, der 1974 den Raum zwischen den Zwillingstürmen des World Trade Centers auf einem Drahtseil überquerte. Das 3-D-Spektakel ist der momentan intensivste Kinokick für den, der es versteht, an Höhenangst zu leiden. Ich habe diese Begabung. Meine Cortisolwerte gingen an jenem Kinoabend durch die Decke.

Als zusätzliche Stressoren besitzt der Film mehrere realistische Elemente. Beim Betrachten dieses Films drängen drei Ereignisse permanent in mein Bewusstsein. Erstens hat dieser wahnsinnige Drahtseilakt tatsächlich stattgefunden. Philippe Petit ist in 412 Metern Höhe ohne Sicherung über das Seil gegangen und hätte jederzeit abstürzen können. Zweitens die Erfahrung von 9/11. Und drittens stand ich zwischen jenem Abenteuer und dem terroristischen Massenmord selbst zweimal dort oben. Und sah hinunter. Das stresst erneut. Sogar jetzt noch, beim Schreiben dieser Geschichte.

4.3 Quälende Kunst

Die Kunst des Künstlers Wolfgang Flatz macht Zuschauer fertig. In der alten Synagoge in Tiflis ließ er sich im Januar 1991 nackt und kopfüber wie einen Glockenklöppel aufhängen und gegen Metallplatten schlagen. Zwei-, dreimal prallte er gegen den Stahl, dann war er bewusstlos. Das »Stück« (so nennt Flatz seine autoaggressiven Performances) war damit aber noch nicht beendet. Es ging fünf quälende Minuten weiter. Mehr als hundertmal prallte Flatz mit Gesicht und Hinterkopf, Schultern und Rücken gegen die Platten. Das Blut floss in Strömen, tropfte auf den Fußboden der Synagoge. Zum Abschluss tanzte vor dem baumelnden, leblosen Körper ein Paar zu fröhlicher Walzermusik.

Mit dem Glockenspiel läutete Flatz das orthodoxe Neujahr ein. Auf typische Art und Weise – für seine Verhältnisse. Der Aktionskünstler hatte sich in anderen Darbietungen schon mit Dartpfeilen beschießen lassen. Oder war in einem Raum nackt, mit Handschellen gefesselt, von Ecke zu Ecke marschiert: Vor jeder Richtungsänderung rief er laut »schuldig« oder »nicht schuldig« und schlug dann mit dem Kopf gegen die Wand. Dieses Stück zum Thema Guantanamo, aufgeführt 2010 in Innsbruck, fanden vor allem Zuschauerinnen so unerträglich, dass sie intervenierten.[18] Verzweifelt, manche weinend, stellten sie sich zwischen den blutverschmierten Flatz und die Stahlwand, um ihn davon abzuhalten, weiterzumachen. Der Künstler zeigte sich vom Flehen unbeeindruckt. Er knallte weiterhin sein ramponiertes Haupt gegen den Stahl und hörte erst auf, als der letzte den Raum verlassen hatte – nach zweieinhalb Stunden und mehr als 1000 Aufschlägen.

»Wir wissen, dass sich auch beim Zuschauer das Schmerzzentrum im Gehirn meldet, wenn jemand gequält wird. Wir leiden mit«, sagt der Ulmer Psychiater Manfred Spitzer. Es ist dieser Mechanismus unseres zentralen Nervensystems, der es dem österreichischen Künstler Flatz ermöglicht, mit seiner Arbeit bei den anwesenden Betrachtern akuten Stress zu erzeugen. Die hilflosen Zuschauer haben kaum eine Möglichkeit, den Schmerz zu verhindern. Wie in anderen ausweglosen Situationen realisiert ihr Gehirn einen Kontrollverlust und reagiert mit der Ausschüttung von Stresshormonen – das Herz schlägt schnell, ihr Gehirn schaltet um auf Fluchtreflex oder maximale Aggressivität.

Es gehört durchaus zum Sinn der Kunst, die Stimmung des Betrachters zu beeinflussen. Selten aber schafft sie es, das Gemüt so massiv zu destabilisieren, dass Menschen beim Zuschauen hilflos reagieren. Die Reaktionen auf kulturelles Schaffen sind individuell – und gleichzeitig stark geprägt von Zeitgeist und Umfeld. Und bei welcher Wirkung wir überhaupt von einer

Stressreaktion sprechen können, ist auch nicht eindeutig zu beantworten. Im Toskana-Urlaub entstandene Landschaftsaquarelle oder idyllische Bauernbilder eines Malers wie Albert Anker rühren allenfalls den Betrachter, wühlen aber selten in den Tiefen der Seele. Dagegen regt Spielerisches von Niki de Saint Phalle vielleicht die Phantasie an; der Blutdruck steigt dezent. A. R. Pencks graffitiartige Malerei verstört womöglich und erzeugt eine gewisse Aggressivität. Als Joseph Beuys mit Fett und Filz hantierte, wandten sich viele angewidert ab.

Erstaunlich ist wiederum, wie heftig manchmal Kunst allein ihrer Schönheit wegen den Betrachter überfordern kann. Wer in Dresden die Staatlichen Kunstsammlungen besucht, entdeckt in der Gemäldegalerie Alte Meister manchmal weinende Menschen. Sie stehen vor der »Sixtinischen Madonna« von Raffael und sind im wahrsten Sinn des Worts fassungslos angesichts des Meisterwerks, das der italienische Renaissancekünstler vor rund 500 Jahren schuf.

Einem Freund von mir ergeht es oft so. Er ist selbst Künstler, malend in der Tradition der Renaissance, und er kann sich keine Albrecht-Dürer-Ausstellung ansehen, ohne zumindest ein wenig die Kontrolle zu verlieren: Weinend versucht er dann mit der aufwühlenden Kraft der Originale emotional fertig zu werden. Stress in seiner schönsten Form – denke ich, wenn ich ihm dabei zusehe, mich anstecken lasse und am Ende auch mir Tränen in den Augen stehen.

Der US-Amerikaner James Turrell ermöglicht allein mit dem Einsatz von Licht Erfahrungen, die deutliche Stresskomponenten beinhalten. Er schafft Farbräume – grüne, blaue, lila Sphären –, in denen er geometrische Formen spielen lässt und in denen man sich und die Kontrolle verliert, so stark sind die optischen Reize. Der Land-Art-Künstler braucht also weder Hektik noch Gewalt, um in seinen Ausstellungen subtile Formen von Stress und Rauschzuständen zu erzeugen.

Lässt sich, so fragte sich Martin Tröndle, empirisch untersuchen, welche Art von Kunst welche Formen von Emotionen auslöst?[19] Der Kulturwissenschaftler der Zeppelin-Universität in Friedrichshafen versuchte es, er vermaß den Kunstgenuss experimentell. In einem fünf Jahre dauernden Projekt des Schweizerischen Nationalfonds analysierte unter seiner Leitung eine Gruppe von Psychologen, Soziologen und Programmierern die Wirkung von Werken im Museum.[20] Für »eMotion – mapping museum experience« baute Tröndle einen Teil des Kunstmuseums St. Gallen zu einem riesigen Labor um. 70 Werke aus den vergangenen 150 Jahren waren dort zu sehen. Tröndle stattete 373 Besucher mit Messhandschuhen aus. Diese Mini-Lügendetektoren dokumentierten den jeweiligen Standort der Kunstfreunde, ihren Herzschlag, sie maßen die Leitfähigkeit von deren Haut und stoppten die Zeit, während der die Probanden vor Claude Monets »Palazzo Contarini, Venedig«, Ferdinand Hodlers »Linienherrlichkeit, 3. Fassung« oder Andy Warhols »Campbell's Soup Cans« verweilten.

So flossen die Erregungswerte von insgesamt 1413 Kunstbetrachtungen in die Datensammlung ein. Erster statistischer Befund aus der musealen Langzeitbeobachtung: Gerade mal elf Sekunden verbringt der durchschnittliche Betrachter vor einem durchschnittlichen Werk – drei Atemzüge für ein Stück Kunst.

Das erstaunlichste Fazit allerdings war, dass sich zwar viele Betrachter von Monets Venedig-Impression beeindruckt zeigten – bei der anschließenden Befragung bewerteten sie deren ästhetische Qualität als auffallend hoch. Doch während der Sekunden, in denen die Menschen vor der impressionistischen Arbeit standen, dokumentierten die Messinstrumente bloß gepflegte Langeweile. Das Bild gefiel, aber es berührte nicht.

Extreme Sprünge machten die Erregungswerte der Besucher bei einem völlig anderen Werk. Günther Ueckers »Antibild, Räumliche Struktur, Aggressive Reihung« aus dem Jahr 1974 brachte Herz und Haut in Aufruhr. Beim Betrachten der vielen spitzen Nägel, die aus dem Bild herausragen, zeigten die Probanden offensichtliche Stressreaktionen, unabhängig davon, ob sie jung oder alt, Mann oder Frau waren. Die physische Reaktion führte allerdings nicht etwa dazu, dass sie vor dem reliefartigen Nagelbild Reißaus genommen hätten. Im Gegenteil, sie schauten sich das Werk zwar eher vom Rand aus an, schlichen in weitem Bogen drum herum, aber vor keinem anderen Kunstwerk verweilten die Museumsbesucher am Ende länger als vor dem ungemütlichen Uecker, im Durchschnitt 34,5 Sekunden.[21] Offensichtlich fühlten sie sich von dem Nagelwerk gleichzeitig angezogen und abgestoßen, so dass sie ihm deutlich mehr Aufmerksamkeit schenkten als dem hübschen Monet, der sie gleichgültig ließ.

Nicht nur die Kunstkenner verhielten sich so, auch jenen, die noch nie von dem Künstler gehört hatten, vermittelte das stachlige Stressbild einen erstaunlich lang anhaltenden Kick. Mit seiner Studie konnte Tröndle naturwissenschaftlich belegen, dass Kunst nicht nur eine intellektuelle Angelegenheit ist. Sie sorgt für Neuronengewitter in den emotionalen Arealen des Gehirns und für erstaunliche körperliche Erfahrungen: die Würze im Freizeitvergnügen des Bildungsbürgertums.

Marina Abramović gehört wie Wolfgang Flatz zu jener Art Kreativer, die mit radikalen Kunstaktionen geteilte Reaktionen erzeugen – und es schaffen, wahrhaftige Stresserlebnisse zu produzieren. Abramović hat sich schon Messer in die Finger gerammt. Oder sie entblößte ihren Körper und forderte die Besucher auf, ihn mit Schere, Skalpell oder Rosendornen zu traktieren.[22] Von der körperlichen Gewalt hat sie sich verabschiedet. Auf kulturelle Stresserzeugung versteht sie sich indes nach wie vor. Das zeigte im Jahr 2010 ihre Performance »The Artist is Present«. Tagelang hockte sie regungslos an einem Tisch im New Yorker Museum of Modern Art (Moma) und schwieg. In 721 Stunden setzten sich 1565 Besucher ihr gegenüber auf den freien Stuhl, ließen sich von ihr aus ihren dunklen Augen heraus anschauen – und beschrieben das Erlebnis anschließend als zutiefst verstörend, beängstigend, stressig. Manche brachen verzweifelt in Tränen aus.

Allein die Bedeutung des Anlasses, der in einem der renommiertesten Kunsthäuser der Welt im Herzen Manhattans stattfand, sorgte dafür, dass der psychische Druck in dem doch recht übersichtlich gebauten Arrangement von Anfang an riesig war. Zusätzlich bewirkte die Prominenz von Marina Abramović, dass sich überhaupt so viele der Tortur aussetzten und freiwillig Lampenfieber erduldeten: Keinen, der sich ihr gegenüber hingesetzt hatte, ließ kalt, dass ihm plötzlich die ganze Aufmerksamkeit der berühmten Künstlerin gehörte, ihm dabei Hunderte Moma-Besucher zuschauten und zeitweise Aufnahmeteams großer Fernsehstationen der Szene beiwohnten.

Schwieriger nachzuvollziehen ist, warum sich Menschen für die Performances von Flatz interessieren und den Stress dort freiwillig ertragen – obwohl dessen Blut- und Gewaltspektakel Abscheu hervorrufen. Allein die Darstellung (und nicht etwa wie im Moma-Beispiel die dabei zu erlangende Viertelstunde Berühmtheit) verursacht in der Flatz-Show die gewaltigen Botenstoffschwemmen. Die Faszination dort lässt sich zum Teil mit Sigmund Freuds Tiefenpsychologie erklären, die ekelerregenden Objekten die Eigenschaft zuweist, bisweilen Lustgefühle hervorzurufen.[23] Genauso wenig mangelt es der Hirnforschung an einer Erklärung: Wonne und Leidenschaft, von der Körperchemie verursacht, sind typisch für das Finale einer Stressreaktion. Sie bringen auch den Kunstaffinen dazu, genussvoll zu leiden.

Normalerweise findet Kunst in einem für sie reservierten Raum statt – ein Museum oder eine Galerie. Dass sowohl Flatz als auch Abramović reale Elemente in ihre Kunst einbauen, erschwert es dem Betrachter zusätzlich, sich der Wirkung zu entziehen. Flatz' echtes Blut, Abramovićs Präsenz sorgen dafür, dass ihre Kunst so massiv authentische Reaktionen auslöst.

Realität ist jedoch keine Bedingung. Krimis schaffen genauso

Nervenkitzel, obwohl jeder Leser weiß, dass der Plot der Phantasie des Autors entsprungen ist. Das Prinzip funktioniert also nicht nur mit wahrhaftig abscheulichen Objekten. Anstelle eines blutenden Flatz' können bildliche Darstellungen ebenfalls ein emotionales Hoch provozieren. Schon Aristoteles bemerkte in seiner *Poetik*, dass wir bei »den Dingen nämlich, die wir selbst nur mit Widerwillen anschauen« für Schauder und Lust gar nicht unbedingt des Originals bedürfen. Wir betrachten allein schon die »Abbildungen, und zwar gerade, wenn sie mit besonderer Exaktheit gefertigt sind, mit Vergnügen, wie zum Beispiel die Gestalten abscheulichster Kreaturen und toter Körper«.[24]

So manchem Menschen des 21. Jahrhunderts fällt es schwer, dies nachzuvollziehen. Die Bilderschwemmen des Elends in den täglichen Nachrichtensendungen: Haben sie uns nicht längst stumpf gemacht?

Nein. Und wenn Sie mir nicht glauben, dann rate ich Ihnen zu einem Ausflug nach Florenz! Der Ort, um sich »mit besonderer Exaktheit« gefertigte Abbilder »abscheulichster Kreaturen und toter Körper« anzusehen, ist die Sammlung La Specola.[25] Ich gebe zu, dass ich als Journalist in den Genuss eines besonderen Privilegs gekommen bin. Marta Poggesi, die Direktorin des universitären Museo Zoologico, erlaubte mir, an einem Tag die Objekte zu bewundern, an dem die Sammlung für Besucher geschlossen ist. Und diesem Umstand verdanke ich ein besonders nachhaltiges Erlebnis. Die Eindrücke sorgten in meinem Gehirn für besonders heftige Unruhe. Sie brannten sich ein, für immer.

Es ist Montagmorgen. Ich habe in meiner Herberge kaum Zeit zu frühstücken, und mir wird gleich anders. Tags zuvor hatte ich mich noch ein wenig am Bildschirm vorbereitet, mich im digitalen Anatomieatlas von einem Organ zum nächsten geklickt, bin den Arterien des Chirurgiesimulators *Voxel-Man* gefolgt und gewöhnte mich an den Anblick einer freigelegten Lunge.

Aber hier steigt nun trotzdem umgehend mein Blutdruck, der Mund trocknet aus, ich fühle meinen Gleichgewichtssinn schwinden, und erste Anzeichen von Panik keimen im medialen Teil meines Temporallappens. Was da liegt, ist nicht zu vergleichen mit der *Voxel*-Optik oder den anatomischen Zeichnungen von Leonardo da Vinci, auch nicht mit einer Tatort-Leiche oder den flimmernden Videobildern eines Kettensägenmassakers. Es sind wahrhaftige Körper. Ich weiß zwar, sie sind aus Wachs. Genau genommen aus einem Wachs-Harz-Gemisch. Und die Wunden vor meinen Augen sind von Künstlerhand geschaffen. Die emotionalen Gefilde meines Gehirns jedoch wollen dieser Information partout keinen Glauben schenken.

»Können wir Sie allein lassen?«, fragt Poggesi. Ja, ja, spreche ich mir Mut zu. Und mit dem unsicheren Gang des nicht in Anatomie- und Sezierkursen gestählten Normalmenschen mache ich mich auf den Weg. Allein im Museum.

Zehn Räume sind es. In 562 Holzvitrinen liegen und stehen 1400 Einzelexponate. Noch einmal rede ich mir ein: alles nur völlig harmloses Wachs. Trotzdem ist die Besichtigung der Sammlung La Specola ein bizarrer Trip. Unter die Haut, hinein ins Innere des Organismus Mensch, zu all den Geweben, Knochen, Knorpeln, Organen, Höhlen, Fasern und Knoten, die verpackt in Epidermis, Lederhaut und Unterhautzellgewebe sonst dem Auge verborgen bleiben. Ganze Körper, gesunde und sieche, einzelne Gliedmaßen, quer geschnittene Häupter, Lebern, Milzen, Gebärmütter und abgetrennte Schenkel liegen da in ihrer ganzen Radikalität: minutiös bis ins Detail geformt. Kopfarterien mäandern über den fleischroten Untergrund. Rippen umklammern Weichteile und verschwinden unter gefaserten Muskeldecken. Sich verästelnde Venen umkräuseln Elle, Speiche, Oberarmknochen oder schlängeln über den Rist eines geschälten Fußes, um dann unter dem Hautrest einer perfekt modellierten Zehe zu verschwinden.

Die Illusion ist vollkommen und mein anfänglicher Stress

real: In La Specola ist die Geographie des Körpers so naturgetreu zu bestaunen, dass das Gemüt am Anfang überfordert ist. Schließlich bringt der Anblick von Wunden das Hirn des Hominiden seit Jahrmillionen dazu, Alarm auszulösen. Kein Wunder, mein Stirnhirn bekundet Mühe, die Kontrolle zurückzuerobern.

Nach einigen Minuten ergeht es mir wie auf der Achterbahn nach der extremen Beschleunigung und dem ersten Looping. Die Anspannung löst sich und geht über in Euphorie. Ich genieße das Glück, diese schlimmen Anblicke so intensiv empfinden zu dürfen: das Relief der Lymphsysteme, Sehnengeflechte, Muskeln und dazu der aufklärerische Blick hinein in Hirnmasse und Knochenmark. Auch die Menge erschlägt mich, ich betreibe nun optische Völlerei: Nicht ein einzelnes Genitale lockt den voyeuristischen Blick auf die intimen Fasern, es ist eine ganze Armada von Penissen, die da längs geschnitten und erigiert, quer geschnitten und – um den Blick auf blutversorgende Gefäße freizugeben – enthäutet nebeneinander aufgereiht liegen. Da ein halbes Dutzend Gebärmütter mit mehrmonatigen Feten, dort die verschiedenen Darstellungen von Hoden und Nebenhoden.

Die unzähligen Hirnhälften, die im Dutzend lasziv hingestreckten Leiber lassen das irrwitzige Gefühl aufkommen, in einem Menschenmateriallager am Tag der Inventur gelandet zu sein. Die Kollektion, geschaffen vor 200 Jahren, bietet noch heute beängstigend detaillierte Blicke in den hochkomplexen Apparat Mensch. Die Darstellungen reichen vom Embryo in der Gebärmutter bis zum verwesenden Fleisch des an der Pest Verendeten, an dessen faulendem Oberarm sich eine Ratte gütlich tut.

Ich habe an jenem Montag in der Florenzer Sammlung La Specola genau genommen nichts anderes angeschaut als viele Klumpen Wachs. Aber mein Gehirn hat auf dieser Basis exakt jene Reaktion ausgelöst, wie Aristoteles sie mir vorausgesagt hat: Nachgeahmtes bereitete mir Vergnügen – trotz »besseren« Wissens.

Bernhard Balkenhol, der ehemalige Kurator des Kasseler Kunstvereins, ist überzeugt, dass der Museumsbesucher, egal ob von naturalistischen Objekten oder abstrakten Bildern, geradezu erwartet, »emotional oder kognitiv gefordert« zu werden. Er verlange nach einer »emotionalen Form des Reagierens«. Zu diesem Zweck müssen ein Bild, eine Skulptur oder eine Performance nicht zwingend schön sein. Genauso erfülle »etwas Hässliches« diesen Zweck.[26]

Für den US-amerikanischen Sänger Marilyn Manson, selbst auch kein Mensch der leisen Töne, gehört der Versuch, heftige Reaktionen auszulösen, schon fast zur Pflicht aller Kreativen, nicht nur seiner singenden Kollegen: »Ein Künstler, der nicht provoziert, wird unsichtbar. Kunst, die keine starken Reaktionen auslöst, hat keinen Wert«, verriet er einst dem *Spiegel* in einem Interview.[27]

Das Nervensystem in Alarmbereitschaft zu versetzen, ist beileibe kein neuer Trick. Wer sich die Bilder des Renaissancemalers Hieronymus Bosch ansieht, den schockieren die Gruselvisionen des Niederländers kaum so sehr wie damals dessen gottesfürchtige Zeitgenossen. Trotzdem beunruhigen sich die Neuronen und Synapsen in den emotionalen Arealen der Gehirne auch heute noch beim Anblick der buckligen oder reptilienartigen Dämonen, die in der Hölle sündigen Menschenwesen die Kehle durchschneiden, sie aufspießen, aufschlitzen und kochen. Ohne das stressbedingte Nervengewitter in der Amygdala wäre Bosch weder damals zum berühmten Meister geworden, noch würden wir ihn heute als einen der einflussreichsten Maler seiner Epoche würdigen.

Die Kunstszene ist längst unüberschaubar groß. Allein die *Art Basel*, eine der wichtigsten Messen für zeitgenössische Werke, stellt jedes Jahr vier Tage lang Gemälde, Skulpturen, Installationen oder Digitales von 4000 Künstlern aus. Wer da nur Schönes produziert, wird in diesem Markt in Schönheit sterben – unbemerkt. Wer dagegen Wirkung erzielen will, braucht einen Katalysator. Dafür am besten eignet sich seit jeher die Provokation, ein astreiner Stressor.

Unter den deutschen Künstlern, die es mit ihrem Schaffen zu nachhaltigem Ruhm bringen werden, finden wir explizite Stresserzeuger. Eine bemerkenswert große Öffentlichkeit erarbeitet sich auch Jonathan Meese, indem er von Zeit zu Zeit die »Diktatur der Kunst« ausruft und dabei den Arm zum Hitlergruß erhebt. Dann gerät grundsätzlich ein Großteil des Publikums in Wallung – wie 2014 auf dem Literaturfest in München, worauf die dortige Staatsanwaltschaft ein (später eingestelltes) Verfahren eröffnete, wegen »Verwendung von Kennzeichen verfassungswidriger Organisationen«.

Dass Meeses Taktik Sinn ergibt, kann die Hirnforschung bestätigen. Aussagen werden nicht nur eher wahrgenommen, sondern auch stabiler abgespeichert, wenn sie mit emotionalen Inhalten verknüpft werden. Dagegen verpuffen Aussagen und Botschaften oft schnell, wird der Betrachter nicht künstlerisch gestresst.

Eindrucksvoll gelang es im Jahr 2000 dem gebürtigen Chilenen Marco Evaristti, Ausstellungsbesucher mit der Installation *Helena* zu erregen.[28] Hätte der Friedrichshafener Wissenschaftler Martin Tröndle im Jahr 2000 im Trapholt Museum der dänischen Stadt Kolding Stressreaktionen gemessen, die Ausschläge seines Detektors wären deutlich höher gewesen als bei den Betrachtern von Günther Ueckers Nagelrelief. Evaristti hatte, um auf Gewalttendenzen in der Gesellschaft hinzuweisen, zehn Moulinex-Mixer in ein Glas gestellt. In jedem Behälter: ein schwimmender Goldfisch. Die Geräte waren ans Stromnetz angeschlossen. Man durfte auf den Knopf drücken. Damit setzte der Künstler die Besucher unter Druck, indem er ihnen eine Entscheidung über Leben und Tod der Tiere abverlangte. Tatsächlich offenbarten zwei Besucher Gewalttendenzen – sie schalteten das Küchengerät ein.

Tödliche Folgen für das Ausstellungsobjekt hatte auch die

Performance des Costa-Ricaners Guillermo Vargas.[29] Er ließ 2007 in einer Galerie in Managua einen angeketteten Straßenhund verhungern. Mit dem künstlerischen Beitrag machte Vargas auf die Heuchelei der Menschen aufmerksam. »Wenn ich den Hund als Kunstobjekt vor eine Wand binde, gerät er plötzlich in den Fokus der Aufmerksamkeit. Wenn er in der Straße vor Hunger stirbt, kümmert das keinen.«[30] Der anschließende Aufschrei zeigte, wie emotional Menschen reagieren, wenn das Sterben inszeniert wird: 41 500 Menschen unterzeichneten eine Petition gegen Vargas.[31]

Manchmal genügt eine einfache Idee, um einen Anblick so ungewohnt zu machen, dass wir emotional reagieren – und schlagartig die Aufmerksamkeit erhöhen. Vom japanischen Werbefotografen Haruhiko »Hal« Kawaguchi hätte hierzulande kaum jemand gehört, hätte er nicht 2009 angefangen, Liebespaare mit Hilfe eines Staubsaugers in Plastiktüten einzuschweißen. Dieser Kunstgriff bewirkt, dass der Anblick unangenehm berührt, weil man als Betrachter sofort die lebensfeindliche Umgebung wahrnimmt, in der sich die Vakuumierten zum Zeitpunkt der Aufnahme befinden. Außerdem erinnern zumindest die Nackten unter der glänzenden Kunststoffhülle an Einzelteile zerlegten Schlachtviehs in den Kühltheken unserer Supermärkte.

Schön sind die Bilder trotzdem anzusehen: Weil Kawaguchi mit dieser Verpackungsmethode überraschende Porträts geschaffen hat und eine weitere Assoziation den Bildern die Schwere nimmt: Bekleidete Menschen in Vakuumbeuteln sehen nicht aus wie Hähnchenkeulen, sondern wie verpacktes Spielzeug.

Die Kunst von Wolfgang Flatz offenbart am deutlichsten, wie subjektiv Menschen auf Werke reagieren. Die Aufführungen des Österreichers gehören zu jenen Formen von Darstellung, die viele nie als Kunst bezeichnen würden. Eine tote Kuh mittels Hubschrauber aus 40 Metern Höhe abzuwerfen – so geschehen

2001 in Berlin, um sich der fleischlichen Existenz bewusst zu werden –, empfinden nicht alle als kreativen Höhepunkt schöpferischer Tätigkeit.

Flatz, ein Vertreter des Wiener Aktionismus, hat es mehrmals geschafft, Morddrohungen zu erhalten. Allein die Idee, seine kalbgroße deutsche Dogge Hitler zu nennen, bescherte ihm abgrundtiefen Hass. Er selbst jedoch genoss die Momente, in denen er beim gemütlichen Spaziergang am Ufer der Isar Gelegenheit fand, in schneidendem Ton nach seinem Hundchen zu rufen – und sich am Entsetzen der Passanten zu ergötzen.

Wer den Performance-Meister heute besucht, um zu erfahren, was für ein Mensch sich die nervenaufreibenden Inszenierungen einfallen lässt, trifft auf einen ausgesprochen freundlichen Mann und seinen agilen Boston Terrier namens Herr Professor. Hoch über München hat er im sechsten Stock eines Bürogebäudes seinen »Heaven 7« eingerichtet. 380 Quadratmeter misst sein dortiges Atelier, plus riesige Dachterrasse mit Skulpturengarten. Als Pavillons dienen ein rostiger Cadillac (jenes Modell, das auch Elvis Presley fuhr) und ein Armeehubschrauber (umfunktioniert zum Windkraftwerk). Den martialischen Helikopter hat allerdings ein Sturm in der Zwischenzeit außer Gefecht gesetzt. Der Rotor liefert keinen Strom mehr für Lämpchen und Kühlschrank.

Unter dem Dach, im Atelier, hängt ein Bild, das Flatz kurz nach seiner, wie Freunde ihm sagten, »härtesten Performance« zeigt: blutverschmiert und zerschunden. Die ereignete sich im Jahr 2012. Flatz hatte diese Performance und ihre Folgen nicht beabsichtigt und erfuhr, was höchster Stress bedeuten kann. Auslöser war ein Autofahrer, der aufs Gaspedal drückte, nachdem die Ampel längst auf Rot gesprungen war – und Flatz bereits im Begriff war, bei Grün die Straße zu überqueren.

Das Auto schleuderte ihn 22 Meter weit durch die Luft. Vier Jahre später hinkt er immer noch leicht. Sport kann er keinen mehr machen. An den Flug, erzählt er, könne er sich nicht erinnern. Aber daran, dass er bei Bewusstsein blieb. Er sah das Blut ruckweise aus der Aorta auf Höhe seiner zerfetzten Hüfte schießen und wusste sogleich,»jetzt gehts um Leben und Tod«. Sein nächster Gedanke: Ich möchte mein Kind aufwachsen sehen.»Da habe ich angefangen zu kämpfen.«

Hätte zum Zeitpunkt des Unfalls auf der Kreuzung nicht ein Sanitätswagen gestanden, hätten nicht in den Sekunden und Minuten nach dem Aufprall professionelle Nothelfer den Künstler gerettet, Flatz wäre seit Jahren tot. Stattdessen wurde er sieben Monate lang, in zehn Operationen zusammengeflickt. 33 Knochenbrüche mussten verheilen, darunter Schulter, Becken, Hüfte, Jochbein, Oberschenkel, Knie, Unterschenkel.»Die komplette rechte Seite war zerschossen.« Ein Schlüsselbein bewegt sich heute noch lose unter der Haut, es ist nie zusammengewachsen.

Eine Fotokollektion in seinem Atelier zeigt die Folgen des Unfalls ungeschönt: Die Reste seines Augenlids, das riesige Hämatom am Hodensack. Das hatte er sich zugezogen,»ohne dass es mich dort erwischt hat«. Allein die Druckwelle, die durch den Körper ging, verpasste ihm den schmerzhaften Bluterguss.

Der körperliche Stress nach dem Unfall war so groß, dass die Ärzte erst nach drei Wochen mit den Operationen beginnen konnten. Sogar während der Vollnarkose zeigte Flatz ungewöhnliche Reaktionen, die die Anästhesistin mit »Abbau von Stress« interpretierte: Er schrie, sprach ganze Sätze, gab Anweisungen, stellte Fragen.

Schon im Krankenhaus begann er mit der künstlerischen Aufarbeitung seines Martyriums. Er beklebte den Rollstuhl mit blutroten Streifen, besprühte ihn blutrot, an der Lehne ließ er blutrote Farbe herunterlaufen. Das Erinnerungswerk seiner Leidenszeit steht heute mitten im Atelier. Verstörend, beängstigend.

Diesen Unfallstress hätte Flatz sich gern erspart. Ansonsten aber hält er Stress für ein geeignetes Mittel, um Entscheidungen zu provozieren. Er erzeugt ihn durch das Prinzip der »psychologischen Interaktion« und erklärt es folgendermaßen:»Damit andere durch Konfrontation mit Dingen Stress kriegen und gezwungen werden, Entscheidungen zu treffen, sende ich Impulse ans Kollektiv.« Er habe, sagt Flatz, nie jemanden genötigt, dabei zu sein. Aber die, die dann da seien, wenn er seine Performance starte, die zwinge er zu einer Entscheidung.»Sie können nicht anders: Sie müssen sich überlegen, wie sie sich zu meinem Stück verhalten wollen.«

Diese Reflexion sei der positive Wert seiner Arbeit. Weil die Menschen sich heute ständig übersättigten, seien solch extreme Stressereignisse selten geworden. Stattdessen, sagt Flatz, höre man die Leute über andere Formen von Stress klagen. Was sie ansprächen, wenn sie über beruflichen Dauerdruck salbaderten, hält der Künstler»für kapitalistische Wohlstandsproblemchen«. Geradezu zynisch kommt dem Extremkünstler das Burnout-Gejammer vor, wenn er an diejenigen denkt, die heute realen Stress erleben:»Bei den Flüchtlingen geht es um die Existenz, aber doch nicht bei uns!«

In seinem eigenen Körper geht der Blutdruck vor allem in der Vorbereitungsphase in die Höhe. Beim Planen seiner»Grenzverschiebungen«, erzählt er, verspüre er Druck. Solange er sich selbst noch frage:»Traust du dich überhaupt, bringst du es?«, so lange nehme er Belastung wahr. In dem Moment aber, in dem er mit seiner Performance dafür sorgt, dass die Betrachter maximal unter Druck geraten, ist er seinen eigenen Stress längst los. Der eigentliche Akt, sagt er, ist für ihn»Erlösung, Befriedigung, Orgasmus«.

Während Flatz bei seiner Stresskunst meist den eigenen Körper ins Zentrum stellt, agiert sein Landsmann, der österreichische Maler und Aktionist Hermann Nitsch, mit Tierkadavern und Modellen, die er in wahren Bluträuschen vollspritzt und mit Eingeweiden dekoriert. Seine mit religiösen Motiven gespickten, an Kreuzigungsszenen erinnernden Performances, die er »Orgien-Mysterien-Theater« nennt, provozierten lange Zeit recht zuverlässig kollektiven Stress, meist gekoppelt mit Ekel und Abscheu.

Aber letztlich wirken Gemetzel-Nummern im Stile Nitschs längst wie in die Jahre gekommenes Gruselkabarett. Wer heute kreativ Stress auslösen will, muss den Schrecken näher an zeitgenössischen Phänomenen inszenieren. Meisterhaft gelang dies im vergangenen Jahrzehnt dem niederländischen Zwillingspaar L. A. Raeven. In ihren Installationen und Performances stellten Liesbeth und Angelique Raeven nicht nur ihre eigene Magersucht in den Mittelpunkt, sondern auch ihre extrem symbiotische Beziehung. Sie leben zusammen, essen stets zusammen und behaupten von sich: »Würden wir getrennt, müssten wir sterben.«

Als die beiden anorektischen Künstlerinnen – Angelique wog zwischenzeitlich nur 29, Lisbeth 34 Kilogramm – im Jahr 2007 in einer Zürcher Galerie vor Zuschauern sich auf einem Klinikbett halbnackt mit fast insektenhaften Bewegungen ineinander verhakten und aneineinanderschmiegten, empfanden viele den Anblick schlicht als quälend. In einem Beitrag zur frisch eröffneten Zürcher Ausstellung berichtete das Schweizer Fernsehen: »Aus Krankheit und Neurose machen sie Kunst.«[32] Die Art und Weise, wie sie den Schönheitswahn und das Diktat von Modewelt und Medien kritisieren, bezeichnen die Raeven-Zwillinge als »ästhetischen Terrorismus«, Kritiker dagegen als »Freakshow«.[33]

Deutlich leiser agiert Christian Boltanski. Er ist vermutlich der subtilste unter den zeitgenössischen »Stresskünstlern«. Boltanski arbeitet seit Jahrzehnten mit getragener Kleidung. Einfache Alltagsgegenstände, könnte man meinen. Trotzdem aber schafft der Künstler, Sohn eines jüdischen Ukrainers, damit eine beklemmende Atmosphäre. Auf dem Boden ausgebreitet oder nebeneinander aufgehängt oder in riesigen Massen gestapelt, erinnern die abgelegten Kleidungsstücke den Ausstellungsbesucher zwangsläufig und unerbittlich an eines der düstersten Kapitel der Menschheit: die Schoah.

Bei Performance-Künstler Flatz fließt heute kein Blut mehr. Er ist ein wenig ruhiger geworden. Man kann auch sagen, der Unfall mit den zahllosen Knochenbrüchen hat ihm den Rest gegeben. Er spürt sich nun Tag für Tag genug. Seinem lädierten, von Kopf bis Fuß gestressten Körper mutet er daher nur noch dezente Belastungen zu.

Provozieren kann er damit immer noch, zumindest ein wenig: 2015 führte er an der Akademie der Künste in München sein Krüppelballett auf. Ein Schwerbehinderter umrundet ihn im Rollstuhl, er selbst dreht sich in der Gegenrichtung um die eigene Achse. Abwechselnd ruft der eine: »This ist real«, und der andere antwortet: »This is art.«

Skandalöses erahnt man höchstens. Niemand wirft sich dazwischen. Am Ende klatscht das Publikum artig.

4.4 Schnelle Schläge

Als kleines Kind traute sich Verena abends oft nicht in die Stube. Sie saß oben in ihrem Zimmer oder blieb auf der Empore stehen. Zu groß war ihre Angst, die Treppe hinunterzugehen zu ihrer Mutter und ihrem Vater, die es sich auf dem Sofa gemütlich gemacht hatten.

Verena fürchtete damals im Elternhaus in Norddeutschland nicht die Dunkelheit, sie hatte weder vor einem Menschen noch vor einem Hund Angst, es wütete auch kein Gewitter. Den Angststress in ihrem Kopf löste die Musik von Mahler, Bartók, Schönberg und Beethoven aus. Ihre Eltern liebten es, klassischer Musik in hausfüllender Lautstärke zu lauschen. »Für mich als Kind hatten Symphonien etwas Unheimliches«, sagt Verena, die heute in Lissabon lebt. Die Musik überforderte das Mädchen, es verstand sie nicht. Erst als Erwachsene konnte Verena nachvollziehen, warum klassische Klänge ihre Eltern angenehm berührten.

Musikalische Stressoren verstören und provozieren nicht nur Kinder, sondern genauso erwachsene oder fast erwachsene Hörer. Wie die Kunst Alban Bergs. Als Jugendlicher hörte ich mir in Zürich seine Oper Wozzeck an. Ich empfand die radikale Zwölftonmusik, die in strengen Formen gestaltete Partitur, als aufreibend und faszinierend zugleich. Was der Wiener Komponist Mitte der 1920er Jahre geschaffen hatte, verursachte in mir eine ähnliche Aufregung wie die rabiaten und oft derben Klänge meiner zeitgenössischen Jugendidole aus den Sparten Hardrock und Punk.

Claus Spahn, der Chefdramaturg des Zürcher Opernhauses, findet stressende Elemente in fast allen Stilbereichen, nicht nur in den kolossalen Werken, die seine Bühne aufzuführen pflegt. Für entscheidend hält der Musikexperte die beiden Elemente »Lautstärke und Superfokussierung«. Der Mensch sei ein empfindsames Wesen, empfänglich für die Wucht einer musikalischen Aufführung, der zwei Stunden lang seine ganze Aufmerksamkeit gilt. Konzerte können im Kopf des Zuhörers heftigste Emotionen von Ekstase bis zu tiefer Traurigkeit oder Wahnvorstellungen auslösen.

Wer Musik geschickt nutzt, zapft eine Energiequelle an. Der deutsche Weltklasseschwimmer Paul Biedermann pusht sich mit knallhartem Metal-Sound, um im Kampf um Hundertstelsekunden am Ende vor den anderen zu liegen: »Metal macht mich auf eine positive Art aggressiv, hilft mir, an meine Grenzen zu gehen. Je schneller und härter der Song, desto besser.«[34]

Der Song »Feuer frei« der Brachialrocker von Rammstein hat ihm einst besonders viel zusätzlichen Schub verpasst: »Der ging mir während der Rennen bei der Weltmeisterschaft in Rom 2009 durch den Kopf.« Biedermann holte Gold – in neuer Weltrekordzeit.

Viele wiederum suchen in der Musik primär Erholung – und füttern ihre Unterhaltungselektronik mit Klängen, die explizit Entspannung versprechen. Aber irgendwann nerven Einschlafmelodien, Meditationsklänge und Walgesänge. Der Grund: Dahinplätscherndes sanftmelodisches Musikschaffen besitzt zwar eine sedierende Wirkung und dämmt die Ausschüttung von Adrenalin – aber es löst eben auch keine richtige Endorphinschwemme aus. Den Spaß- und Erholungsfaktor erhöhen wir, wenn wir mit Rhythmen lustvoll erst das Gegenteil von Entspannung erwirken – Spannung, bis hin zur Überforderung. Speed- oder Hardcore Punk, die radikale Hochgeschwindigkeitsvariante des Punk, verursacht lupenreinen Stress. Genauso Heavymetal. Und die Schlagfrequenzen in der Technomusik sind deutlich schneller als der Herzschlag – gleichzeitig ist die Lautstärke meist so unentrinnbar hoch, dass das Gehirn die Kontrolle verliert und im Körper der Alarm abgeht. Das anschließende Chillen aber, das Abhängen in den sogenannten Chill-out-Zonen, erzeugt wie das Ruhen nach dem Hitzestress in einer Sauna maximale Entspannung – besser als dies Buckelwale je hinbekommen.

Mein Neffe Pascal ist 30 Jahre alt und lebt in der Schweiz. Jeden Sommer fährt er in die Niederlande und besucht das dreitägige Techno-Konzert Defqon.1. Bei der Veranstaltung in Biddinghuizen handelt es sich um das weltweit größte Hardstyle-Festival. Der Andrang ist so groß, dass die jeweils verfügbaren 55000 Tickets in jedem Jahr nach rund einer halben Stunde ausverkauft sind.

Zu einer gigantischen Lichtshow werden extrem schnelle Technorhythmen auf das Publikum losgelassen, normalerweise zwischen 132 und 180 Beats in der Minute. Dazu Feuerwerk und Laserlicht in berauschenden Farbkombinationen. Diese Immissionen sind für meinen Neffen »wie eine Droge«. Es sei, erzählt er, »als würde dich einer packen und in Sekundenschnelle von null auf hundert beschleunigen«.

Nicht nur die schnellen Schlagfrequenzen über Stunden hinweg sorgen für einen langanhaltenden Ausnahmezustand im Körper, sondern auch tiefe Bässe, die den Zuschauern spürbar in die Magengrube hämmern. »In solchen Augenblicken denkst du, du fährst mit dem Auto gegen die Wand«, sagt Pascal – und er meint dies nicht etwa im negativen Sinn. Die Musik sei der schönste Stress, den man sich wünschen könne. Nach drei Tagen fühle er sich jeweils zwar »ganz schön hinüber« – aber auch »maximal entspannt«.

Allerdings gibt es Momente, da wird es sogar meinem Neffen zu viel. Wenn DJ Sickest Squad auflegt, steigt die Frequenz auf 200 Schläge in der Minute. »Das ist in meinen Augen gestört«, sagt Pascal. Es ist der Moment, in dem er den Kontrollverlust als unangenehm empfindet, in dem der Stress keinen Raum mehr lässt für Euphorie. Er bleibt lieber bei vergleichsweise moderaten 150 bis 160 Beats – »da habe ich den Kontrollverlust grad noch so unter Kontrolle«.

Lautstärke und überschnelle Rhythmen sind keine Voraussetzung für ein gepflegtes Stresserlebnis. Mit freier Improvisation oder Sprechgesang erzeugen Künstler der verschiedensten Stilrichtungen kreative Unruhe: Eine Chicagoer Free-Jazz-Band nannte sich Storm & Stress, ein Schweizer Rapper, auch in Deutschland erfolgreich, macht als »Stress« Furore. Ausschlaggebend ist, dass die Rhythmen und Tonarten eines Musikstils vom Gewohnten so sehr abweichen, dass sie die Hörer irritieren. Der radikale Bruch mit der Tradition zeichnete schon das Schaffen von Alban Berg und anderen Vertretern der Wiener Schule aus. Ihre Zwölftontechnik galt als progressive Antwort auf das System der Tonalität, das der Musik der Klassik zugrunde lag und bis heute auch populäre Musikstile prägt.[35]

Konzerte der Band *Sunn O)))* schockieren heute fast so wie damals Alban Berg seine Zeitgenossen. Sie produzieren Ereignisse, die das Stresszentrum im Kopf massiv beunruhigen. Die US-amerikanische Gruppe praktiziert einen Stil namens Drone-Doom. Die einzelnen Stücke sind lange sphärische Trips, gefühlt am Rand des Wahnsinns, mit teils quälend langsamen Rhythmen und aufgelösten Taktstrukturen. Drone-Doom-Musiker schließen ihre Gitarren oft an Bassverstärker an, um extrem brummende, dröhnende Klänge zu fabrizieren. Statt Gesang und Schlagzeug gibt es Töne, die minutenlang einfach in der Luft stehen bleiben, begleitet allenfalls von Feedback-, Echo- oder Hall-Effekten.

Die Hamburger Musikerin Stefanie Ressin besuchte kürzlich ein Konzert von *Sunn O)))*. Sie selbst befasst sich mit völlig anderen Stilrichtungen; vor allem experimentelle Chorkonzepte haben es ihr angetan. So inszenierte sie schon Aufführungen mit Beschwerdechören: Das sind Laiengruppen, die Berichte über die tägliche Mühsal musikalisch aufarbeiten und als Chorgesang aufführen. Der Auftritt von *Sunn O)))* war für sie eine Art Grenzerfahrung: »Ich habe das als extrem stresstransformierend erlebt«, sagt sie, »im ersten Moment war ich fassungslos, doch der Sound hatte durchaus seinen Reiz.« Dazu trug auch der Beitrag des ungarischen Sängers Attila Csihar bei, der an diesem Tag mit *Sunn O)))* auf der Bühne stand. Csihar ist vor allem als Frontschreier der norwegischem Band Mayhem bekannt. Die steht für die Stilrichtung Black Metal – eine Form von Soundgeschehen, das Freunde dieser Kultur als erfrischend stresserzeugend, andere als maximal nervtötend charakterisieren.

»So eine Lautstärke habe ich in einem Veranstaltungsraum noch nie erlebt«, erinnert sich Ressin an den Auftritt von *Sunn O)))* und Attila Csihar. »Ich spürte Fluchtreflexe, ich hatte existenzielle Angst, der Stresslevel war sehr hoch, und unter normalen Umständen wäre ich wohl davongerannt.« Aber dann beschloss sie, sich auf die Tontechniker zu verlassen. »Ich dachte, die bauen schon keinen Mist, die lassen meine Trommelfelle schon nicht reißen.«

Die Musikerin kennt Stresserlebnisse auch aus der sogenannten klassischen Musik. Auf festlich barocke Hofmusik – zum Beispiel von *Rondo Veneziano* in ihren Interpretationen auf die Spitze getrieben – reagiert sie »mit purem Negativstress«. Als Auslöser vermutet sie die »hohe Signaldichte« und »das Hermetische« dieser Werke, die ihr Gehirn »total zukleben«, und das daraufhin sich einstellende Gefühl, »dass mich jemand manipuliert«.

Stefanie Ressin legte eine Platte von *Sunn O)))* auf, setzt sich in einen bequemen Sessel und dreht am Lautstärkeregler weit nach rechts. Gewaltige Soundmassive erheben sich in ihrer Wohnung im Hamburger Stadtteil Altona, und unter den Soundmassiven, in deren Kellern, brummt und brodelt es, Frequenzen überlagern sich und öffnen, sobald man die Augen schließt, weite gespenstische Räume.

Sie erinnert sich, wie sie damals, während des Konzerts, die Schallvibrationen im ganzen Körper wahrnahm. Physische Einschläge, die sie erbeben ließen und durchkneteten. »Auch künstlerisch war das ganz toll, durch die Verlangsamung und Frequenzüberlagerung war man mit der Aufmerksamkeit völlig im Moment drin und nicht gedanklich voraus.« Sie fühlte sich anfangs aufgedreht, »voll auf Zack«. Doch mit der Zeit schlug die Unruhe in innere Ruhe um, trotz der Lautstärke an der Schmerzgrenze: »Es hatte etwas Beruhigendes. Die Musik umgab mich wie ein Umhang, ich hatte das Gefühle, ich bade in den Frequenzen.«

In positiv wahrgenommenen Stress lassen sich die abgefahrenen Varianten der Musik nur ummünzen, solange der Besuch der Ereignisse freiwillig ist. Genauso gut lässt sich Musik missbrauchen. So machten sich US-amerikanische Folterknechte die quälende Eigenschaft extremer Rhythmen und Klangfolgen zunutze. Die kanadische Band *Skinny Puppy*, stilistisch dem Genre »Electronica« zugeordnet, präsentierte Anfang 2014 Präsident Barack Obama eine Rechnung »für musikalische Dienstleistungen«. Sie hatte zuvor erfahren, dass ihre Musik mindestens viermal zu Folterzwecken in Guantánamo benutzt worden war. »Weil wir beunruhigende Musik machen, kann sie auf bizarre Art benutzt werden – aber das wollen wir nicht«, begründete cEvin Key, Gründer von *Skinny Puppy*, seinen Protest.

Schon im ersten Irakkrieg 1990 benutzten die USA Musik

von *AC/DC* und *Metallica*, um gegnerische Truppen zu zermürben. Ein Unteroffizier verriet damals den Grund, warum seine Einheit die Wüste großflächig beschallte: »Wenn du das 24 Stunden spielst, bauen Gehirn- und Körperfunktionen ab, dein Gedankenfaden reißt, dein Wille wird gebrochen.«[36]

Laut dem Magazin *Mother Jones* ist der Song »Fuck Your God« der Death-Metal-Band *Deicide* das beliebteste akustische Folterinstrument. Ebenfalls im Stress-Repertoire der Menschenquäler: »Motherfucker Die« der Metal-Band *Dope*, »White America« von *Eminem* oder »Saturday Night Fever« der australischen Hochtonartisten namens *Bee Gees*. Mehrere Gruppen, darunter auch *R.E.M.* und *Pearl Jam*, gründeten eine Koalition von Rockmusikern, um offiziell zu protestieren, dass ihre Musik als Foltermittel eingesetzt wird.

Die amerikanischen Peiniger auf Kuba lieferten eine überraschende Erkenntnis: Indem sie mit Stücken von Altrocker Bruce Springsteen und Popsternchen Britney Spears agierten oder den Zuckerbarden Neil Diamond auflegten, bewiesen sie, dass sich Nerven auch mit Soundgeschehen töten lassen, das wir normalerweise als extrem harmlos einschätzen würden. Sogar der Titelsong der Kindersendung »Sesamstraße« findet sich in der »Hitparade des Grauens« wieder: Ein geträllertes »Wer, wie, was … wieso, weshalb, warum?« wirkt offenbar nicht nur gegen Dummheit (»Wer nicht fragt, bleibt dumm«), sondern kann, über die Endlosschleife und in höllischer Lautstärke verabreicht, Inhaftierte in den Wahnsinn treiben.[37] »Laut abgespielt, löst solche Musik einen Adrenalinschub aus, und der Mensch findet keine Ruhe mehr«, erklärt Christine Schoenmakers von Amnesty International.[38] Von diesen Immissionen in Kombination mit Schlafentzug seien die Menschen »letztlich traumatisiert« worden. Die Tortur dauerte oft mehrere Tage, und manchmal bauten die Folterer vor dem Gesicht der Häftlinge zusätzlich einen Stroboskopblitz auf – ein Modell, wie wir es aus Diskotheken kennen. »Du kannst dich nicht mehr konzentrieren, du glaubst, du wirst verrückt«, verriet der Ex-Häftling Ruhal Ahmed, der heute in Birmingham lebt, nach seiner Leidenszeit. Durch die Musik verliere man jede Richtung, sagte er dem Nachrichtenmagazin *Spiegel*: »Sie übernimmt die Herrschaft über dein Gehirn. Du verlierst die Kontrolle und fängst an zu halluzinieren. Du wirst an eine Grenze gestoßen und merkst, dass dahinter der Wahnsinn lauert.«[39]

Dass sich Musik in Form von Dauerbeschallung als Folterinstrument missbrauchen lässt, heißt ja nicht, dass sie wohl dosiert keine Freude bereitet. Schließlich hört sich kein Mensch freiwillig die Sesamstraße-Musik in der Endlosschleife an. *Skinny-Puppy*-Fans lauschen nie tagelang *Skinny Puppy* in einer Lautstärke, wie sie startende Düsenflugzeuge erreichen. Für den Musikstress gilt dasselbe wie für Arbeitsstress, Arzneien oder Lebensmittel: Erst überdosiert wird er zum Krankmacher.

Als Lärm interpretiert, unterscheidet sich Musik nicht grundsätzlich von den Geräuschen aus Fahrzeugen oder Presslufthämmern: Wer unangenehme akustische Stressoren ständig im Ohr hat, den lassen deren hohe Dezibel-Werte leiden. Aber auch unabhängig von der Lautstärke stressen Tonquellen, wenn sie permanent ablenken: der übende Geigenspielernachwuchs in der Nebenwohnung oder plappernde Menschen im Großraumbüro.

Wenn ich an das Soundgeschehen in meinem Elternhaus zurückdenke, erinnere ich mich an sehr heterogene Emissionen. Ich konnte zum Beispiel mein angestrengtes Gemüt nach der Schule hervorragend mit dem Schmachtfetzen »Child in Time« von Deep Purple runterfahren – für meinen Vater nichts anderes als »organisierter Lärm«. Er wiederum verstand es im Gegenzug genauso, mich zu ärgern. Denn er legte in seinen Mußestunden oft eine der (in meinen Augen) ultimativen Nervensägen auf: Slavko Avsenik und seine Original Oberkrainer. Ein Meilenstein der slowenischen Volksmusik, ich weiß. Ein exzellenter Stressor mit Harmonika. Bis heute löst er, wenn ich ihn irgendwo höre, exakt dasselbe in mir aus wie damals: den Fluchtreflex.

5
Lebensmodelle

5.1 Abschied von einem Mythos

Wer viel arbeitet und Verantwortung trägt, so lautet ein Mythos unserer Zeit, der leidet unter chronischem Stress und wird krank. Und jeder kennt Menschen im eigenen Umfeld, die sich zu viel aufhalsen. Zeitgenossen, die von Termin zu Termin hetzen, sich unter Zeitdruck noch um andere kümmern müssen – und ein gefühlt ungesundes Arbeitsleben führen. Aber trägt grundsätzlich ein höheres Risiko, wer mehr zu tun hat? Die statistischen Zahlen erzählen vom Gegenteil.

Als die Krankenkasse DAK im Jahr 2014 ermitteln ließ, wen chronischer Stress besonders hart trifft, widersprachen die Resultate der landläufigen Meinung. Nicht wer frühmorgens aus dem Haus eilt und spät das Büro verlässt, leidet am häufigsten, sondern wer nichts tut oder tun kann. Der Arbeitslose ist gestresster als der Manager. Unter den Erwerbstätigen lautet die Tendenz: je höher qualifiziert, desto weniger stressbelastet, Ungelernte leiden stärker als Facharbeiter.[1] Das Ausmaß an Arbeit macht nur selten krank. Vielmehr liegt es, wenn Menschen krank werden, an äußeren Umständen, Hierarchien, fehlender Ausbildung oder schlicht am ausbleibenden Feedback der Vorgesetzten.

Laut Bundespsychotherapeutenkammer ist Arbeit nicht der Depressionsmotor, zu dem sie gemacht wird – im Gegenteil. Die Körperschaft der Seelenheiler trug epidemiologische Daten zusammen, die sie von den gesetzlichen Krankenversicherungen bekommen hatte. Danach sind Arbeitslose drei- bis viermal so häufig psychisch krank wie Erwerbstätige. Die Schlussfolgerung lautet:»Erwerbstätigkeit kann Psyche auch stärken.«[2]

Auffällig in der Untersuchung der DAK sind die Zahlen bei den Studierenden. Die weisen zwar ein»überdurchschnittliches Stressniveau« auf. Aber stehen sie erst einmal als Akademiker mitten im Berufsleben und haben gut zu tun, fühlen sie sich noch seltener chronisch gestresst als Erwerbstätige mit abgeschlossener Lehre. Sucht man in den Zahlen nach statistischen Ausreißern, findet sich pro Geschlecht eine Gruppe von besonders Stressgeplagten: Unter den Frauen sind es die alleinerziehenden Mütter, unter den Männern die verheirateten ohne Job.

Allgemein schlimm steht es um die, denen die Wertschätzung für ihre Arbeit verweigert wird: Laut dem Forschungsinstitut IGES leidet fast jeder Zehnte unter der »Gratifikationskrise«.[3] Erfunden hat den Begriff der Düsseldorfer Medizinsoziologe Johannes Siegrist. Er bedeutet, dass psychisch aus dem Tritt geraten kann, wer für seine Leistung zu wenig Anerkennung erhält – niedriger Lohn, keine Arbeitsplatzsicherheit, mickrige Karrierechancen.

Dies erklärt womöglich, warum diejenigen die Statistiken der »arbeitsbedingten psychischen Erschöpfung« anführen, die von Berufs wegen anderen helfen wollen. Neben Krankenhausärzten, die meist unter Zeitdruck und ohne große Aufstiegschancen agieren, sind dies Lehrer und Erzieher, Altenpfleger und Sozialarbeiter.[4] Sie haben mit Menschen zu tun, die ihnen oft die Kooperation verwehren – und schlittern besonders häufig in die Gratifikationskrise.

In Großbritannien untersuchten Wissenschaftler die persönliche Situation von fast 30 000 Mitarbeitern im öffentlichen Dienst. Alle hatten sichere Arbeitsplätze, ordentliche Löhne und denselben Zugang zur Gesundheitsversorgung. Sie arbeiteten auf sechs verschiedenen hierarchischen Stufen. Mit jeder tieferen Stufe in der Hierarchie stiegen die Zahlen für Herzerkrankungen an. Unter den rangniedrigsten Mitarbeitern war die Sterblichkeitsrate doppelt so hoch wie bei den ranghöchsten.[5] Wer in der Hackordnung unten saß, pflegte einen weniger gesunden Lebensstil – der Anteil der Raucher war dort am größten.

Immer besser lässt sich heute ergründen, wann Stress als negativ, wann als positiv empfunden wird. Den Menschen scheint es nicht anders zu ergehen als den Ratten im Stromschlag-Experiment: Wer Kontrolle ausübt, erträgt Belastung leichter. Eine 2012 im Fachblatt *PNAS* publizierte Studie kommt zu dem Schluss, dass die hochrangigen Individuen im Job zwar oft mehr gefordert sind, aber normalereise mehr Autonomie genießen – gut für ihre Gesundheit. In diesem Fall waren es Armeeoffiziere und Regierungsbeamte, die Forscher von der Harvard University unter die Lupe genommen hatten.[6] Verglichen mit Mitarbeitern ohne Führungsaufgaben, waren die Cortisolwerte der Führungskräfte niedriger, und sie litten seltener an Ängsten – obwohl sie im Berufsalltag mehr belastet waren und weniger schliefen. Sogar unter den Offizieren machten die Forscher ein erstaunliches Gefälle aus. Je mehr Untergebene ein Offizier zu führen hatte, desto größer sein subjektives Empfinden, alles unter Kontrolle zu haben, desto niedriger sein Cortisolspiegel und desto kleiner auch die Wahrscheinlichkeit, als Ausgebrannter in der Burnoutklinik zu landen.

Die Stressgebrechen des Homo sapiens passen exakt zu den Ergebnissen, die Stanford-Professor Robert Sapolsky von den Expeditionen zu seiner afrikanischen Pavianhorde nach Hause brachte: Wer in der Affen-Hierarchie unten festsitzt, hat auch im Ruhezustand einen deutlich höheren Cortisolspiegel.[7] Blutdruck und Cholesterinspiegel erreichen dann dauerhaft ungesund hohe Werte. Übertragen auf seine eigene Spezies bedeute dies: »Ich würde sagen, alles in allem die korrosivste Art von sozialem Stress in unserer westlichen Welt ist ein niedriger sozioökonomischer Status, das heißt: Armut.«[8]

Von den Underdogs unter den Pavianen ging es denen besonders schlecht, die ohne Streicheleinheiten auskommen mussten: Sozial isolierte Affen rutschen am häufigsten in die Krise. »Jene, denen niemand das Fell krault«, wie Sapolsky dem Magazin *brand eins* verriet. Die Ausgegrenzten müssten am meisten einstecken und hätten am wenigsten Einfluss auf den Lauf der Dinge. »Und wenn sie gerade mühsam eine Wurzel ausgegraben und geputzt haben, kommt das Alpha-Männchen und schnappt sie ihnen einfach weg. Solche Underdogs haben ständig mehr Stresshormone im Blut und damit das größte Risiko, krank zu werden. Steigen sie in der Hierarchie auf, bessert sich ihr Zustand.« Das heiße aber nicht, dass umgekehrt die Bosse in jedem Fall gesünder seien. Tendenziell sei dies der Fall, viel wichtiger noch als der soziale Rang sei aber die Persönlichkeit: »Ein hochrangiger Pavian, der sich schon bedroht fühlt, wenn ein Rivale in Sichtweite ein Nickerchen hält, entwickelt möglicherweise eher ein Magengeschwür als ein Tier auf den unteren Plätzen.«[9]

Deswegen sollten wir uns nicht zu dem Fehlschluss verleiten lassen, allein im Hierarchiegefälle liege die Ursache für den chronischen Stress. Wer einen Sinn in seiner Arbeit sieht, kann auch ganz unten stehen und sich besser fühlen als der überforderte Kader in der Teppichetage. Ausschlaggebend ist, ob jemand über- oder unterfordert ist, sich mit unklaren Zielvorgaben herumschlägt, unter permanentem Konkurrenzdruck agiert oder gemobbt wird. Egal ob schlechtes Betriebsklima, schlechtes Raumklima oder das Klima vor der Haustür: Was unzufrieden macht, begünstigt chronischen Stress.

Wen die Arbeit aber zufrieden macht, besitzt eine gute Voraussetzung, auch hochtourig die größte Hektik zu meistern. Der beste Experte auf diesem Gebiet ist Gernot Langs, Chefarzt in der Psychosomatischen Klinik in Bad Bramstedt. Ausgerechnet er, der Stressarzt, der Tag für Tag in der »Schön Klinik« mit den Opfern von Überlastung beschäftigt ist, sagt von sich selbst: »Ich liebe den Stress. Er macht mir Spaß, er gibt mir einen Kick.« Sogar unter seinen Patienten hat er beobachtet, dass den meisten Patienten ihre Arbeit Freude macht. Auch viel Arbeit. Es sind die Umstände, die Menschen überfordern.

Langs gehört zu den Hochtourigen. Aber auch zu den Ehrlichen. Er räumt ein, mit einem Privileg ausgestattet zu sein: »Je höher man in der Karriereleiter steigt, desto mehr Freiheit hat man.« Langs hat über sich nur noch den Klinikleiter. Er profitiert davon, selbst planen zu können. Darauf verwendet er viel Energie, weil er weiß, dass er so die Belastungen minimieren kann. Er taktet seinen Arbeitsalltag zwar mit einem strammen Rhythmus, der nur im Tempolauf zu bewältigen ist. Aber er sorgt dafür, dass Termine möglichst nicht kollidieren können. Als zweites Privileg kommt hinzu, dass er von sich behaupten kann, ein »grundsätzlich zufriedener Mensch« zu sein, und er eine Arbeit habe, die er lieben könne. »Für mich wäre es unangenehmer Stress, wenn ich keine Aufgabe hätte«, sagt er, »ich brauche das Futter namens Arbeit.« Wahrscheinlich gehört Langs damit zu den Menschen mit dem höchsten Grad an Resilienz: Er ist ausgestattet mit einer bemerkenswerten Widerstandsfähigkeit gegenüber psychischen Stressoren, mit Motivation, und er besitzt das Geschick, Krisen bewältigen zu können.

Außerdem besitzt er ein drittes Privileg. Jenes, das Menschen extrem stressresistent machen kann: eine funktionierende Beziehung. »Ich weiß, dass mein Mann voll und ganz hinter mir steht«, sagt Langs.

Umso mehr bewundert er daher andere, die nicht seine Privilegien besitzen und trotzdem in einem schwierigen Umfeld klar kommen. Besonders vor den Frauen an der Kasse bei Aldi zieht er den Hut. Die haben es kaum in der Hand, ihre Arbeit selbst zu bestimmen. Obwohl sie Fließbandarbeit verrichteten und gleichzeitig permanent auf das Wechselgeld achten müssten, würden sie es schaffen, höflich zu sein. »Da halte ich meinen Job für weitaus erträglicher.«

Er sieht bei seinen Patienten gewisse Muster, die sich wiederholen: »Sie machen sich abhängig. Manche verschulden sich für ein Haus, andere glauben, sie müssten Fernreisen buchen. Oder sie jagen nach Besitz, nach einem tollen Auto.« Diese Verhaltensweisen sind es, die Langs für zerstörerisch hält. »Das klassische Burnout ist das Scheitern an äußeren Anforderungen und inneren Einstellungen.« Aus diesem Grund versucht er, den

Patienten beizubringen, sich dort, wo sie sich nicht wehren können, an die Realitäten anzupassen. »Viele glauben, die Umgebung müsse sich ändern. Aber das tut sie nicht.«

Als ausgelasteter Chefarzt, oben in der Hierarchie, ist Langs ein Musterbeispiel für die Ergebnisse, die die Untersuchungen der DAK erbracht haben. Musterbeispiele für die negative Seite der Statistik hat er ebenfalls zur Hand. Er weiß, wie schlimm es um die steht, die nichts tun dürfen. Damit meint er aber nicht nur die Erwerbslosen, sondern Menschen, die an einem Arbeitsplatz ohne Arbeit sitzen. Seine Klinik behandelt Patienten, die am Boreout-Syndrom leiden: Noch haben sie sich nicht zu Tode, aber immerhin schon in den Zustand des Krankseins gelangweilt. Unkündbar saßen sie in ihren Büros und bekamen keine Aufgaben, monate- oder gar jahrelang. Langs erzählt von Patienten, die systematisch »weichgeklopft« werden sollten. Die Namen der Firmen darf er mir nicht nennen. Es gebe sie aber in Deutschland, sie seien renommiert, berühmt – und sie machten Leute, die sie nicht mehr haben wollen, fertig. »Das Management fragt sich: Wie lange hält es einer aus, jeden Tag acht Stunden lang nichts tun zu dürfen.« Nicht mal ins Internet können diese Angestellten – surfen zu privaten Zwecken ist verboten. Wer es trotzdem tut, liefert einen Vorwand, ihn auf die Straße zu setzen. Einige solche aussortierte Angestellte sind irgendwann bei Gernot Langs in Bad Bramstedt gelandet.

Die Flensburger Volksmusiker der Band *Santiano* sind vor diesem Schicksal gefeit. Vorausgesetzt, sie sind so drauf, wie sie kürzlich im Weser-Kurier hinausposaunten: »Wir finden den Stress geil.«[10] Wer sein Erwerbsleben in dieser Gemütsverfassung bewältigt, kann sich glücklich schätzen. Elke Heidenreich dürfte ebenfalls trotz Highspeed-Alltag von Aufenthalten in einer Burnoutklinik verschont bleiben: »Ich bin arbeitswütig und liebe den Stress.« ZDF-Schwerstarbeiter und Tagesshow-Moderator Oliver Welke neigt zwar zu partiell ungesunder Versorgung seines Körpers. Wenn ihn aber etwas umbringt, wird es nicht die Arbeit sein: »Dieses Gefühl, jede Woche bei null zu beginnen. Immer wieder neu mit den Kollegen an diesem Puzzle herumzufrickeln, das man dann am Freitag dem Publikum zeigt. Das gibt einem einen Glückshormonausstoß, der im zivilen Leben ganz schwer zu erreichen ist.«[11]

Der Hamburger Karriereberater Martin Wehrle hält Arbeitsstress grundsätzlich für eine potenzielle Wohltat: »Jeder von uns ist schon mal zu Höchstform aufgelaufen, weil er wirklich gefordert war. Das ist wie beim Bergsteigen: Ein Gipfel, der vollen Einsatz fordert, bereitet nicht nur mehr Stress, sondern auch mehr Spaß als ein Hügel von der Höhe einer Eiskugel. Reizvolle Ziele mobilisieren unsere Kräfte. Die Zeit vergeht schnell, wir gehen auf in der Tätigkeit.«[12]

Die theoretische Erklärung dafür liefert die Flow-Theorie. Gemeint ist damit, was der Pädagoge Kurt Hahn mit »schöpferischer Leidenschaft« und die Ärztin und Philantropin Maria Montessori mit »Polarisation der Aufmerksamkeit« umschrieben: ein mentaler Zustand, in dem Menschen Glück und Begeisterung empfinden, während sie sich mit höchster Konzentration beschäftigen. Der Psychologieprofessor Mihály Csíkszentmihályi erfand dafür die Bezeichnung »Flow«. Diesen Glückszustand kennen Langstreckenläufer als Runner's High, andere spüren den Flow, wenn sie erfolgreich Schränke zusammenbauen und stundenlang nichts anderes mehr tun möchten. Flow gibts beim Zeichnen, beim Singen, beim Kochen.

Motivation ist das Elixier des Flows, sie lässt uns zielgerichtet handeln. Kommt Stress dazu, haben wir direkten Zugriff auf den körpereigenen Drogenschrank. Der Flow ist daher nichts anderes als ein Rauschzustand, befördert von den aufputschenden Substanzen, die uns die Aufregung beschert.

Gernot Langs betont, dass es beides braucht. Ohne die Motivation kommt das Fließen nicht zustande. Sogar er als Stressfan kennt eine fürchterliche Form von Stress. Dieser steigt in ihm auf, wenn er kochen soll. »Dann kriege ich einen Nervenzusam-

menbruch.« Einmal hat er Freunde bekocht. Risotto mit Dosen-
pilzen. Seither fragen ihn die Freunde immer wieder, wann es
wieder mal Risotto gebe – und lachen sich kaputt.

»Ich kann es einfach nicht«, sagt Langs, »ich bin ausgestie-
gen.« Kochen sei für ihn absoluter Stress. »Den will auch ich
nicht haben.«

5.2 Das Rezept der Ruhe

Wenn der Hamburger Sternekoch Gerald Zogbaum sich an den
Herd begibt, wird aus den Zutaten Haute Cuisine – zum Beispiel aus einem einfachen Stück Sellerie. In Salz gebacken, danach püriert oder glasiert und zusätzlich »geknuspert« (mit frit-
tierten Selleriestreuseln bestreut), kommt er in unterschiedlicher
Konsistenz auf den Tisch, vor einer Vichyssoise aus Lauch, Kar-
toffel und Kaviar. Vor Kabeljau mit glasierter Feige. Vor Karree
aus einem Holsteiner Kalb mit Safran und Salzzitrone.

34 Gäste werden heute Abend in Zogbaums »Küchenwerkstatt« artistische Kreationen in 6 bis 8 Gängen zu sich nehmen,
plus »Gruß aus der Küche« und »Kleines Hinterher«. Sie genießen Ruhe und Gediegenheit, verbringen kontemplative Stunden. Wer aber sehen will, was hinter der kulinarischen Performance steckt, muss in den Untergrund. An einem Freitagabend
darf ich mich in Zogbaums Küche in eine Ecke setzen und zuschauen. Möglichst an einen Ort, wo ich keinem der Leistungsträger im Weg stehe. Denn was oben im Restaurant entzückt
und ein Höchstmaß an Entspannung bieten soll, das bereitet der
Hexenmeister der Küchenwerkstatt im Keller des Lokals mit
vier Gehilfen in Höchstgeschwindigkeit zu. Da bleibt kein Platz
für einen Störer.

Nirgendwo sind der Wunsch des Konsumenten und die
Pflicht des Dienstleisters so nah beieinander wie in der Spitzen-

gastronomie. Der eine verlangt nach stressfreier Geborgenheit, der andere muss gleichzeitig in höchster Zeitnot agieren, reagieren und darf dabei nie die Nerven verlieren. Ein paar Meter nur sind die beiden auseinander.

Als Koch agiert Zogbaum in einer Branche, die zu den stressigsten überhaupt gehört. Ein Rund-um-die-Uhr-Gewerbe, klagt die Gewerkschaft Nahrung-Genuss-Gaststätten. In ihrem Auftrag hatte eine Studie ermittelt: Jeder sechste Beschäftigte in der Gastronomie schiebt Nachtschichten, ein Viertel leistet mehr als zehn Überstunden pro Woche, und trotzdem können 159 550 Erwerbstätige nicht vom verdienten Geld leben. Die Folge: Erschöpfungen und Depressionen. Küchenhilfen sind genauso betroffen wie die Stars. Prominentestes Opfer war Tim Mälzer, der 2006 feststellen musste: »Ich war komplett überarbeitet. Totales Burnout.«

Um sein Renommee aufzubauen, hat Zogbaum häufig Stress erfahren. In der Küchenwerkstatt erarbeitete er sich einen Michelin-Stern und 15 Gault-Millaut-Punkte – mit diesen Werten zählte sein Restaurant zu den besten Adressen Hamburgs. Wer einen solchen Status erreichen und behaupten will, muss kreativ sein. »Ständig Neues kreieren bedeutet auch Stress«, sagt Zogbaum und erzählt von Zweifeln, die mitunter die größten Küchenchefs plagen, wenn der Laden nicht voll ist und der wirtschaftliche Erfolg hinter dem Aufwand hinterherhinkt. »Die Daueranspannung kann zermürben.«

Zogbaum musste lernen, den Dauerstress mit ausgeklügelter Organisation zu vermeiden. »Nicht das Kochen verursacht unangenehmen Stress, sondern Menschen.« Der Kellner, der einen Fehler macht, der unkonzentrierte Koch oder der Gast, der sich wichtig macht. Sie bringen, sagt Zogbaum, »das System in Gefahr«. Sein System besteht unter anderem in der bestmöglichen Vorbereitung. Wenn oben der erste Gast Platz nimmt, ist jeder Pilz geputzt, die Butter gewürfelt, das Mise en Place vollendet. Zum Vakuumieren des Fleischs (für das Wasserbad) liegen genügend Tüten bereit. Jeder seiner Köche weiß, wo das Werkzeug liegt: Pinsel, Messer, Pinzette. »Zum Suchen ist keine Zeit, die brauche ich fürs Abschmecken der Sauce.« Er hat ausgerechnet, wie viel Arbeit in seinem Sellerie steckt. Wer dieses eine Teilgericht für vier Personen zubereitet, verbringt drei Stunden allein mit Putzen, Schälen, Schnippeln, Blanchieren, Pürieren, Passieren, Frittieren, Umrühren, Abschmecken, Arrangieren. Nicht eingerechnet: Einkaufen und Aufräumen. Wie viele Zutaten Tag für Tag durch seine Hände gehen, kann er nur grob schätzen: »Mehrere hundert.« Auf jedem der dreihundert Teller, die an diesem Abend seine Küche verlassen, liegt das Ergebnis schwerster Arbeit. Jeder Bissen ein Konzentrat der Zeit.

Um halb acht werden die Handgriffe schneller. Ab acht wird es hektisch. Doch die Abläufe sind eingespielt. Alle paar Minuten piept der Timer; ein Stück Fleisch oder Gemüse hat im Wasserbad bis zu dem Punkt gegart, den Zogbaum errechnet hat. Beim Fisch geht es um Sekunden, beim Fleisch sind halbe Minuten entscheidende Größen. Die Temperaturen im Innern von Karrees und Schultern dürfen 68 Grad Celsius nicht übersteigen – kein Milliliter Saft soll sich aus den Fasern lösen.

Der Chef ist jetzt Kommandant. Je schneller die Abläufe, desto hierarchischer die Kommunikation: »Verstanden?« – »Ja, Chef!« Die Truppe findet ihren Rhythmus. Um neun arbeiten alle still nebeneinanderher, hoch präzise, in einer Art Trance – Gerichte, von jeweils sechs Händen arrangiert, verlassen im Höllentempo die Küche. Dazwischen Anweisungen, »zehn Lämmer, dann die acht Kälber«. Die Kellnerin hat individuelle Befindlichkeiten und Anliegen notiert: »Nussallergie«, »glutenfrei«, »keine Krustentiere«, »Zitrusunverträglichkeit«. Geduldig variieren die Köche ihre Werke auf einzelnen Tellern. Die rapide Zunahme solcher Einzelwünsche nimmt Zogbaum verständnisvoll, aber auch als Modeerscheinung zur Kenntnis: Ängstlichkeit beim Essen hat Konjunktur. Den Rekord hält eine

Frau. Sie hatte ihm vorab eine Liste mit dreißig Ingredienzien geschickt, an denen sie sterben könnte.

Wie einst sein Kollege Mälzer hat Zogbaum Phasen erlebt, in denen seine Gesundheit begann, Schaden zu nehmen. Im Grunde genommen liebt er den Stress, er ist sein Katalysator. »Ich habe ihn aufgebaut, um das nötige Tempo hinzubekommen«, sagt er. Genauso hat er umgekehrt oft das Tempo absichtlich erhöht, um Stress zu produzieren – »damit ich konzentrierter arbeiten kann«. Mit der Zeit wurde er abhängig von diesem Kick. »Ich war süchtig nach Adrenalin.« Als Folge davon kippte das System ins Negative, weil er die Stressreaktion als Langzeit-Energiequelle nutzte. Sein Blutdruck erhöhte sich so nachaltig, dass er täglich 24 Stunden lang auf 180 verharrte. Medizinisch ausgedrückt: Der systolische arterielle Druck erreichte permanent 180 mmHg (Millimeter in der Quecksilbersäule). Das ist definitiv zu hoch. Ein solcher Blutdruck birgt höchste Gefahr für Herz und Kreislauf.

Trotzdem mag Zogbaum den Stress noch immer. Und seine Lebenspartnerin Angela Gnade, zuständig für die Organisation im Restaurant, ist in diesem Punkt eine Seelenverwandte. Aber die beiden haben gelernt, den Stress punktuell einzusetzen. Mit einem neuen Restaurantkonzept wollen sie sich langfristig mehr Entspannung zwischen den Stressphasen verschaffen.

Es ist daher einer der letzten Abende in der Küchenwerkstatt. Zogbaum und Gnade haben sich für eine Pause entschieden. Sie übertragen den Laden und begeben sich erst einmal auf eine mehrmonatige Bildungsreise nach Japan.

2016 eröffnen sie ein neues Lokal: Das Konzept sieht eine Art »Küchen-Tisch« vor. Der Spitzenkoch kreiert seine Speisen unter den Augen der Gäste, die um ihn herum sitzen und alles frisch zubereitet genießen können. Er weiß, dass Beobachtung zusätzlichen Stress bewirken kann. Aber schließlich wollen weder er noch Angela Gnade den Stress völlig missen. »Sich vor Beginn des Abends zu fühlen, als würde gleich ein Bühnenvorhang aufgehen, mit all der Konzentration und der Aufmerksamkeit hierfür, ist wie eine Art Lampenfieber«, sagt sie, »und das ist positiver Stress. Es macht großen Spaß.«

Im Keller der Küchenwerkstatt räumt der Spüler laufend Geschirr, Pfannen und Werkzeuge weg, der Chef putzt nach jedem Stück Gebratenem sofort die Grillplatte, der Saucier hantiert mit 13 Töpfen. Eine »extrem große Möglichkeit für Fehler« wohne seinem System inne, sagt Zogbaum. Dies liegt an der Komplexität, die er selber mit seinem Einfallsreichtum permanent befeuert hat.

Ein einziges Versehen unterbricht an diesem Abend für einen kurzen Moment den Hochgeschwindigkeitstrip. Zwei Fischgerichte gingen unter – aber die Gäste sind einverstanden, die Abfolge spontan zu ändern, erst Fleisch, dann Fisch. In Sekundenschnelle finden die fünf Männer wieder in den Rhythmus. Immer wieder, bis kurz vor Mitternacht. Jener chaotische Moment, den er erst dreimal erleben musste, eine Art GAU im Leben eines Meisters, bleibt Zogbaum heute erspart: »Dass man plötzlich nicht mehr weiß, was zu tun ist.«

Zogbaum fährt mit dem Rad durch die dunkle Stadt nach Hause. Stressabbau. Danach noch Nachrichten aus der Mediathek und ein wenig Lesen. Um halb drei wird sein Kopf so weit sein, dass er ihn zufrieden schlafen lässt.

5.3 Existenz im Ruhelosen

Noch war kein Festland zu sehen, als die Zwillingstürme des World Trade Centers im Nebel auftauchten. Daneben das Empire State Building. Auch die Brückenpfeiler der Verrazano-Narrows Bridge konnte man erkennen. Ich erinnere mich gut an den Moment, nach zehn Tagen auf See. Wie eine Fata Morgana wirkten diese ersten Symbole der Stadt. Sie waren noch ohne Fundament. Als ob sie im Nebel schwebten und mit ihm dahinzogen.

Um nach New York zu gelangen, war ich in Valencia an Bord gegangen. Das Schiff zog mit 24 Knoten am Felsen von Gibraltar vorbei, hinaus auf den Atlantik. Die Azoren waren das letzte Stück Land für eine lange, gedehnte Zeit im Frühjahr 1997. An sechs der zehn Tage mussten wir die Uhren umstellen, immer dann, wenn wir eine neue Zeitzone im Ozean querten. Ansonsten war der Schiffskoch der Einzige, der mit seinem Verpflegungsrhythmus Strukturen in meine Tage brachte. Als Passagier hatte ich Zeit wie nie. So viel, dass ich ein Buch lesen konnte, für das man nie Zeit hat: *Jahrestage* von Uwe Johnson. Ich setzte mich oft an den Bug des 230 Meter langen Containerschiffs *Patmos Senator*. Es lief unter liberianischer Flagge, wurde regiert von deutschen Offizieren, und russische Unteroffiziere gaben die Befehle weiter an die Insulaner aus Tuvalu, die sich um die Taue und das Deck kümmerten.

Während ich las, hob mich die Dünung fünf bis acht Meter hoch, ließ mich wieder runter und hob mich wieder hoch, unendlich oft. Obwohl nur Wasser um uns war, erlebte ich ereignisreiche Tage. Der Komet Hale-Bopp (C/1995 O1) leuchtete in jeder Nacht deutlich sichtbar am Himmel, heller als die Sterne. Ein Orkan bremste uns zwischenzeitlich aus. Damit die Fracht zwischen den haushohen Wellenbergen nicht über Bord ging, schoben wir uns nur noch mit 7 Knoten durch den aufgewühlten Ozean.

Dann der letzte Tag der Passage. Nach den Wolkenkratzern nahm das Festland Konturen an. Schlepper kamen uns entgegen. Sie zogen uns an der Freiheitsstatue vorbei in den Hafen von New Jersey, wir legten an.

Ich verbrachte noch, weil es schon spät war, die Nacht auf dem Schiff. Am anderen Morgen erst brachte mich ein Taxi unter dem Hudsonriver hindurch nach Manhattan, wo ich an der 48. Straße ausstieg.

Dieser Moment überforderte meine Sinne. Der Boden schwankte unter den Füßen (einen ganzen Tag lang sollte er noch Kapriolen machen). Über mir erhoben sich unwirklich die Hunderte Meter hohen Hausmonster. Der Lärm der Verkehrslawine und die Sirenen der Polizei ließen meine Ohren – die zehn Tage lang nur Stille und das Brummen der Dieselmotoren um sich gehabt hatten – fast explodieren.

Es ging mir nicht anders als Franz Biberkopf in Alfred Döblins Roman *Berlin Alexanderplatz*. Als er nach vier Jahren im Gefängnis Tegel mit der Straßenbahn in die Innenstadt rumpelte, brauchte er auch ein paar Tage, bis er sich an den neuen Rhythmus gewöhnte: »Gewimmel, welch Gewimmel. Wie sich das bewegte.«[13]

Die Enge, die Hektik, die unglaublich vielen Menschen: Mein Herz raste, ängstlich arbeitete sich mein Gehirn am Kulturschock ab. Nahm alles auf und überforderte sich damit. Doch nach ein oder zwei Wochen erfasste mich inmitten der unbeschreiblichen Unruhe Gelassenheit. Eine ähnliche, wie ich sie in der gedehnten Zeit auf dem Schiff verspürt hatte.

Meine ewige Liebe nahm ihren Anfang. Es verging kaum ein Tag, an dem ich nicht mehrere Stunden zu Fuß durch die Häuserschluchten ging, um all das aufzusaugen, was New York ausmachte. Einen Monat brauchte ich, um mich wie ein Einheimischer zu fühlen. Nach zwei Monaten wollte ich nie mehr weg von hier. Und nach drei Monaten flog ich zurück, um wieder in meinen kleinstädtischen europäischen Alltag einzutauchen.

Noch heute kaufe ich manchmal am Hamburger Hauptbahnhof eine Plastikschale voll Sushi, nur weil ich mich dann, melancholiebesoffen und (zugegeben) ein wenig kindisch, an meine ersten Sushis erinnern kann, die ich in einer Mittagspause neben dem Rockefeller Center direkt an der lauten Kreuzung mit Cola in mich hineinschob, dem urbanen Feeling huldigend.

Allerdings hat meine Form der Leidenschaft wenig mit dem zu tun, was in den letzten Jahren in den Lifstyle-Gazetten als

Trend ausgemacht wurde. Jene hippe Stadtlust gilt den urbanen Strandbars, den Guerilla-Gärten oder den Parkbäumen, an denen Slackliner ihre Gleichgewichtsübungen absolvieren. Es geht dort um das richtige Biotop für Hund, Katze und Mensch auf dem Balkon oder um den Sehnsuchtsort Gartenlaube. Den *Bosco Verticale* des Mailänder Architekten Stefano Boeri, der den Wald zurückholt und an die Hausfassade heftet, halte ich für ein durchaus spannendes Projekt. Allerdings fröne ich weniger diesem symbolischen Eskapismus ins Grüne. Besser gefällt mir, dass es Menschen gibt, die sich eben nicht nach kleinräumiger Ruhe sehnen, sondern nach großräumiger Unruhe. Die das Rauschen einer Stadt lieben und nicht zuallererst ein paar Alibi-Quadratmeter rückeroberte Wildnis. Es sind Menschen wie Claudia Steinberg.

Im Vergleich zu ihr bin ich unter den Cityenthusiasten ein Leichtgewicht. Was ich 1997 als Gedanken ein paar Wochen in mir hin und her schob, setzte sie in die Tat um. Die Journalistin lebt seit 1980 in New York. Sie hat eine Wohnung im Süden Manhattans, in unmittelbarer Nähe zur Park Avenue, und wenn sie von ihrem Lebensmittelpunkt spricht, dann preist sie keine Landphantasien im Setzkastenformat, sondern das, was die Stadt vom Land unterscheidet und sie erst ausmacht: das Tempo, die Hektik, der Stress.

»Für mich ist der positive Aspekt von Stress ein Synonym für Dichte – schon als Kind hasste ich die sonntäglich leeren Straßen meiner Heimatstadt Essen. Der Broadway in Soho aber, wo ich anfangs wohnte, gefiel mir mit seinem permanenten Menschengedränge und unermüdlichen Verkehr.« Wo andere wegen ihrer Angst, von Menschenmassen umgeben zu sein, eine Enochlophobie-Attacke erleiden, genießt sie es, in einem »schnell dahinfließenden Strom von Mitfußgängern« mitgespült zu werden: »Ich bin auch gern morgens in der U-Bahn, kurz nach der schlimmsten Rushhour, wenn man nicht mehr eingezwängt nebeneinandersteht, der Zug aber noch voll von tatendurstigen, parfümierten, frisch frisierten und überhaupt für den Tag gewappneten Berufstätigen ist – das empfinde ich als ansteckend, und ich fühle mich als Teil einer gut geölten Maschinerie. Eine Form der Geborgenheit.«

Das Gegenteil, einen Mangel an Geborgenheit, empfindet dagegen oft, wer dieser Faszination für den urbanen Moloch nicht erliegt. Zwar drängt es die Menschheit weltweit in die Metropolen; jeder zweite Erdenbewohner ist mittlerweile ein Städter, in Deutschland sind es drei von vier.[14] Doch die Gefühle für diese Lebensraum-Konzentrate sind ambivalent, das Misstrauen ist groß: Ist die Großstadt ein Ort der Inspiration? Oder ist sie ein Ort des Verderbens?

Kritiker beschimpften die Ballungszentren seit je in christlicher Tradition als Hure Babylon – eine ursprünglich auf das antike Rom gemünzte Allegorie auf das Große, Prächtige, Verführerische, Vergängliche. Die Metropole als Sündenpfuhl, die Geist, Gesundheit und Moral gefährde. Es gibt aber auch die christliche Tradition des Himmlischen Jerusalems – so wurde die Stadt gepriesen, weil sie Sicherheit und Wohlstand versprach.

Anfang des 20. Jahrhunderts entdeckte die Soziologie die Stadt als Gegenstand. Georg Simmel beschrieb 1903, wie Großstädte mit ihren Riesenmengen an Reizen den Geist des Menschen anregen und prägen. Dieser entwickle eine »Blasiertheit« oder »Reserviertheit«, als Folge einer »Unfähigkeit, auf neue Reize mit der ihnen angemessenen Energie zu reagieren«.[15] Damit beschreibt Simmel früh schon den Tunnelblick, der uns in der U-Bahn und auch auf der Straße begegnet. Eine Form der Abstumpfung zum eigenen Schutz – eine deutliche Stressreaktion. Simmel beschreibt aber auch, wie die städtische Reizflut ein Ansporn ist, seinen »intellektuellen Charakter« zu formen: die Stadt als Motor der individuellen Entwicklung.

Die Stadt hat alles, was das Nervensystem anregt. In diesem Punkt sind sich Kritiker und Freunde einig. Uneinig sind sie sich in der Bewertung. Der Ängstliche erzittert, weil er nicht weiß, was ihn hinter der nächsten Straßenecke erwartet. Den Abenteurer erfreut, dass die Räume, die es zu entdecken gilt, nie weniger werden. Anders als auf dem Dorf. Es ist kein Zufall, dass die Stadt als Dschungel beschrieben wird – *urban jungle*. Der Entdeckertypus wird heiß, wenn er ein lebendiges Dickicht vor sich hat. Wen der Dschungel überfordert, der fürchtet in der tropischen Version Schlange und Vogelspinne, in der städtischen Version den Ripper, der in dunklen Hinterhöfen auf Beute wartet.

Die Stadt ist der Ort der permanenten Veränderung. Auch dieser Aspekt wird gegenläufig bewertet, denn Veränderung ist Stress für den vorsichtigen, aber eine Verheißung für den neugierigen Menschen. Der Kunstkritiker Karl Scheffler schrieb einst: »Berlin dazu verdammt: immerfort zu werden und niemals zu sein.«[16] Da fehlt dem einen das Vertraute – er traut sich höchstens mit organisierter Reisegruppe ins Getümmel. Der andere freut sich täglich auf die potenzielle Überforderung, die schon beim Brötchenholen droht.

In jüngster Zeit waren es eher psychologische Untersuchungen, die sich kritisch mit dem Phänomen Stadt auseinandersetzten – der Tenor dabei: überwiegend negativ. Laut einer *Nature*-Studie trägt der Städter im Vergleich zum Landei ein doppelt so hohes Risiko, an Schizophrenie zu erkranken.[17] Für Depressionen und Angststörungen ist es um 40 Prozent erhöht. Außerdem soll das urbane Denkorgan empfindlicher auf Stress reagieren als das von Menschen in Kleinstädten und auf dem flachen Land, wie das Zentralinstitut für seelische Gesundheit in Mannheim herausfand.[18] Laut Mazda Adli, Leiter des Forschungsbereiches Affektive Störungen an der Berliner *Charité*, hat das Städterhirn eine »geringere Fähigkeit zur Emotionskontrolle« und eine höhere »Vulnerabilität«.[19]

Verderben also New York und Berlin, diese modernen »Huren Babylon«, tatsächlich den Geist, wenn auch weniger auf moralischem Terrain als vielmehr mit Blick auf das zentrale Nervensystem? Nicht zwingend, vermutet Mazda Adli. Die genetische Veranlagung und Umwelt-Faktoren mischen ebenfalls mit. Der Forscher vermutet, dass der Städtestress genauso wie andere Stressformen erst dann negativ auf die Gesundheit einwirkt, wenn sich der Einzelne eingeengt und isoliert fühlt und mit dem Gefühl lebt, seine Umgebung nicht kontrollieren zu können: »Das ist die toxische Mischung.« Die Stadt selbst mache nicht krank. Erst wenn sie im Körper chronischen »Kriechstress« verursache, wirke sich dies auf die Gesundheit aus.

Diese Gefahr droht Claudia Steinberg kaum, obwohl sie es seit Jahrzehnten liebt, »Termine in meinen Kalender einzutragen«. Als sie mir die Liste für die aktuelle Woche vorliest, beginne ich zu begreifen: Sie startet mit einer Architekturvorlesung am Montag, kulminiert in einer Vernissage im *Chelsea Hotel* und endet am Sonntag mit einer Diskussion zwischen zwei Autoren im *92nd Street Y*. »Das ist meine Woche, dazwischen natürlich stundenlange Stille am Schreibtisch, nur das – tröstende – Rauschen des Verkehrs unter meinem Fenster. Ich bin gern allein, aber ich muss die Nähe anderer Menschen hören und fühlen.«

Einen Haufen Termine interpretiert sie nicht als Belastung, sondern als »eine Form von Reichtum«. Und wenn sie Einladungen bekommt oder etwas entdeckt, was sie sich ansehen will, dann sei sie aufgeregt: »Oft kann ich dann gar nicht mehr still sitzen und muss ein wenig durch die Wohnung laufen.«

Dass die Stadt zwar anstrengt, aber dadurch anregt, haben immer wieder Künstler gepriesen. Walther Ruttmanns experimenteller Dokumentarfilm *Berlin – Die Sinfonie der Großstadt* ist ein Klassiker aus dem Jahr 1927. Der Komponist Heiner Goebbels wiederum hat seine Inspiration durch Stadtlärm unmittelbar in Musik umgesetzt. Seit 1994 führt er sein Programm *Surrogate Cities* (»Ersatzstädte«) auf, ein Gesamtkunstwerk voller hämmernder Klänge und rasender Streichertremolos, eine »expressionistisch anmutende Klangwand«, wie die *Frankfurter*

Allgemeine Zeitung schrieb.[20] Die Musiker lassen es pfeifen, brummen und quietschen, als seien sie selbst Brummis und Straßenbahnen. Sie produzieren mit kleinen und großen Klangfetzen eine fast permanente Reizüberflutung, eine Art Großstadtmelodie mit rapiden Rhythmuswechseln.

Die New Yorkerin Steinberg räumt ein, dass das schöne Gefühl des Antriebs sehr schnell in ein Getriebensein umkippen könne und dann das normalerweise wohltuende Rauschen von der Avenue einem nachts den Schlaf raube. Hektik bedeutet zwar manchmal Beschleunigung, dafür kostet die Vielzahl an Ereignissen Zeit. Plötzlich stapeln sich die Termine haushoch. »Es ist eine Gratwanderung zwischen gutem und schlechtem Stress, zwischen Stimulanz und Überforderung. Ich habe das bisher nicht gemeistert, aber ich kann dem Versuch, es immer wieder zu versuchen, nicht widerstehen.«

Sie trinkt nicht mehr und raucht schon lange nicht mehr. Sie isst keine Schokolade. Stattdessen konsumiert sie Kaffee in rauhen Mengen. »Aber meine Lieblingsdroge ist Adrenalin. Die meisten meiner Freunde sind auch so, wir fühlen uns wie Komplizen und machen uns übereinander lustig.«

5.4 Ein Arzt, der Mut macht

Der Mann hat gut zu tun. Er trägt Verantwortung für Leben und Gesundheit vieler Menschen, er ist Chef. Stress: kein Anzeichen, nirgendwo. Thomas Wessinghage sieht unverschämt erholt aus. Diese Ausgeburt von Unaufgeregtheit taugte allein so schon als Demonstrationsobjekt für Stressabbau. Ein perfektes Beispiel für Resilienz – für psychische Widerstandskraft, die einen trotz der Zumutungen der Umwelt gesund hält.

Von diesem 64-jährigen Mann will ich erfahren, wie man sich gegen zu viel Stress wappnet. Außerdem will ich mit ihm Stress in effektivster Form abbauen. Und zwar jetzt. Deshalb gehe ich mit Wessinghage – 1982 Europameister über 5000 Meter und noch immer deutscher Rekordhalter über 1500 Meter – laufen. Vor seinem Arbeitsplatz liegt der Tegernsee. Wessinghage ist ärztlicher Direktor der drei *Medical Park Kliniken* in Bad Wiessee. Einmal um das Gewässer sind es 20 Kilometer. Der Arzt hat erst am Nachmittag wieder Visiten, die Besprechung mit anderen Chefs hatte er auf eine frühe Stunde gelegt. Wir haben Zeit. Los geht's.

Herr Wessinghage, andere mit Ihrem Arbeitspensum hätten chronischen Langzeitstress.

Nicht, wenn sie den Tagesablauf gut organisieren und Ausgleich schaffen. Wir beide tun im Moment das Ideale, um Stress abzubauen.

Warum hilft uns Laufen dabei?

Wer sich ab und zu bewegt, weiß, dass er hinterher in eine wohlige Ruhe verfällt. Bei gleichmäßiger Ausdauerbelastung steigt zwar zu Beginn der Blutdruck an, kehrt aber wieder zu Normalwerten zurück – der untere, diastolische Blutdruck bereits während, der obere, der systolische, am Ende des Laufs. Schließlich sind die Werte sogar tiefer als vor der Belastung. Diese im Körper automatisch einsetzende Regenerationsphase beschert uns höchste Entspannung.

Wenn ich gestresst bin, sind meine Blutgefäße voll mit Stresshormonen und den Energieträgern, die ich in der Steinzeit für den Kampf oder die Flucht gebraucht hätte. Was passiert damit?

Die Energie verbrauchen wir umgehend mit dem Laufen. So verhindern wir, dass sich Zucker und Fette, die der Körper im

Stress in die Blutbahnen gepumpt hat, an den Arterienwänden absetzen. Ebenso bauen wir beim Laufen die Hormone wieder ab, die wir ausgeschüttet haben, zum Beispiel als der Chef uns im Büro so laut angebrüllt hat, dass sogar die Leute im Nebenraum es mitbekommen haben. Deswegen ist Sport nach der Arbeit so gesund: Physiologisch betrachtet entspricht er den beiden Ur-Reaktionen Flucht oder Angriff. Wie der Steinzeitmensch sich damals bei Gefahr bewegt hat und unbewusst seinen Normalzustand wiederhergestellt hat, genau so sollten wir ebenfalls unseren Körper mobilisieren: Sie können Badminton spielen oder tanzen gehen.

Im Prinzip ist doch auch der Sport eine Form von Stress für den Organismus.

Natürlich, jeder Trainingseffekt beruht auf körperlichem Stress. Muskeln wachsen nur, wenn sie unter Druck gesetzt werden. Deswegen darf man ja den Stress erst recht nicht rundherum verteufeln. Er hilft uns in der Entwicklung und bei der Pflege unserer Gesundheit. Dosierter Stress stimuliert überall in Ihrem Körper die Reparatursysteme und verlängert so das Leben. Man kann es auch so sagen: Belastung ist Prävention.

Erklären Sie das mal einem Rücken- oder Kniepatienten!

Gerade die sollten versuchen, ihren Bewegungsapparat inklusive der Gelenke mit wechselnder Druckbelastung, also Stress, widerstandsfähig zu machen. Solange sie nicht völlig kaputt sind, wollen Bandscheiben alles andere als Schonung. Werden sie regelmäßig beansprucht, ist das für sie Massage und hält sie geschmeidig. Nebenbei hilft den Bandscheiben auch, wenn Sie beim Sport Muskeln aufbauen und so Ihr Skelett stabilisieren. Berücksichtigen wir all das, bleibt unter dem Strich folgende Formel: Ohne Bewegung bleiben wir nicht dauerhaft gesund.

Auf welche Weise nützt der Trainingsstress dem Kreislauf?

Die hauchdünne Gefäßinnenhaut, die die kleinsten Blutbahnen auskleidet und nur aus einer einfachen Zellschicht besteht, ist der oftmals entscheidende Faktor. Wenn ich einem Schlaganfall vorbeugen will, kann ich das durch Bewegung tun: Der starke Blutstrom erhöht den mechanischen Reiz, die Gefäßinnenhaut wird quasi trainiert. Es handelt sich dabei um Scherkräfte, die seitlich die Innenseite der Gefäße belasten und dafür sorgen, dass sie gesund bleibt. Hinzu kommt, dass sie die Abfallentsorgung beschleunigen, wenn sie den Kreislauf auf Trab bringen. Schadet auch nicht.

Wie in einem Fluss, der meist wenig Wasser führt und sich mit Sedimenten und Algen füllt: Da tut es auch gut, wenn er ab und an durchgespült wird.

Dieser Reiz hält etwa 48 Stunden an. So lange bleibt die reinigende Wirkung etwa bestehen. Darum gehen unsere Empfehlungen dahin, sich mindestens jeden zweiten Tag zu bewegen.

Die Beschleunigung ihres Lebens geht aber bei vielen einher mit körperlicher Verlangsamung. Warum bewegt sich der Mensch normalerweise nicht mehr?

Weil Bewegung überflüssig geworden ist, nachdem sie zuvor Hunderttausende von Jahren ein wichtiger Überlebensfaktor des Menschen war. Der Verzicht auf diesen biologisch entscheidenden Faktor wirkt sich nachteilig aus. Sämtliche Körperfunktionen, alle Organsysteme des Menschen leiden unter dem Bewegungsmangel. Der Blutdruck geht in die Höhe, das Herz macht schlapp, wir erkranken an Diabetes mellitus, an Krebs. Und auch der Psyche geht es gar nicht gut.

Die Bergwelt um den Tegernsee hat sich im Nebel versteckt. Wir laufen nordwärts, oben am Hang sind letzte Schneereste am Sonnenbichl zu sehen. Die Skisaison ist längst vorbei. Es ist März. Zum Ufer hin begleiten lange Schilfgürtel unsere Strecke. Was Thomas Wessinghage mir erzählt, dafür hat die Wissenschaft mehrfach Belege geliefert. Bewegungsarmut ist der größte Krankmacher der Gegenwart. Insbesondere hat sich gezeigt, wie wichtig Bewegung für die geistige Gesundheit ist. Sport ist erstens ein natürlicher Stimmungsaufheller: Im Gehirn sorgt er dafür, dass die als Glückshormone bekannten Botenstoffe Serotonin und Dopamin ausgeschüttet werden. Zweitens ergab eine Untersuchung des Psychiaters Andreas Ströhle von der Berliner Charité, dass Bewegung als probates Mittel gegen Angststörungen und Depressionen taugt.

US-Wissenschaftler aus Baltimore sind noch einen entscheidenden Schritt weiter gekommen. In Versuchen mit Mäusen entdeckten sie jenen geheimnisvollen Mechanismus, der vermutlich dafür sorgt, dass Sportler gleichzeitig mit ihrer körperlichen Performance auch ihre geistige Fitness optimieren. Arbeiten unsere Muskelzellen, geben sie Substanzen in die Blutbahn ab. Eine davon heißt »Ausdauerfaktor« – ein leistungsförderndes Eiweiß. Es regt im Hippocampus das Nervenzellwachstum an, die sogenannte Neurogenese. Als Folge steigert sich die Gedächtnisleistung.[21]

Besonders spannend macht die Befunde, dass ein ähnlicher Mechanismus beeinflusst, wie wir auf Stress reagieren. In diesem Fall geht es um das Eiweiß mit dem Namen »PGC-1a1«. Leibesertüchtigung sorgt dafür, dass Muskelzellen es in großen Mengen herstellen. Und wie der Ausdauerfaktor wirkt es bis ins Hirn – allerdings indirekt. Herausgefunden haben dies schwedische Forscher im Jahr 2014. Mit Lärm und Blitzlicht hatten sie Mäuse traktiert und so deren Schlafrhythmus durcheinandergebracht. Nach fünf Wochen Stress verhielten sich die Labortiere depressiv – nicht jedoch die Tiere der Kontrollgruppe, die viel PGC-1a1 im Blut hatten. Die Wissenschaftler vermuten, dass das Protein über ein Enzym dafür sorgte, dass schädliche Stressfaktoren nicht mehr in der Lage waren, die Blut-Hirn-Schranke zu überwinden. Das könnte bedeuten, dass Sport unser Denkorgan gegen negative Auswirkungen von Dauerstress regelrecht immunisiert und es so vor Burnout und Depressionen schützt.[22]

Herr Wessinghage, manchmal habe ich sogar während des Laufens das Gefühl, dass mir die Bewegung hilft, klar zu denken.

Die Entspannung macht sich eben auch in ihrem Kopf bemerkbar. Gleichmäßige, stundenlange Bewegungen können Denkblockaden lösen. Sogar in der Traumatherapie arbeitet man mit gleichbleibenden, rhythmischen Bewegungen. Diese haben anscheinend einen positiven Effekt auf die Psyche. Dümmer werden sie garantiert nicht vom Laufen, im Gegenteil, wer läuft, ist schlauer, wenn ich das jetzt mal etwas pauschal sagen darf.

Nur zu!

Es gibt eine schöne Untersuchung bezüglich der Demenzprophylaxe. Ein alter Mensch über 70, der sich täglich eine Meile auf eigenen Beinen bewegt, hat ein halb so hohes Demenzrisiko wie einer, der sich nur 400 Meter bewegt. Schauen Sie: Da ist Thomas Mann!

Wir sind in Gmund. Der berühmte Herr mit Hut aus Bronze steht seit 2001 hier und hält dem sitzenden Hund das Stöckchen hin. Wir sind am nördlichsten Punkt unseres Rundlaufs. Von nun an geht es südwärts, auf der schilffreien Seeseite entlang Richtung Schloss Tegernsee. Dort könnte man ausscheren und sich in der gleichnamigen Brauerei ein Helles genehmigen.

Auch gut zum Stressabbau. Aber vor dem Mittagessen eine denkbar ungünstige, weil lähmende Methode. Da bringt einen das Laufen mit Professor Wessinghage eher voran.

Der Kölner Neurowissenschaftler Stefan Schneider erforscht den Einfluss von Bewegung in direktem Zusammenhang mit einer speziellen Form von Stress: Unter welchen Umständen sind Menschen gegen Lagerkoller gefeit? Dazu untersuchte er Teilnehmer des MARS500-Experiments. 520 Tage lang mussten die Probanden in einer Raumstations-Attrappe in Moskau überdauern. Wer Sport trieb, litt deutlich weniger an ungesundem Psychostress. Warum, ergaben Hirnstrommessungen. Sobald die Probanden trainierten, verringerte sich die elektrische Aktivität im präfrontalen Cortex. Diese Region zeigt bei Stress erhöhte Aktivität. Schneider vermutet, dass das Gehirn beim Rennen auf dem Laufband oder beim Radeln auf dem Ergometer so sehr damit beschäftigt ist, die Bewegungen zu koordinieren, dass es sich nicht mehr mit jenen Gedanken befassen kann, die sonst für Dauerstress sorgen. Es unterbricht quasi Endlos-Gedankenschleifen und »schenkt dem Gehirn eine erholsame Gedankenstille«, wie *Der Spiegel* anmerkte. Die aktiven Probanden in der Marsstation blieben nicht nur fröhlicher, sondern auch geistig fitter. Ihre mentale Leistungsfähigkeit war nach dem Drill höher als zuvor.[23]

Viele, die permanent unter Druck stehen, schwören auf die ausgleichende Wirkung körperlicher Anstrengung. Bevor der Kanadier Justin Trudeau zum Premierminister seines Landes gewählt wurde, traf er sich als Kandidat regelmäßig mit einem Mitarbeiter im Boxring – explizit zum Stressabbau und um im harten Wahlkampf geistig präsent zu bleiben. Mit diesem Sport wählte er auch das ideale Mittel, um Aggressionen abzubauen. Mehr Gelassenheit als nach einer gepflegten Prügelei gibt es nicht.

Herr Wessinghage, ab und zu powere ich mich gerne so richtig aus.

Dann ist die Wirkung eine andere. Während einer solch hohen Belastung baut man Stress auf, inklusive Bluthochdruck. Wir rufen also die Leistungsfähigkeit ab, die früher fürs Überleben in der Wildnis unverzichtbar war.

Also mal angenommen, dort vorne links ... wo sind wir eigentlich gerade?

In Egern.

Dort nach dem Wäldchen liegt zum Beispiel eine Horde unterzuckerter Bluthunde auf der Lauer. Die würden uns in extremen Stress versetzen. Ungesund?

Auch dies hätte erst einmal keinen negativen Effekt – vorausgesetzt, sie erwischen uns nicht. Die Entspannung danach ist womöglich noch tiefer, weil der Unterschied zwischen Belastungs- und anschließender Ruhephase größer ist. Im Training sollte man sich Extrembelastungen trotzdem nicht zu oft zumuten. Als Mediziner rate ich Ihnen zu einem Verhältnis von 1 zu 3 – dreimal ruhiges Training auf einmal Auspowern. Interessierten Zuhörern bei Vorträgen empfehle ich, das intensive Training am Samstagnachmittag im Quartier zu absolvieren. Wenn alle im Garten sind und zusehen. Das erhöht zusätzlich das Sozialprestige!

Seine Witze sind noch nach 17 Kilometern tiefenentspannt. Obwohl wir zügig unterwegs sind, fünf Minuten pro Kilometer. Macht 12 km/h.

Der amerikanische Anthropologe David Raichlen von der Universität Arizona glaubt, eine Erklärung dafür gefunden zu haben, warum Sport und Gehirn so eng verkoppelt sind. Entscheidend war ein Entwicklungssprung, den unsere Ahnen vor rund zwei Millionen Jahren vollzogen: Um auf der Jagd stundenlang große Strecken zurücklegen zu können, steigerte der Urmensch seine Ausdauerleistung. Dies veränderte den Stoffwechsel – und quasi als Nebeneffekt vergrößerten sich durch die körperliche Aktivität einige Hirnregionen, was wiederum die kognitiven Fähigkeiten verbesserte.

Die Evolutionsmedizin, glaubt Raichlen, könne aber auch erklären, warum Sport das Gehirn gesund halte: Regelmäßige Bewegung vermindert die Ablagerung von schädlichen Plaques im Gehirn – und damit das Risiko für geistigen Verfall.[24] Möglicherweise liegt daher in der Stammesgeschichte des Menschen sogar die Antwort auf die Frage, warum Menschen an Burnout erkranken. Unser Gesamtsystem hat sich in einem langen evolutionären Prozess so eingerichtet, dass es nicht nur physisch Leistung erbringt, sondern auch kognitiv – vorausgesetzt, dass es gewartet wird. Nicht die Menge Arbeit macht uns folglich krank, sondern die fehlende Wartung. Sie kommt nur durch Bewegung in Gang. Raichlens Theorie dürfte daher für jeden beanspruchten Geist gelten: Wer rennt, hält sein Gehirn sauber.

Herr Wessinghage, ein Freund von mir macht Yoga und behauptet, ich würde laufend nichts anderes tun als er. Und ich muss zugeben, ein bisschen was Meditatives ist schon dabei. Vor allem am Berg.

Ein Arztkollege aus einem buddhistischen Umfeld widersprach mir einst:»Was Sie machen, ist nicht Entspannung, sie sind rastlos!« Als wir fünf Jahre zusammengearbeitet hatten, kam er eines Tages zu mir und sagte:»Ich habe mir das so oft überlegt. Sie haben recht. Eine sanfte, kontinuierliche Bewegung kommt in ihrer Wirkung der meditativen Entspannung gleich.« Es gibt nun mal verschiedene Typen. Nicht jeder mag meditieren, nicht jeder laufen, weil ihm vielleicht das Knie weh tut. Meine Devise ist: Jedem das Seine. Aber irgendein Fenster, das brauchen wir alle.

6
Perfekt leben – mit Stress

Entschleunigung scheint den modernen Menschen voranzubringen. Stillstand ist offenbar der einzige Weg, um weiterzukommen. Das klingt paradox. Aber es steht in allen Ratgebern. Das Hilfsangebot für stressgeplagte Menschen ist riesig – aber erschreckend monoton. Es besteht aus einem gigantischen Arsenal von Entschleunigungsmöglichkeiten: Ich soll mich hinsetzen, verweilen, achtsam innehalten, die Augen schließen, in mich hineinhören. Man rät mir zu Meditation, mal anthroposophisch, mal transzendental, mal buddhistisch. Oder ich soll in bewusstseinserweiternden Körperstellungen mit verknoteten Beinen temporeduziert atmen.

Wahrscheinlich würden mir dieselben Autoren auch raten, eine meiner Gewohnheiten zu ändern: Naht der öffentliche Bus, den ich erreichen will (oder steht er sogar schon an der Haltestelle), dann pflege ich in Vollsprint überzugehen. Ich bevorzuge es grundsätzlich, Busse zu erreichen, statt ihre Rücklichter zu betrachten. Genauso die U-Bahn: Ist sie zu erwischen, dann will ich sie erwischen. Und nehme dafür in Kauf, in Stress zu geraten. Fast alle Ratgeber jedoch empfehlen mir, die nächste Bahn zu nehmen. Die Zeit, die ich dadurch verliere, soll ich als »gewonnene Zeit nutzen«. Fünf Minuten zum Innehalten und Nachdenken.

Ohne mich. Es ist zwar gut zu wissen, dass mir diese Möglichkeiten offenstehen. Sollte ich irgendwann (noch vor meinem Tod) mental und körperlich zur Ruhe kommen wollen, dann werde ich die Variationsbreite an Stand-by-Zuständen gerne nutzen. Noch aber bin ich froh, wenn ich meinen Seelenfrieden ohne Vollbremsung finden kann. Ohne Einkehr, Leerlauf oder Stagnation. Denn als Alternative gibt es ausreichend Stressoren, die es gut mit mir meinen: Sie sind gesund, machen glücklich, gelassen und stark. Sie können all das auch, was mir die esoterischen Bremstechniken versprechen.

Sogar mein Freund Uli, ein langjähriger Buddhist und erfahrener Meditationsjünger, hat mir unlängst eröffnet, dass er zu einer erstaunlichen Überzeugung gelangt sei: Er sehe keinen grundsätzlichen Unterschied darin, ob er das Bewusstsein auf seiner Yogamatte erweitere, ein anderer Freund dagegen tagelang durch den Wald streife und Pilze sammle und ich wiederum im zügigem Galopp einen Alpengipfel erklimme. Der Buddhist, der Pfifferlingsjäger, der Bergläufer – wir alle drei erreichen auf leidenschaftliche Art und Weise einen Zustand maximaler Entspannung. Ich bin daher zu der Überzeugung gelangt, dass es weder auf die Matte noch den Pilz oder gar die Turnschuhe ankommt, sondern auf die Leidenschaft, die wir aufbringen. Manche Menschen wecken ihre Leidenschaft eben mit Stress. Mich macht es glücklich, den Bus erwischt zu haben.

Betrachten wir noch einmal, was jeweils im Körper passiert. Beim Meditieren, Pilzesammeln und Berglaufen erkennen wir große Unterschiede zwischen den unterschiedlichen Methoden der Glückssuche. Während Buddhist Uli seinen Organismus beim Meditieren dimmt, drehe ich auf. Damit sorge ich für Abläufe im Körper, die erst einmal ungesund klingen: Ich traumatisiere meine Muskulatur. Wenn ich trainiere, passiert nämlich Folgendes: Es entstehen nicht neue Muskelfasern, sondern dickere. Indem ich sie über ihr normales Leistungsniveau hinaus beanspruche, verletze ich sie. Ich sorge für Mikrotraumata und damit für einen sogenannten Belastungsstimulus. Repariert mein Körper danach die malträtierten Zellen der Fasern, dann verbreitern sie sich, weil zusätzliche Proteine eingelagert werden: als Anpassung an die Mehrbelastung.

Muskelhypertrophie nennt man diese Vergrößerung des Muskelquerschnitts. Letztlich ist es also Stress, der das Dickenwachstum der Muskeln in Herz, Wade und Oberschenkel anregt. Er sorgt dafür, dass ich stärker, ausdauernder und durch die Möglichkeit, immer weiter und weiter zu rennen, noch tiefenentspannter werde.

Auf diese Weise erhöhe ich meine Resilienz; ich mache mich stressresistent, indem ich mich stresse. Und ich beuge Krankheiten vor. Dabei treibe ich es noch nicht mal auf die Spitze. Ich könnte ja noch auf High Intensity Training umsteigen: Mit hochintensiven, aber sehr kurzen Belastungen quälen sich vor allem Kraftsportler. Oft so sehr, dass sie mehrwöchige Regenerationszeiten brauchen, bis der Körper die Stressschäden repariert hat.

Als Ausdauersportler wähle ich den Mittelweg. Jeder Läufer weiß, dass sich mit niedrigintensiven, aber ultralangen Trainingsläufen die Leistung irgendwann nicht mehr steigern lässt. Er legt erst wieder einen Zacken zu, wenn er hochintensive Übungseinheiten in sein Training einbaut: Intervallläufe oder 30-Sekunden-Sprints. Ich wähle einen weniger systematischen Weg, um meinen Muskeln Abwechslung vom Trott stundenlanger Waldläufe zu bieten: einmal pro Woche Hallenfußball. Physiologisch betrachtet, schenke ich mit den schnellen Sprints nach dem Ball meinen Knochen, Muskeln und Knorpeln aufbauende Stresserlebnisse. Und wenn ich danach noch zum Bus sprinte: gleich noch eine Trainingsschicht.

Da intensive Einheiten nicht nur den Muskeln helfen, sondern auch den Zuckerstoffwechsel und die Blutfettwerte positiv beeinflussen, findet Intervalltraining sogar medizinische Anwendung. Laut Andreas Nieß, Sportmediziner am Universitätsklinikum Tübingen, hilft kurzzeitiger Drill »Patienten mit dem metabolischen Syndrom oder einer chronischen Herzinsuffizienz«. Sie erleiden dabei Mikrotraumata in den Muskelfaserzellen – na und? Dies hilft ihnen mehr als Schonung. Genauso Arthrosekranken: Ihre maladen Gelenke ruhig zu stellen hält Ingo Froböse vom Zentrum für Gesundheit der Deutschen Sporthochschule Köln für Unsinn. »Gerade bei Arthrose sollte man sich bewegen.« Denn Knorpel werden nicht mit Blut versorgt, sondern müssen »gewalkt«, also mechanisch gestresst werden. »Gleiches gilt übrigens für Bandscheiben«, sagt Froböse.[1]

Der Sport liefert beileibe nicht die einzigen Beispiele, dass wohldosierte und gezielte Anwendung von Stressformen uns helfen, gesund zu bleiben oder gesund zu werden. Die Psyche profitiert genauso wie die Wadenmuskulatur. Stress hilft in der Trauma-Therapie oder gegen Phobien. Einerseits unmittelbar, indem etwa das Stresshormon Cortisol den Abruf von Erinnerungen erschwert. Andererseits indirekt. »Wir wissen, dass Stress die Verfestigung von neuen Erinnerungsinhalten verstärkt«, sagt Oliver T. Wolf von der Ruhr-Universität Bochum.

Darin liegt der Grund, warum Schreckensereignisse so hartnäckig in Erinnerung bleiben: Sie brennen sich durch den Stress, den sie mit sich bringen, förmlich ins Gedächtnis ein. Diesen Effekt kann man nutzen, indem man negative Erfahrungen mit neuen, positiven Erinnerungsinhalten zu überdecken oder zu verdrängen versucht. Lernt ein Patient in der Therapie, dass ihm eine Spinne nichts tut oder Höhe ihn nicht umbringt, so speichert er dieses Erfolgserlebnis nachhaltiger, wenn er gleichzeitig mit Psychostress, Kältestress oder mit der Einnahme von Cortisol in Aufregung versetzt wird.[2] Einen Monat nachdem Leila M. Soravia von der Universitätsklinik und Poliklinik für Psychiatrie in Bern Spinnenphobiker mit Hilfe von Cortisol therapiert hatte, reagierten sie noch immer deutlich entspannter auf das achtbeinige Getier als die Mitglieder einer Placebogruppe, die ohne Stresshormone behandelt worden waren.[3] Genauso reagierten Höhenängstliche in einem Experiment der Universität Basel. Schluckten sie eine Stunde vor ihrer Konfrontationstherapie eine Cortisoltablette, hielt die Wirkung länger an.[4]

Sogar Patienten mit posttraumatischer Belastungsstörung reagierten positiv auf die Behandlung mit Cortisol. Sie litten deutlich seltener an Alpträumen. Und dies langsfristig: Auch nach Absetzung der Hormonzufuhr holten die traumatischen Erinnerungen die Patienten seltener ein, verglichen mit der Placebogruppe.[5]

In seinen eigenen Untersuchungen zeigte sich, dass sich belastende Erinnerungen nicht völlig aus dem Gedächtnis ausradieren lassen. Aber Oliver Wolf ist überzeugt, dass Stressoren und Stresshormone wohldosiert Psychotherapien ergänzen können: »Vielleicht tragen unsere Ergebnisse dazu bei, dass das Verlernen generell effektiver gelingt.«[6]

Eine Behandlung, die sich im Fall von Depressionen längst etabliert hat, ist der Schlafentzug. »Auch hier passiert nichts anderes als eine Stressreaktion. Dahinter steckt die Idee, dass Stress ein Stimmungsaufheller sein kann«, sagt Lars Schwabe von der Universität Hamburg.

Sogar gegen Drogensucht hilft Stress. Marc Walter und Dominique de Quervain von der Universität Basel vermuten, dass auch hier der gedächtnisdämpfende Effekt von Cortisol am Zuge ist – wie bei Angst- und Traumapatienten. In diesem Fall wird das Suchtgedächtnis vom Stresshormon gehemmt: Die Forscher konnten das Verlangen heroinsüchtiger Patienten um durchschnittlich 25 Prozent reduzieren. Sie gehen davon aus, dass sich das Stresshormon genauso positiv bei Nikotin-, Alkohol- oder Spielsucht auswirkt.[7]

Vermutlich hilft nicht allein die Gedächtnisdämmung beim Kampf gegen Süchte, sondern zusätzlich die Fähigkeit von Stresshormonen, wie Drogen zu wirken. Wer im Sport, bei der Arbeit oder in der wohltuenden Hektik der Vorfreude Adrenalin und Endorphine ausschüttet, aktiviert wie der Junkie und der Trinker das Belohnungszentrum. Um nachhaltig eine zerstörerische Sucht zu bekämpfen, kann man sich daher getrost ein bisschen süchtig machen: nach der Arznei aus dem körpereigenen Drogenschrank.

Einen solchen Kick empfiehlt sogar der Verein »Keine Macht den Drogen« (KMDD). Auf seiner Website empfiehlt er, nicht den Rauschversprechen von Opiaten oder Alkohol zu erliegen. Erstaunlich pragmatisch legt KMDD den Lesern nahe, sich ruhig an den Adrenalinjunkies unter den Extremsportlern zu orientieren. Die belohnen sich nach überstandener Gefahr mit Euphorie. Genauso könne sich jeder seine Angstgefühle besorgen – um danach in Glücksgefühlen zu schweben: »Um ein zufriedenes Leben zu führen, muss es berauschende Situationen geben. Dazu ist es allerdings nicht nötig, sich in Situationen zu begeben, die gefährlich sind und die Gesundheit gefährden.«[8] KMDD rät daher zu moderaten Aktionen, mit denen jeder zu einem kleinen Adrenalinjunkie werden kann. Jede angstauslösende Situation sei dafür geeignet: einen Vortrag halten, eine Gehaltserhöhung fordern, einem anderen Menschen seine Gefühle zu offenbaren, eine kontroverse Meinung zu vertreten oder ein Fest zu organisieren.

Jede dieser Stress-Situationen habe Rauschpotenziale, »aber nur wenn ich meine Gefühle dabei zulasse«. Man werde nervös und zittrig und der Atem gehe stoßweise, aber wer diese Situationen meistere, könne »nach deren Ende einen Rauschzustand erleben, der durch das Überwinden der Angst entsteht. Es ist ein positiver Rauschzustand der Euphorie.« So lautet die Empfehlung der Drogengegner, um Drogen (körpereigene) optimal zu nutzen.

Stress liefert sogar ein Rezept zum Abnehmen. Es ist ganz einfach: Man verwende Kältestress. Denn wie viel Energie unser Körper verbraucht, hängt wesentlich vom Sympathikus ab, der die Stressreaktion ankurbelt. Erregen wir ihn, beschleunigt er den Herzmuskel. Der Stoffwechsel kommt in Schwung, der Energieverbrauch steigt. Alexander Pfeifer vom Institut für Pharmakologie und Toxikologie des Universitätsklinikums Bonn, hat auf diese Weise zumindest schon mal Mäusen eine Schlankheitskur ermöglicht. Ordentlich durchgekühlt wandelten sie kältegestresst die für Speckröllchen typischen weißen Fettzellen in braune um, die daraufhin als Heizaggregate die Körpertemperatur stabilisierten. Da die Mäuse binnen zehn Tagen 10 Prozent ihrer Fettmasse verheizten, sehen die Forscher in der Methode einen »interessanten Ansatzpunkt zur Behandlung der Fettleibigkeit«.[9] Denn auch Menschen wandeln unter

Temperaturstress schlechte weiße Fettzellen in gute braune um und verbrauchen danach mehr Energie. Dies hatten Forscher der University of Texas Medical Branch in Galveston im Jahr 2015 an Verbrennungsopfern beobachtet, die einen Großteil ihrer Haut verloren hatten und darüber in Kältestress geraten waren.[10]

Kurzum: Stress hat das Zeug zum Lebenselixir. Es gibt kaum einen Bereich in unserem Leben, in dem der Lebensretter uns benachteiligt. Wie fast alle Stoffe können Stresshormone Balsam sein und zum Gift werden. Erst bei Missbrauch schadet die Reaktion, in angemessener Dosis wirkt sie wohltuend. Sogar im Beruf kann man getrost eine Schippe Stress draufpacken – solange man dies in einem überschaubaren zeitlichen Rahmen tut und nicht zur Maxime für einen Vierjahresplan erklärt.

Da eine intensivere Stressreaktion auch einen stärkeren Beruhigungseffekt im Nachhinein bewirkt, liefert Stress ein Maximum an Entspannung: Auf diese Weise hilft Stress gegen Stress. Wer sich seine Wirkung vergegenwärtigt und Herzklopfen und Stotterstimme als gewöhnungsbedürftige Folge einer beabsichtigten Hilfestellung versteht, hat keinen Grund mehr, wegen Stress gestresst zu sein.[11]

Aus diesem Grund raten Experten zu mehr Gelassenheit gegenüber dem Stress. Der Pionier der Stressforschung, Robert Sapolsky, hat wie kaum ein anderer Stressschäden dokumentieren können – und pocht umso vehementer darauf, die Unterschiede zwischen akutem und chronischem Stress zu beachten. »Was uns auf die Gesundheit schlägt, sind mit überwältigender Mehrheit die Effekte von chronischem Stress.«

Nicht die einzelne, sondern die wiederholte Erfahrung massiver Stressoren beeinträchtigt die Reorganisation von Gehirn und Geist. Nur wer seine Verteidigungslinie permanent in Aktion versetzt, verinnerlicht quasi den Stress und sorgt dafür, dass die HPA-Achse (Hypothalamus, Hirnanhangdrüse, Nebennierenrinde) die Funktionstüchtigkeit des Gehirns beeinträchtigt,

Depressionen verursacht, das Immunsystem schwächt und über epigenetische Effekte im Erbgut Spuren hinterlässt.

Sogar wenn langanhaltende Stressphasen meinem Gehirn zugesetzt haben, brauche ich nicht meine Ruhe zu verlieren. Denn Schäden im Nervensystem sind weitgehend reversibel. Wissenschaftler staunen mittlerweile über die Fähigkeit unseres Denkorgans, sich zu regenerieren: »Das Gehirn kann sehr plastisch, also wandelbar reagieren«, sagt etwa Eberhard Fuchs vom Deutschen Primatenzentrum in Göttingen: »Stress ist ein reversibler Prozess.«[12]

Conor Liston, Neurologe von der New Yorker Cornell-Universität, lieferte dazu eine wegweisende Studie: Er setzte eine Gruppe von 20 Studenten so lange heftigem psychosozialem Stress aus, bis die Hirnscans starke Beeinträchtigungen im präfrontalen Cortex, dem Stirnhirn, zeigten. In Tests schnitten sie auch tatsächlich schlechter ab als Studenten, die dem Langzeitstress nicht ausgesetzt waren. Doch schon nach einem Monat hatte das Gehirn die Schäden wieder behoben.[13]

Wir haben also nicht nur eine gut entwickelte Fähigkeit zur Allostase – damit ist jener von Stresshormonen angeschobene Prozess gemeint, der uns wieder in den Normalzustand, die Homöostase, versetzt. Wir sind auch langfristig ein stabiles System und müssen nicht, wie der US-Stressforscher Bruce McEwen sagt, »dauerhaft das Opfer unseres in die Irre geleiteten Gehirns sein«.[14]

Stress ist also nicht der Totengräber unserer Gesundheit. Im Gegenteil, er rüstet die einzelne Zelle für den Wettstreit der Evolution. Er hilft uns, ein Leben lang Gefahren zu trotzen, und sogar gegen Ende des Lebens spielt er seine positive Kraft aus, indem er uns frisch hält. Wer sich für Wochen ins Bett legt, fördert umgehend den Muskelschwund. Genauso bauen Menschen geistig ab, wenn sie nicht mehr gefordert werden. »Ein gewisses Maß an Stress gehört zu einem guten Leben«, sagt daher Ursula Staudinger. Die Psychologin forscht an der Columbia University in New York und hält es für komplett falsch, im Alter auf Strapazen zu verzichten.

Die Rente komme für viele zu einem ungünstigen Zeitpunkt: »Eine herausfordernde Tätigkeit würde das Risiko, später an Demenz zu erkranken, stark verringern.« Der Zusammenhang von frühem Ruhestand, fehlender Aktivität im Rentenalter und Krankheiten wie Alzheimer lasse sich in Studien nachweisen. Erst nach Jahren spüre man den Verfall der Gesundheit. »Leider ist es dann oft zu spät.«[15]

Man kann sogar Stress und Unordnung als die eigentlichen Stabilisatoren des Lebens betrachten. Für Nassim Nicholas Taleb, Wirtschaftswissenschaftler an der New York University, sind Stressoren eine Gefahr für fragile, nicht jedoch für antifragile Systeme. In seinem Buch *Antifragilität* legt er dar, wie wir von Unsicherheit, Unordnung und dem Unbekannten profitieren und »dass der Weg zur Robustheit mit einer Schädigung in kleinem Umfang beginnt«.[16] Er erklärt das am Beispiel der Hormesis. Dabei handelt es sich um einen Begriff aus der Pharmazie. Hormesis bedeutet: Eine kleine Dosis einer schädlichen Substanz hat einen positiven Effekt auf den Organismus. Vorausgesetzt, man erwischt nicht zu viel davon, verbessert sie den Gesamtzustand, indem sie eine Überreaktion hervorruft. Dieses Prinzip ist seit der Antike bekannt, wissenschaftlich beschrieben wurde es 1888 durch den Toxikologen Hugo Schulz. Ihm war aufgefallen, dass ein wenig Gift das Wachstum der Hefe stimuliert. Taleb schreibt, dass einige Forscher sogar die Ansicht vertreten, der gesundheitliche Nutzen von Gemüse liege weniger in den Vitaminen, sondern vielmehr darin, dass sie sich mit Gift vor Fressfeinden schützen. Mit einer Gemüselasagne würden wir also nichts anderes tun, als uns chemischen Stressoren auszusetzen zum Vorteil für unsere Gesundheit.

Diese Theorie ist noch nicht belegt. Das Prinzip aber kennen wir aus vielen Bereichen der Medizin, zum Beispiel von Impfungen. Es erklärt auch, warum viele Angehörige der Welt-

kriegsgeneration zwar jahrelang darben und extreme Kalorien-
engpässe überleben mussten, diese Ernährungsbiographie aber
ein langes Leben begünstigt hat: »Zu regelmäßiges Essen ist
schädlich, es entzieht dem Menschen den Stressor Hunger und
führt unter Umständen dazu, dass er nicht sein gesamtes Potenzial ausschöpfen kann; Hormesis bewirkt also auch, dass beim
Menschen die natürliche Balance von Ernährung und Hunger
wieder hergestellt wird«, schreibt Taleb. Das bedeutet: Stressoren ausgesetzt zu sein und sich mittels Stressreaktion wieder in
den Normalzustand zu versetzen wäre der biologische Normalfall. Räumen wir indes alle lebensnotwendigen Stressoren aus
dem Weg und führen ein stressarmes Leben, so schadet uns dies.
Wir brauchen ein gewisses Maß an Unruhe, um uns und unsere
Systeme fit zu halten.

Das Gehirn schaltet sofort einen Gang höher, wenn wir gezwungen sind, uns anzustrengen. Manche Menschen können
besser denken, wenn um sie herum nicht Grabesstille herrscht,
sondern Geräusche einen gewissen Widerstand bieten, so dass
sie sich konzentrieren müssen. Wer ständig einen Dolmetscher
im Schlepptau hat, lernt kaum eine Sprache. Dieses Prinzip gilt
für Geist und Körper gleichermaßen. Denken wir an das nach
dem Berliner Anatomen und Chirurgen Julius Wolff benannte
Wolffsche Gesetz von 1892: Es besagt, dass Knochen sich aufbauen und an Festigkeit zunehmen, wenn sie belastet werden.
Das Gegenteil jedoch schadet ihnen. Werden sie gar nicht oder
zu wenig belastet, werden sie schwächer.

Das eben ist der Unterschied zwischen biologischem Leben
und einer Maschine: Maschinen »leiden« irgendwann unter den
Folgen von Materialermüdung, während unser »Material« sich
durch Belastung stabilisiert und sogar aufbaut. Anders als ein
Roboter schonen wir uns nicht, indem wir uns möglichst wenig
Betriebsstunden auferlegen, sondern indem wir uns Stressoren
aussetzen und dazwischen Erholungszeiten einbauen.

Für den Wirtschaftswissenschaftler Taleb haben Stressoren

einen großen Lerneffekt. Sie gehören zu den wichtigsten Informanten überhaupt.»Irrtümer und ihre Folgen sind Information. Für ein Kleinkind, dessen logisches Denkvermögen noch nicht sehr ausgeprägt ist, ist Schmerz das einzige Informationssystem, das ihm vermittelt, wie es mit Risiken umzugehen hat.«[17] Taleb geht sogar noch einen Schritt weiter. Der Untergang der Titanic und der Absturz des TWA-Flugs 800 waren Stressoren – sie haben die Schifffahrt und den Flugverkehr sicherer gemacht. Der New Yorker Professor meint dies nicht im Geringsten zynisch. Vielmehr will er auf den Nutzen hinweisen, den Gesellschaften aus dem Unvorhergesehenen und Tragischen ziehen können.

Kennen Sie Harry Mulisch? Der niederländische Schriftsteller hat mit seiner Erzählung *Die Grenze* ein sehr beklemmendes Prosastück geschrieben. Er beschreibt in Form eines Briefes an »Ihre Majestät, die Königin«, was Joachim Lichtbeelt, 61 Jahre, und seiner Ehefrau A. F. Lichtbeelt widerfahren ist: Lichtbeelt fuhr in den Straßengraben, seine Frau verletzte sich dabei schwer. Aus diesem Zwischenfall wurde eine Tragödie, weil der Straßengraben auf der Grenze zwischen zwei Städten lag, so dass beide Kommunen sich für nicht zuständig erklärten, die verletzte Frau zu retten. Der eigentliche Grund aber, warum die Frau wochenlang liegen blieb und starb, war die Unfähigkeit von Joachim Lichtbeelt, eine Stressreaktion zu zeigen. Seelenruhig und nicht ohne Empathie blieb er bei seiner verletzten Frau, baute sogar ein notdürftiges Zelt um sie herum, nahm aber die Erklärungen der Sanitäter einfach hin, die aus juristisch-politischen Gründen sich außerstande erklärten, Hilfe zu leisten. So duldete Lichtbeelt, dass seine Frau im Straßengraben sterben musste – während er selbst nach und nach in den Wahnsinn fiel.

Man kann die Geschichte folgendermaßen deuten: Die Abwesenheit von Stress führt zum Tod.

Dass ein Leben ohne Stress voller Ödnis wäre, veranschaulicht uns auch ein größerer Zusammenhang. Es ist der Blick auf das Wohlbefinden des weltgrößten Stresspatienten. Obwohl es sich um einen leblosen Feststoffkörper handelt, neigt er zu einem äußerst komplexen Stressverhalten. Es handelt sich um die Erdkruste. In der World Stress Map, der Datenbank des Deutschen GeoForschungsZentrums GFZ in Potsdam, finden sich 21 750 »Spannungsdatensätze«, aus denen sich die irdische Stresskarte zusammensetzt.

Die Folgen tektonischer Unruhe sind indes keineswegs nur zerstörerisch. Im Gegenteil. Der Stress, den die afrikanische Platte verursacht, seit sie gegen Europa drückt, hat die Mittelmeerregion oft durchgeschüttelt. Das Resultat sind die Alpen – die größte und schönste Erholungslandschaft Europas.

Dank

Mein Dank geht an:

- all die Wissenschaftler, Kulturschaffenden, Freunde, Risikosportler, Fußball- oder Musikenthusiasten, die sich Zeit genommen haben, um mir im Labor, in der Mittagspause, bei Tag und in durchzechter Nacht Rede und Antwort zu stehen. Speziell möchte ich das Team von Oliver T. Wolf an der Ruhr-Universität Bochum hervorheben. Der Kognitionspsychologe und seine Mitarbeiter haben mir nicht nur von ihrer Arbeit erzählt, sondern mich in Stresstests derart unter Druck gesetzt, dass ich Tage brauchte, bis mein Cortisolspiegel wieder in Sichtweite war.

- den Zeitverlag und das Wissenschaftsressort der *ZEIT*, die mir die Möglichkeit einer Auszeit zum Schreiben dieses Buchs gegeben haben.

- alle Kollegen in der Redaktion, von deren Sachkompetenz ich profitieren durfte. Besonders Harro Albrecht, mein Wissen-Kollege bot mir erst Anschauung, wie man so etwas macht (ein Buch schreiben), und half danach mit Support beim Computerkauf, beim Beschaffen von Lakritz und beim Auflegen der Gewichte an der Langhantel. Hanno Rauterberg aus dem Feuilleton ist mit seinem weitläufigen kulturgeschichtlichen Wissen eine sichere Quelle der Inspiration. Ulrich Ladurner aus der Politik machte mir mit seiner Maxime »Meter machen« immer wieder von neuem Mut, nicht zu grübeln, sondern gefälligst weiterzuschreiben – in Analogie zum gepflegten berndeutschen Bonmot aus meiner alten Heimat Schweiz: »Gring ache u seckle!«

- meinen Lektor Jürgen Bolz für die Fokussierung in entscheidenden Momenten. Und für die nachsichtige Betreuung in turbulenten Schreib- und Lebensphasen.

- meine Agentin Barbara Werner, deren Bedeutung weit darüber hinausgeht, für mich einen Vertrag ausgehandelt zu haben.

287

- Bärbel Koppe und Manfred Jürgens für zuverlässig verrückte Abende und die Möglichkeit, in diesem Buch Ulrich Tukur auftreten zu lassen.

- Andreas Lebert, der als Chefredakteur des Magazins ZEIT Wissen den Anstoß gab, das Thema Stress neu zu denken – und mir empfahl, in München den Künstler Flatz aufzusuchen.

- Meral Kutsan, die mich schon im Vorfeld stets unterstützt hat, ein solches Projekt in Angriff zu nehmen. Dieser Dank gilt ebenso ihren Eltern Ursula und Boran, die aus der Ferne dem Gelingen entgegengefiebert haben.

- meine Schwester und meinen Schwager, Monika und Peter Rehnelt. Sie selbst hatten nie den Mut oder die Muße, mit ihren fünf Kindern gefährliche Bahnen in Freizeitparks aufzusuchen. Aus diesem Grund schickten sie jahrelang mich, den Onkel. So kam ich in den Genuss von mindestens 20 freien Fällen.

- meine Gastgeber. Barbara Stamm, Ruedi Schoch und Nino (alias »Freds di Zurigo«) beherbergten mich in der Schweiz, Hedda und Torsten Kiehne auf St. Pauli, und bei Thomas Kühl, dem Unstressbaren, durfte ich viereinhalb Monate lang schreibender Gast in seinem Ottenser Büro sein (inklusive Liegemattenbenutzung).

- Bettina Tschaikowski, der Vertrauten in allem.

- Anja Nieuwenhuizen und Julia Nolte, den für jedes Anliegen offenen Herzzentren im Wissensressort der ZEIT.

- Anton Weilenmann in memoriam. Als Lehrer schenkte er mir vor 30 Jahren eine Postkarte des Winterthurer Künstlers Martin Schwarz mit einem Sinnspruch, dessen Weisheit mich bis heute in jedem größten Stress aufrecht hält: »Ich mache immer alles richtig.«

- meinen Lauf- und Fußballfreund Dirk Lau. Als ich im Vollstress die Deadline für dieses Buch Woche um Woche hinausschob, verschaffte er seinem Ärger über mein Abtauchen immer lauter Luft: »Mach endlich dein Buch fertig, langsam nervt's.«

- Alexandra Kardinar, der leidenschaftlichen Kämpferin in größtmöglicher Nähe. Sie zeigte mir, dass es möglich ist, ständig unter Strom zu sein und trotzdem die Fröhlichkeit am Leben zu halten.

Anmerkungen

Über dieses Buch

1 Umfrage zu Neujahr: Deutsche wünschen sich weniger Stress, in: Der Nordschleswiger, Online, 21. Dezember 2015, www.nordschleswiger.dk/news-details1/36/88016?newscatid=47&h=Umfrage-zu-Neujahr:-Deutsche-wünschen-sich-weniger-Stress (zugegriffen am 1.2. 2016).

2 Baurand, Pierre-Emmanuel, et al., Differential Expression of Metallothionein Isoforms in Terrestrial Snail Embryos Reflects Early Life Stage Adaptation to Metal Stress, in: PLoS ONE 10(2), 23. Februar 2015, http://journals.plos.org/plosone/article?id=10.1371/journal.pone.0116004 (zugegriffen am 1.2. 2016).

3 Kiep, Victoria, et al., Systemic cytosolic Ca^{2+} elevation is activated upon wounding and herbivory in Arabidopsis, in: New Phytologist. 207 (4), 2015, S. 996–1004.

4 Kis-Papo, Tamar, et al., Genomic adaptations of the halophilic Dead Sea filamentous fungus *Eurotium rubrum,* in: Nature Communications 5, 2014, http://www.nature.com/ncomms/2014/140509/ncomms4745/pdf/ncomms4745.pdf (zugegriffen am 1.2. 2015).

5 Brost, Marc; Wefing, Heinrich, Geht alles gar nicht – Warum wir Kinder, Liebe und Karriere nicht vereinbaren können, Reinbek 2015.

1
Annäherungen

1 Batthyany, Sacha, Stirb langsam, in: Süddeutsche Zeitung Magazin Nr. 21/2012.

2 Heinrichs, M.; Stächele, T.; Domes, G., Stress und Stressbewältigung, in: Fortschritte der Psychotherapie, Band 58, 2015, S. 1.

3 Vos, T. et al., Global, regional, and national incidence, prevalence, and years lived with disability for 301 acute and chronic diseases and injuries in 188 countries, 1990–2013: a systematic analysis for the Global Burden of Disease Study 2013, in: The Lancet, Volume 386, No. 9995, S. 743–800, 22. 08. 2015.

4   Heinrichs, M.; Stächele, T.; Domes, G., Stress und Stressbewältigung, in: Fortschritte der Psychotherapie, Band 58, 2015, S. 5.

5   Lohmann-Haislah, Andrea, Bundesanstalt für Arbeitsschutz und Arbeitsmedizin, Stressreport Deutschland 2012 – Psychische Anforderungen, Ressourcen und Befinden, Dortmund/Berlin/Dresden 2012.

6   Freudenberger, H. J., Staff burn-out. *Journal of Social Issues, 30*, 1974, S. 159–165. Ginsburg, S. G., The problem of the burned out executive. *Personnel Journal, 53*, 1974, S. 598–600.

7   Burisch, Matthias, Das Burnout-Syndrom, 6. Auflage, Springer-Verlag, Berlin und Heidelberg 2014, S. 6.

8   Urban, Adrian, Burn-out überwinden für Dummies, 2014, S. 29.

9   Landelijke Vereniging van Eerstelijnspsychologen (LVE), Nederlands Huisartsen Genootschap (NHG), Ned erlandse Vereniging voor Arbeids- en Bedrijfsgeneeskunde (NVAB), één lijn in de eerste lijn bij overspanning en burnout, Amsterdam und Utrecht, 2011.

10 Burisch, Matthias, Das Burnout-Syndrom, Berlin und Heidelberg, 2014, S. 26–29.

11 Burnout – eine Erkrankung?, Burnout Fachberatung, http://www.burnout-fachberatung.de/burnout-syndrom/burnout-erkrankung.htm (zugegriffen am 30. 11. 2015).

12 Rangnick, Ernährung für Burnout verantwortlich, in: 11 Freunde – Magazin für Fußballkultur, http://www.burnout-fachberatung.de/burnout-syndrom/burnout-erkrankung.htm (zugegriffen am 30.11.2015).

13 Die Bibel, 1. Könige 19,4.

14 Die Bibel, 2. Mose 18,17-18, vgl.: Burisch, Matthias, Das Burnout-Syndrom, Berlin und Heidelberg 2014, S. 4.

15 Die Bibel, 4. Mose 11,11-15, vgl.: Burisch, Matthias, Das Burnout-Syndrom, Berlin und Heidelberg, 2014, S. 4.

16 zitiert nach: Burisch, Matthias, Das Burnout-Syndrom, Berlin und Heidelberg, 2014, S. 4.

17 zitiert nach: Blech, Jörg, Die Psychofalle, Frankfurt am Main, S. 158.

18 zitiert nach: Burisch, Matthias, Das Burnout-Syndrom, Berlin und Heidelberg, 2014, S. 4–5 (Seite 586–590 im Zauberberg).

19 Weber, Christian, Die Burn-out-Hysterie. Süddeutsche Zeitung, 22./23.10. 2011.

20 Albrecht, Harro, Burn-out, in: Die Zeit Nr. 49/2011.

21 Albrecht, Harro, Burn-out, in: Die Zeit Nr. 49/2011.

22 Dhabhar, Firdaus S., et al., Short-term stress enhances cellular immunity and increases early resistance to squamous cell carcinoma, in: Brain Behave Immun. 24(1), 2010, S. 27–37.

23   Viswanathan, Kavitha; Dhabhar, Firdaus S., Stress-induced enhancement of leukocyte trafficking into sites of surgery or immune activation, in: Proc Natl Acad Sci U S A, 102 (16), 2005, 5808–5813.

24   Universitätsklinikum Jena, Pressemitteilung 05.10.2009, www.uniklinikum-jena.de/-p-13538.html?rewrite_engine=id (zugegriffen am 30.11.2015).

25   Gesund altern: »Der Einfluss der Gene liegt bei hundert Prozent«, in: Spiegel Online, 10.10.2013, http://www.spiegel.de/gesundheit/ernaehrung/gesund-alt-werden-warum-stress-das-leben-verlaengert-a-927074.html (zugegriffen am 30.11.2015).

26   Keller, A., et al., Does the perception that stress affects health matter? The association with health and mortality. Health Psychology, 33(5), (2012). 677–684.

27   McGonigal, Kelly, How to make stress your friend, https://www.ted.com/talks/kelly_mcgonigal_how_to_make_stress_your_friend (zugegriffen am 30.11.2015), 2013.

28   McGonigal, Kelly, The Upside of Stress, London, 2015.

29   Jamieson, J. P., et al., Improving acute stress responses: The power of reappraisal, Current Directions in Psychological Science, 22(1), 2013, S. 51–56.

30   McGonigal, Kelly, 2013.

31   Dhabhar, Firdaus S., et al., Stress-induced redistribution of immune cells – from barracks to boulevards to battlefields: a tale of three hormones – Curt Richter Award winner, in: Psychoneuroendocrinology, 37(9), 2012, S. 1345–68.

32   Wolf, Oliver T., Stress and memory in humans: Twelve years of progress? Brain Res., 1293, 2009, S. 142–154.

33   Sandi, Carmen, et al., Experience-dependent Facilitating Effect of Corticosterone on Spatial Memory Formation in the Water Maze, in: European Journal of Neuroscience, 9 (4), 1997, S. 637–642.

34   Yuen, E. Y., et al., Acute stress enhances glutamatergic transmission in prefrontal cortex and facilitates working memory, in: Proceedings of the National Academy of Sciences of the United States of America, 106(33), 2009, S. 14075–14079.

35   Kirby, Elizabeth D, et al., Acute stress enhances adult rat hippocampal neurogenesis and activation of newborn neurons via secreted astrocytic FGF2, in: eLife Sciences Publications, DOI: http://dx.doi.org/10.7554/eLife.00362 (zugegriffen am 30.11.2015), 2013.

36   von Dawans, Bernadette, et al., The social dimension of stress reactivity: acute stress increases prosocial behavior in humans, in: Psychol Sci., 23(6), 2012, S.651–60.

37 https://www.youtube.com/watch?v=1pSa3Zz9zuQ (zugegriffen am 01.11. 2015).

38 Höhmann, Ingmar, »Gesunde Aggressivität gehört dazu«, in: Harvard Business Manager, Heft 2/2013.

39 Kahn, Oliver, Du packst es! Wie du schaffst, was du willst, München, 2010.

40 Sportclub Stars: Oliver Kahn, Norddeutscher Rundfunk, Sendung vom 13. November, 23.15 Uhr.

41 Klemm, Hans-Günter, Bartels: »Zur Not springe ich als Stürmer ein«, in: Kicker, 06.07.2015, http://www.kicker.de/news/fussball/bundesliga/start-seite/630299/artikel_bartels_zur-not-springe-ich-als-stuermer-ein.html (zugegriffen am 30.11.2015).

42 Höhmann, 2013.

43 Grillenberger, Markus (mag), Ibrahimovic: »Zehnmal so gut wie jeder andere«, in: Kicker, 10.11.2015, http://www.kicker.de/news/fussball/em/startseite/638981/artikel_ibrahimovic_zehnmal-so-gut-wie-jeder-andere.html (zugegriffen am 30.11.2015).

44 https://de.wikiquote.org/wiki/Diskussion:Mark_Twain (zugegriffen am 30.11.2015).

45 Willemsen, Roger, Der Star hat keine Sternstunde, in: Die Zeit, Nr. 26, 21.06.2007.

46 Schäfer, Susanne, So überwindet man Lampenfieber, in: ZEIT Wissen Ratgeber 2/2010.

47 Yerkes, R.M.; Dodson, J.D, The relation of strength of stimulus to rapidity of habit-formation, in: Journal of Comparative Neurology and Psychology, 18, 1908, 459–482.

48 Maeck, Stefanie, »Ich war immer hicke hacke voll«, in: einestages/Spiegel Online, 22.09.2015, http://www.spiegel.de/einestages/lilo-wanders-ueber-wa-h-re-liebe-ich-war-immer-hicke-hacke-voll-a-1053926.html (zugegriffen am 30.11.2015).

49 Coelho, Miguel, et al., Fission yeast does not age under favorable conditions, but does so after stress, in: Current Biology, 23(19), 2013, S. 1844–1852.

50 Natterson-Horowitz, Barbara; Bowers, Kathryn, Wir sind Tier – Was wir von den Tieren für unsere Gesundheit lernen können, München 2014, S. 22–29.

51 Grün, Gianna, Stress als Motor der Evolution, in: Handelsblatt, 25. September 2008 | NR. 187, S. 9.

52 Maier, Tobias, Sittenlose Luder werden von Anstandsdamen richtig erzogen, in: WeiterGen/ScienceBlogs, http://scienceblogs.de/weitergen/2010/07 (zugegriffen am 20.11.2015).

53 Rutherford, Suzanne; Lindquist, Susan, Hsp90 as a capacitor for morphological evolution, in: Nature, 396 (6709), 1998, S. 336–342.

54 Linneweh, Klaus, Stresskompetenz, Weinheim und Basel 2002, S. 22.

55 Kaluza, Gert, Gelassen und sicher im Stress, Berlin Heidelberg 2013, S. 21.

56 O'Leary, Maureen A., et al., The Placental Mammal Ancestor and the Post-K-Pg Radiation of Placentals, in: Science, 339 (6120), 2013, S. 662–667.

57 Schnabel, Ulrich, Wir Weltgärtner, in: Die Zeit, Nr. 3/2013.

58 Dirzo, Rodolfo, et al., Defaunation in the Anthropocene, in: Science, 345 (6195), 2014, S. 401–406.

59 Hairston N. G., et al., Natural selection for grazer resistance to toxic cyanobacteria: evolution of phenotypic plasticity? in: Evolution, Nr. 55, 2001, S. 2203–2214.

60 Backhaus, Sabrina, et al., Recurrent Mild Drought Events Increase Resistance Toward Extreme Drought Stress, in: Ecosystems, 17 (6), 2014, S. 1068–1081.

61 Parzinger, Hermann, Unsere Ahnengalerie, in: Die Zeit, Nr. 9/2015.

62 Auf der Maur, Jost, Wo ist der Wolf, in: Schweizer Familie, Nr. 13, 2014, S. 19.

63 Spitzer, Manfred, Rotkäppchen und der Stress, Stuttgart 2014, Seite 1 ff.

64 Robert M. Sapolsky, Mein Leben als Pavian – Erinnerungen eines Primaten, München 2001.

65 Williams, Neil, Structural Failure, in: Flight International, 18. Juni 1970, S. 993–994.

66 Williams, Neil, 1970.

67 Wise, Jeff, Hart auf hart: Menschen in Extremsituationen oder was mit uns passiert, wenn wir in Panik geraten, München 2010, S. 13 ff.

68 Williams, Neil, 1970.

2
Was die Wissenschaft weiß

1 http://www.geo.de/GEOlino/mensch/redewendungen/deutsch/kalte-fuesse-bekommen-55491.html (zugegriffen am 2. 12. 2015).

2 Linneweh, Klaus, Stresskompetenz, Weinheim und Basel 2002, S. 23.

3 Jänicke, Lutz, Ist das Hirn vernünftig, Bern 2015, S. 282.

4 Max-Planck-Institut für Kognitions- und Neurowissenschaften, 2011, http://www.cbs.mpg.de/press/foci/grey (zugegriffen am 2. 12. 2015).

5 Max-Planck-Institut für Kognitions- und Neurowissenschaften, 2011.

6 Kaluza, Gert, 2013, S. 26.

7 Kirschbaum, C., Hellhammer, D. H., Hypothalamus-Hypophysen-Nebennierenrindenachse. In: Enzyklopädie der Psychologie (Biologische Psychologie, Band 3): Psychoendokrinologie und Psychoimmunologie, 1999, S. 79–140.

8 Merskey, Harold; Bogduk, Nikolai, Classification of Chronic Pain, Second Edition. Part III: Pain Terms, A Current List with Definitions and Notes on Usage, Seattle 1994, S. 209–214.

9 Selye, Hans, A syndrome produced by diverse nocuous agents, in: Nature 138, 1936, S. 32.

10 Linneweh, S. 22.

11 Haurand, Christoph; Ullrich, Heiko; Weniger, Matthias, Stressmedizin – Beratung, Vorbeugung, Behandlung, Berlin 2014, S. 6.

12 Heinrichs, Markus; Stächele, Tobias; Domes, Gregor, Stressbewältigung und Burnoutprävention, Göttingen 2015, S. 21.

13 Lazarus, Richard S.; Folkman, Susan, Stress, appraisal, and coping. New York 1984.

14 Heinrichs, Markus; Stächele, Tobias; Domes, Gregor, Göttingen 2015, S. 10.

15 Haurand, Christoph; Ullrich, Heiko; Weniger, Matthias, 2014, S. 8.

16 Dickerson, Sally S.; Kemeny, Margaret E., Acute stressors and cortisol responses: a theoretical integration and synthesis of laboratory research, in: Psychological Bulletin, 130 (3), 2004, 355–391.

17 Kaluza, Gert, 2013, S. 24.

18 Sapolsky, 2001.

19 Chetty, Sundari, et al., Stress and glucocorticoids promote oligodendrogenesis in the adult hippocampus, in: Molecular Psychiatry 19, 2014, S. 1275–1283.

20 Blech, Jörg, Die Heilkraft der Mönche, in: Der Spiegel, 48/2008, S. 147.

21 Sainani, Kristin, What, Me Worry?, in: Stanford Magazine, May/June 2015, https://alumni.stanford.edu/get/page/magazine/article/?article_id= 70134 (zugegriffen am 2.12.2015).

22 Herden, Birgit, Der Sinn der Haut, in: ZEIT Wissen 4/2015.

23 Global Burden of Disease Study 2010, in: The Lancet, 380 (9859), 2012, S. 2053–2260.

24 Frances, Allen, Normal – Gegen die Inflation psychiatrischer Diagnosen, Köln 2013, S. 221.

25 Kleinman, Arthur, Culture, bereavement, and psychiatry, in: The Lancet, 379 (9816), 2012, S. 608–609.

26 Osborn, Jody; Derbyshire, Stuart W. G., Pain sensation evoked by observing injury in others, in: Pain, Nr. 148, 2010, S. 268–274.

27 Derbyshire, Stuart W. G.; Osborn, Jody; Brown, Steven, Feeling the pain of others is associated with self-other confusion and prior pain experience, in: Front Hum Neurosci., Nr. 7, 2013, S. 470 ff.

28 Mason, John W., Psychological influences on the pituitary-adrenal cortical system, in: Recent Progress in Hormone Research, Nr. 15, 1959, S. 345–389.

29 Lazarus, Richard S., Stress and Emotion. A new Synthesis, London 1999, S. 77.

30 Shafy, Samiha, Wenn die Hirnmasse schrumpft, in: Spiegel Wissen 1/2011, S. 28–33.

31 Neubauer, Katrin, Risiko für Depressionen: Stress in der Schwangerschaft hinterlässt Spuren im Baby-Hirn, in: Spiegel Online, 18.10.2013, http://www.spiegel.de/gesundheit/schwangerschaft/stress-in-der-schwangerschaft-hinterlaesst-spuren-im-gehirn-a-928555.html (zugegriffen am 4.12.2015).

32 Wise, Jeff, 2010, S. 30.

33 Sorge, Robert E., et al., Olfactory exposure to males, including men, causes stress and related analgesia in rodents, in: Nature Methods 11, 2014, S. 629–632.

34 Herman, Erno J., et al., Dynamic adaptation of large-scale brain networks in response to acute stressors, in: Trends in Neuroscience, 37(6), 2014, S. 304–14.

35 Henry, J. D., Rendell, P. G. (2007). A review of the impact of pregnancy on memory function. Journal of Clinical and Experimental Neuropsychology, 29, 793–803.

36 Levecke, Bettina, Erinnerungslücken: Warum schwanger sein vergesslich macht, in: Spiegel Online, 19.11.2015, http://www.spiegel.de/gesundheit/schwangerschaft/schwangerschaftsdemenz-keine-demenz-nur-ein-anderer-fokus-a-1063623.html (zugegriffen am 7.12.2015).

37 Ehlert, Ulrike, Gibt es eine Art Schwangerschaftsdemenz?, in: Spektrum.de,20.10.2015, http://www.spektrum.de/frage/gibt-es-eine-art-schwangerschaftsdemenz/1371774 (zugegriffen am 7.12.2015).

38 Anderson, M. A., Rutherford, M. D., Evidence of a nesting psychology during human pregnancy. in: Evolution and Human Behavior, 34, 2013, S. 390–397.

39 Anderson, Marla V.; Rutherford, Mel D., Cognitive Reorganization during Pregnancy and the Postpartum Period: An Evolutionary Perspective, in: Evolutionary Psychology, 10(4), 2012, S. 659–687.

40 Tschechow, Anton, Ein Scherz, in: Vom Regen in die Traufe – Kurzgeschichten, Berlin 1964, S. 497–501.

41 Drimalla, Hanna, Gedächtnis unter Strom, 2011, www.dasgehirn.info/denken/gedaechtnis/gedaechtnis-unter-strom (zugegriffen am 6. 12. 2015).

42 Drimalla, 2011.

3
Grenzerfahrungen

1 Anz, Thomas, Angstlust, S. 206, in: Koch, Lars, Angst – ein interdisziplinäres Handbuch, Stuttgart 2013, S. 206–217.

2 Balint, Michael, Thrills and Regressions, London 1959.

3 Anz, 2013, S. 206.

4 Lyotard, Jean-François, Das Erhabene und die Avantgarde, in: Jacques Le Rider/Gérard Raulet (Hg.): Verabschiedung der (Post-)Moderne? Eine interdisziplinäre Debatte. Tübingen 1987, S. 261. ; zitiert nach Anz, 2013, S. 207.

5 Kant, Immanuel, Kritik der Urteilskraft (1792), in: ders., Werke in zehn Bänden, Bd. 8. Hg. von Wilhelm Weischedel, Darmstadt 1983, S. 349; zitiert nach: Anz, 2013, S. 207.

6 Anz, 2013, S. 208.

7 Schiller, Friedrich, Über den Grund des Vergnügens an tragischen Gegenständen, In: Ders., Werke und Briefe in zwölf Bänden, Bd. 8. Hg. von Otto Dann u. a., Frankurt a. M. 1992, S. 239; zitiert nach: Anz, 2013.

8 Anz, 2013, S. 208.

9 Goethe, Johann Wolfgang von, Wilhelm Meisters theatralische Sendung. In: Ders., Gedenkausgabe der Werke, Briefe und Gespräche, Bd. 8. Hg. von Ernst Beutler. Zürich/Stuttgart 1961, S. 617; zitiert nach: Anz, 2013, S. 216.

10 Siegbert A. Warwitz, *Wenn Weh und Wonne wechseln.* In: ders., Sinnsuche im Wagnis. Leben in wachsenden Ringen. Erklärungsversuche für grenzüberschreitendes Verhalten. Baltmannsweiler 2001, S. 142–155.

11 Bronfen, Elisabeth, Angst im Film, S. 253, in: Koch, Lars, Angst – ein interdisziplinäres Handbuch, Stuttgart 2013, S. 251–264.

12 Anz, 2013, S. 212.

13 Teuwsen, Peer, Im Dienste des Vergnügens, DIE ZEIT Nr. 28/2013.

14 Henrichs, Bastian, Abenteuer Basejumping: von Fall zu Fall, In: mobil 08/2015, S. 64.

15 Emanuele, Uli, Wingsuit Flight Through 2 Meter Cave, In: Youtube, 2015, www.youtube.com/watch?v=-C_jPcUkVrM (zugegriffen am 10.12. 2015).

16 Base Fatality List, in: BLiNC Magazine, http://www.blincmagazine.com/ forum/wiki/BASE_Fatality_List?language=hr (zugegriffen am 8.12. 2015).

17 Eintrag zu Dean Potter, in: BLiNC Magazine, http://www.blincmagazine.com/forum/wiki/Dean_Potter?redirect=no&language=hr (zugegriffen am 8.12.2015).

18 Stalder, Philippe, Der letzte Flug von Dean Potter, in: Der Bund, online 18.05.2015, http://www.derbund.ch/sport/weitere/Der-letzte-Flug-von-Dean-Potter/story/13585905 (zugegriffen am 10.12.2015).

19 Natterson-Horowitz, Barbara; Bowers, Kathryn, Wir sind Tier – Was wir von den Tieren für unsere Gesundheit lernen können; München 2014, S. 147.

20 Zittlau, Jörg, Auch Tiere lieben einen gepflegten Rausch, Die Welt online, 21.01.12, http://www.welt.de/wissenschaft/umwelt/article13824940/Auch-Tiere-lieben-einen-gepflegten-Rausch.html (zugegriffen am 10.12.2015).

21 Tiere im Rausch, in: Greenpeace Magazin 4/2013, https://www.greenpeace-magazin.de/drogen (zugegriffen am 10.12.2015)

22 Maysenhölder, Fabian, Tiere im Drogenrausch – Interview mit dem Biologen Mario Ludwig, in: n-tv.de, 6.2.2015, http://www.n-tv.de/wissen/ Wenn-Delfine-Kugelfische-kiffen-article14460416.html (zugegriffen am 9.12.2015).

23 Natterson-Horowitz, Barbara; Bowers, Kathryn, 2014, S. 153.

24 Natterson-Horowitz, Barbara; Bowers, Kathryn, 2014, S. 161.

25 Nesse, Randolph M.; Berridge, Kent C., Psychoactive Drug Use in Evolutionary Perspective, in: Science, 278(5335), 1997, S. 63–66.

26 LeDoux, Joseph, Rethinking the emotional brain, in: Neuron, 73(4), 2012, S. 653–76.

27 Nesse, Randolph M., 1997, zitiert nach: Natterson-Horowitz, Barbara; Bowers, Kathryn, 2014, S. 163.

28 Eingeschlossene Höhlenforscher gerettet, in: Frankfurter Rundschau Online, 27.12.2009, http://www.fr-online.de/panorama/franzoesische- pyrenaeen-eingeschlossene-hoehlenforscher-gerettet,1472782,3178940.html (zugegriffen am 10.12.2015).

29 dpa/reuter, Erneut Verletzte bei Stierrennen, in: faz.net, 8.7.2015, http:// www.faz.net/aktuell/gesellschaft/pamplona-erneut-verletzte-bei-stierrennen-13692283.html (zugegriffen am 11.12.2015).

30 Vor 20 Jahren: Todesopfer bei der Stierhatz in Pamplona, in: Spiegel Online, 03.08.2015, http://www.spiegel.de/video/vor-20-jahren-todesopfer-bei-der-stierhatz-in-pamplona-video-1584537-iframe.html.

31 Amerikaner hetzen Stiere: Pamplona in Virginia, in: Spiegel Online,

26.08.2013, http://www.spiegel.de/video/usa-veranstalten-ersten-stierlauf-wie-im-spanischen-pamplona-video-1291906-iframe.html.

32 Raithel, Jürgen, Mutproben im Übergang vom Kindes- ins Jugendalter. Befunde zu Verbreitung, Formen und Motiven, in: Zeitschrift für Pädagogik 49 (5), 2003, S. 657–674.

33 Meyer-Arlt, Ronald: »Es kommt darauf an, sich nicht wegzuducken«, in: Hannoversche Allgemeine, 24.08.2015, http://www.haz.de/Nachrichten/Kultur/Musik/Wagnisforscher-Siegbert-Warwitz-im-Interview (zugegriffen am 12.12.2015).

34 in: bergundsteigen 3/11, 2011, S. 39–46.

35 Meyer-Arit, Ronald, 2015.

36 bergundsteigen, 2011.

37 Deutsche Wildtier Stiftung, Je kälter die Nacht, desto lauter der Liebestanz, Pressemitteilung vom 10. September 2015.

38 Bundesministerium für Bildung und Forschung, Warum schlägt beim Verliebtsein und bei Angst das Herz schneller?, in: Forschung für unsere Gesundheit, http://www.forschung-fuer-unsere-gesundheit.de/mitmachen/fragen-zur-gesundheitsforschung/wissenschaftlerinnen-und-experten-nehmen-stellung/warum-schlaegt-beim-verliebtsein-und-bei-angst-das-herz-schneller.html (zugegriffen am 13.12.2015).

39 Dröscher, Vitus B., Ritterliche Dickschädel, in: Welt am Sonntag, 18.03.01, http://www.welt.de/print-wams/article610246/Ritterliche-Dickschaedel.html (zugegriffen am 13.12.2015).

40 Uhl, Matthias, Voland, Eckart, Angeber haben mehr vom Leben, Heidelberg 2002, S. 59–63.

41 Dutton, Donald G.; Aron, Arthur P., Some evidence for heightened sexual attraction under conditions of high anxiety, in: Journal of Personality and Social Psychology, Vol 30(4), 1974, S. 510–517.

42 Mankins, Meg, Stress macht mich geil, in: Vice, 2.9.2014, http://www.vice.com/de/read/stress-macht-mich-geil-129 (zugegriffen am 14.12.2015).

43 Schwier, Jürgen, »Do the right things« – Trends im Feld des Sports, in: dvs-Informationen 13 (2), 1998, S. 7–13.

44 Dick, Andi, Vom Recht auf Risiko, In: Berg 2012. Alpenvereinsjahrbuch, München-Innsbruck-Wien-Bozen, 2012. S. 186–195.

45 Schall, Tobias, »Ventil für den Alltagsfrust«, in: Stuttgarter Zeitung Online, 22. August 2010, http://www.stuttgarter-zeitung.de/inhalt.interview-mit-fussball-soziologen-ventil-fuer-den-alltagsfrust.77448672-7095-4a76-9e45-e62df1f6095c.html (zugegriffen am 27.12.2015).

46 Riedl, Lars, Vom Spiel zum Spektakel – Der gesellschaftliche Erfolg des Fußballs, in: Bundeszentrale für politische Bildung Online, 18.6.2014,

http://www.bpb.de/gesellschaft/sport/bundesliga/161882/vom-spiel-zum-spektakel (zugegriffen am 27.12.2015).

47 TV-Rekord: Mehr als eine Milliarde Menschen sehen WM-Triumph, in: Deutscher Fußbalbund Online, http://www.dfb.de/news/detail/tv-rekord-mehr-als-eine-milliarde-menschen-sehen-wm-triumph-136981/ (zugegriffen am 29.12.2015).

48 Jürgens, Tim; Köster, Philipp, Die 100 besten (Fußball-)Spiele aller Zeiten, München, 2011.

49 Hamburger Morgenpost, 23. Dezember 2015.

50 Riedl, 2014.

51 zitiert nach: Wikipedia, https://de.wikipedia.org/wiki/Bill_Shankly (zugegriffen am 27.12.2015).

52 Hamburger Morgenpost, 25.10.2015.

53 Hamburger Morgenpost, 25.10.2015.

54 FC St. Pauli Online, 25.10.2015, http://www.fcstpauli.com/profis/news/8591, (zugegeriffen am 27.12.2015).

4
Zumutungen

1 zitiert nach: Wikipedia, https://de.wikipedia.org/wiki/Fritz_Honka (zugegriffen am 29.12.2015).

2 Fritz Honka, Die Bestie von Altona, in: Hamburger Morgenpost, 26.6. 2011, http://www.mopo.de/hamburg/morde-in-altona-fritz-honka--die-bestie-von-altona-17336694 (zugegriffen am 29.12.2015).

3 Kriminell durchs Viertel!, St. Pauli Tourist Office Online, http://www.pauli-tourist.de/index.php?article_id=11&clang=0 (zugegriffen am 29.12.2015).

4 Grüling, Birk, Serienmörder, Psychopathen und die Faszination des Bösen, in: fluter, Magazin der Bundeszentrale für politische Bildung, 20.1.2014; http://www.fluter.de/de/130/thema/12265/ (zugegriffen: 22.12.2015).

5 Grüling, 2014.

6 Gottschall, Jonathan, Der Kitzel des Bösen, in: NZZ Folio, Nr. 271, 2/2014, S. 26–29.

7 Kühn, Alexander; Rosenbach, Marcel, Das Grauen am Abend, in: Der Spiegel 29/2013, S. 126–128.

8 Borgards, Roland, Das Licht ward entfernt – Zur Literatur der schwarzen Romantik, in: Krämer, Felix (Hg.), Schwarze Romantik. Von Goya bis Max Ernst, 2012, S. 274.

9 Gottschall, Jonathan, Der Kitzel des Bösen, in: NZZ Folio, Nr. 271, 2/2014, S. 26–29.

10 Gottschall, 2014.

11 Adler-Olsen, Jussi, Erbarmen, München 2001.

12 WDR 5: Telefonische Mordberatung, Manfred Sarrazin, 31. Oktober 2009, zitiert nach: Wikipedia, https://de.wikipedia.org/wiki/Erbarmen (zugegriffen am 29.12.2015).

13 Selbst übersetzt aus: Baxter 1997, p. 302. Baxter, John (1997). Stanley Kubrick: A Biography. HarperCollins. ISBN 978-0-00-638445-8.

14 http://www.spiegel.de/einestages/the-shining-von-stanley-kubrick-der-perfekte-horrortrip-a-1033873.html.

15 François Truffaut: *Mr. Hitchcock, wie haben Sie das gemacht?,* Heyne, München 2003, ISBN 3-453-86141-8.

16 http://www.welt.de/kultur/article142954402/Der-weisse-Hai-hat-uns-fuer-immer-traumatisiert.html, 24.06.15.

17 http://www.imdb.com/title/tt0185937/business?ref_=tt_dt_bus.

18 https://www.youtube.com/watch?v=65Ore3Ll9DU.

19 http://www.zeit.de/2012/17/Museumbesuch-Studie/komplettansicht.

20 Tröndle, Martin / Tschacher, Wolfgang (2012). The Physiology of Phenomenology: The Effects of Artworks. Journal of Empirical Studies of the Arts, Vol. 30(1) 79-117, 2012. Full text: http://www.mapping-museum-experience.com/sites/default/files/Troendle_Tschacher_2012_ESotA.pdf.

21 DIE ZEIT N° 17/2012, von Hanno Rauterberg http://www.zeit.de/2012/17/Museumbesuch-Studie.

22 http://www.zeit.de/2014/36/marina-abramovic-london/seite-2.

23 http://link.springer.com/article/10.1007%2Fs004510050066#page-1. Vgl. auch Annette Kluitmann: Es lockt bis zum Erbrechen – Zur psychischen Bedeutung des Ekels; Forum der Psychoanalyse (1999) 15:267–281, Springer Verlag.

24 zitiert nach: Angst, S. 206.

25 Quelle: DIE ZEIT, 37/2000 http://www.zeit.de/2000/37/Reise_durch_Mark_und_Bein/komplettansicht.

26 https://www.youtube.com/watch?v=9_PkDVQ3R20.

27 Interview mit Christoph Dallach, Jörg Böckem, Der Spiegel, 5. Mai 2003, helnwein.de.

28 http://goldfische.kaltwasseraquaristik.de/meldungen.htm http://www.tagesanzeiger.ch/kultur/kunst/Die-skandaloesesten-KunstPerformances/story/30069002.

29 http://www.spiegel.de/kultur/gesellschaft/tierversuch-kuenstler-laesst-

hund-verhungern-a-512799.html http://www.tagesanzeiger.ch/kultur/
kunst/Die-skandaloesesten-KunstPerformances/story/30069002.

30 http://www.spiegel.de/kultur/gesellschaft/tierversuch-kuenstler-laesst-hund-verhungern-a-512799.html.

31 http://www.spiegel.de/kultur/gesellschaft/tierversuch-kuenstler-laesst-hund-verhungern-a-512799.html.

32 http://www.srf.ch/play/tv/kulturplatz/video/magersucht-als-kunst-wie-die-raeven-zwillinge-gegen-den-koerperkult-protestieren?id=95185e06-c1e1-4867-83de-14b2f0d13898 SRF: Schweizer fernsehen. Kulturplatz, 17.01.2007, 12:00 Uhr.

33 http://www.kunstaspekte.de/la-raeven-ideal-individuals-2013-11/.

34 ZEIT Wissen Nr. 1/2012 http://www.zeit.de/zeit-wissen/2012/01/Psychologie-Musik.

35 https://de.wikipedia.org/wiki/Zwölftontechnik.

36 http://www.tagesanzeiger.ch/kultur/pop-und-jazz/Zur-Folter-miss-brauchte-HardrockSongs/story/27288534.

37 http://www.stern.de/politik/ausland/musik-als-folter-die-greatest-hits-von-guantanamo-3746766.html.

38 http://www.stern.de/politik/ausland/musik-als-folter-die-greatest-hits-von-guantanamo-3746766.html.

39 DER SPIEGEL 2/2010 http://www.spiegel.de/spiegel/print/d-68621931.html.

5
Lebensmodelle

1 IGES Institut, Belastung durch chronischen Stress – Sonderauswertung der Befragung der DAK-Gesundheit im Rahmen des Schwerpunktthemas 2014 – »Rushhour des Lebens«, Berlin 2014, http://www.dak.de/dak/download/Belastung_durch_chronischen_Stress_Sonderauswertung-1432950.pdf (zugegriffen am 29.12.2015).

2 Albrecht, Harro, Erschöpfungsdepression: Burn-out, in: DIE ZEIT, Nr. 49/2011.

3 Arbeitslose sind gestresster als Manager, in: Süddeutsche Zeitung Online, 17. Juni 2014, http://www.sueddeutsche.de/karriere/dak-gesundheitsreport-arbeitslose-sind-gestresster-als-leitende-angestellte-1.2004280 (zugegriffen am 29.12.2015).

4 Blech, Jörg, Die Heilkraft der Mönche, in: Der Spiegel, 48/2008, S. 144–156.

5 Sainani, Kristin, What, me worry?, in: Stanford Magazine, Mai/June 2014, https://alumni.stanford.edu/get/page/magazine/article/?article_id= 70134 (zugegriffen am 29.12.2015).

6 Shermana, Gary D., et al., Leadership is associated with lower levels of stress, in: PNAS, 109 (44), 2012, S. 17903–17907.

7 Sapolsky, Robert, Mein Leben als Pavian, Berlin 2001.

8 Sainani, 2014.

9 Rigos, Alexandra, Affen am Rande des Nervenzusammenbruchs, in: Brand eins, Ausgabe 05/2001, S. 134 ff.

10 Dammann, Uwe, »Wir finden den Stress geil«, in: Weser-Kurier Online, 15.06.2015, http://www.weser-kurier.de/startseite_artikel,-»Wir-finden-den-Stress-geil«-_arid,1145634.html (zugegriffen am 26.12.2015).

11 Brauck, Markus; Wolf, Martin, »Ich bin gesichtstechnisch nicht fürs HD-Fernsehen gemacht«, in: Spiegel Online, 11. Dezember 2015, http://www.spiegel.de/kultur/tv/heute-show-oliver-welke-ueber-satire-in-zei-ten-des-terrors-a-1067178.html (zugegriffen am 29.12.2015).

12 Wehrle, Martin, Wie Sie Arbeitsstress positiv nutzen, in: volksfreund.de, 22.7.2013, http://www.volksfreund.de/nachrichten/kolumnen/archiv/Ko-lumnen-Archiv-Kolumne-Karriereberater-Wie-Sie-Arbeitsstress-posi-tiv-nutzen;art320335,3591785 (zugegriffen am 29.12.2015).

13 Döblin, Alfred, Berlin Alexanderplatz, S. 15.

14 Weltbank, 2016, http://data.worldbank.org/indicator/SP.RUR.TOTL.ZS (zugegriffen am 1.1.2016).

15 Simmel, Georg, Die Großstädte und das Geistesleben, in: Die Großstadt. Vorträge und Aufsätze zur Städteausstellung, Jahrbuch der Gehe-Stif-tung Dresden, Band 9, Dresden 1903, S. 185–206, http://gutenberg.spiegel.de/buch/die-grossstadte-und-das-geistesleben-7738/1 (zugegriffen am 1.1.2016).

16 Scheffler, Karl, Berlin – ein Stadtschicksal, Berlin 1910, S. 266.

17 Van Os, Jim et al., The environment and schizophrenia, in: Nature 468, 203–212, Published online 10. 11. 2010, http://www.nature.com/nature/journal/v468/n7321/full/nature09563.html (zugegriffen am 30.12.2015).

18 Lederbogen, Florian Peter, et al., City living and urban upbringing affect neural social stress processing in humans, Nature 474, 498–501, Published online 22. 6. 2011 http://www.nature.com/nature/journal/v474/n7352/full/nature10190.html (zugegriffen am 30.12.2015).

19 Wenn das Großstadtleben krank macht, in: Kölner Stadt-Anzeiger Online, 7.9.2013, http://www.ksta.de/gesund-fit/-stress-einsamkeit-wenn-das-grossstadtleben-krank-macht,15938554,24230018.html (zugegriffen am 30.12.2015).

20 Hemmerich, Malte, Lustig dröhnt der Gesang der Städte, in: Frankfurter Allgemeine Zeitung Online, 22.9.2014, http://www.faz.net/aktuell/feuilleton/goebbels-surrogate-cities-ruhr-in-duisburg-13167374.html (zugegriffen am 30.12.2015).

21 Kobilo, Tali, et al., Endurance factors improve hippocampal neurogenesis and spatial memory in mice, in: Learning Memory, 2011/18, S. 103–107.

22 Agudelo, Leandro Z., et al., Skeletal Muscle PGC-1a1 Modulates Kynurenine Metabolism and Mediates Resilience to Stress-Induced Depression, in: Cell, online 25. September 2014.

23 Blech, Jörg, Schlaulaufen, in: Der Spiegel, 32/2015, S. 90–97.

24 Blech, 2015.

6
Perfekt Leben mit Stress

1 Was bringt das Intervall-Training HIT?, in: Kölner Stadt-Anzeiger-Online, 29.8.2014, http://www.ksta.de/gesund-fit/statt-ausdauer-was-bringt-das-intervall-training-hit-,15938554,28259308,item,0.html (zugegriffen am 2.2.2016).

2 De Quervain, Dominique J.-F., Glucocorticoids enhance extinction-based psychotherapy, in: PNAS, 108 (16), 2011, S. 6621–6625.

3 Soravia, Leila M., et al., Glucocorticoids reduce phobic fear in humans, in: PNAS, 103(14), 2006, S. 5585–5590.

4 De Quervain, Dominique J.-F., et al.: Glucocorticoids enhance extinction-based psychotherapy, in: PNAS, Vol. 108 (16), 2010, S. 6621–6625.

5 De Quervain, Dominique J.-F.; Margraf, Jürgen, Glucocorticoids for the treatment of post-traumatic stress disorder and phobias: A novel therapeutic approach, in: European Journal of Pharmacology 583, 2008, S. 365–371.

6 Lenzen, Manuela, Mit Stress besser verlernen?, in: das Gehirn.info, 01.10.2014, https://www.dasgehirn.info/handeln/verlernen/mit-dem-stress hormon-cortisol-und-stresstests-erkunden-forscher-ob-stress-beim-verlernen-helfen-kann-4494?searchterm=Stress (zugegriffen am 2.2.2016).

7 Walter, Marc; de Quervain, Dominique, Effects of cortisol administration on craving in heroin addicts, in: Translational Psychiatry, 2015/5, http://www.nature.com/tp/journal/v5/n7/pdf/tp2015101a.pdf 5 (zugegriffen am 10.1.2016).

8 Rauscherleben, in: kmdd.de, http://www.kmdd.de/infopool-rauscherleben.htm (zugegriffen am 2.2.2016).

9 Universität Bonn, Wie das Gehirn Fettgewebe kontrolliert, Pressemitteilung vom 19.11.2014, https://www.uni-bonn.de/Pressemitteilungen/ 271–2014 (zugegriffen am 2.2.2016).

10 Williams, Sarah C. P., Severe stress creates more healthy fat, in: Science Online, Aug. 5, 2015, http://news.sciencemag.org/biology/2015/08/severe-stress-creates-more-healthy-fat (zugegriffen am 2.2.2016).

11 Sainani, Kristin, What, Me Worry?, in: Stanford Magazine, May/June 2015, https://alumni.stanford.edu/get/page/magazine/article/?article_id= 70134 (zugegriffen am 2.12.2015).

12 Blech, Jörg, Die Heilkraft der Mönche, in: Der Spiegel, 48/2008, S. 144–156.

13 Liston, Conor, Psychosocial stress reversibly disrupts prefrontal processing and attentional control, in: PNAS, Vol. 106 (3), 2008, S. 912–917.

14 Blech, 2008.

15 Niejahr, Elisabeth, »Stress gehört zum guten Leben«, in: DIE ZEIT Nr. 34/2015.

16 Taleb, Nassim Nicholas, Antifragilität, München 2013, S. 65.

17 Taleb 2013, S. 92.